阳痿论评注

主审　徐福松　黄宇烽

主编　金保方

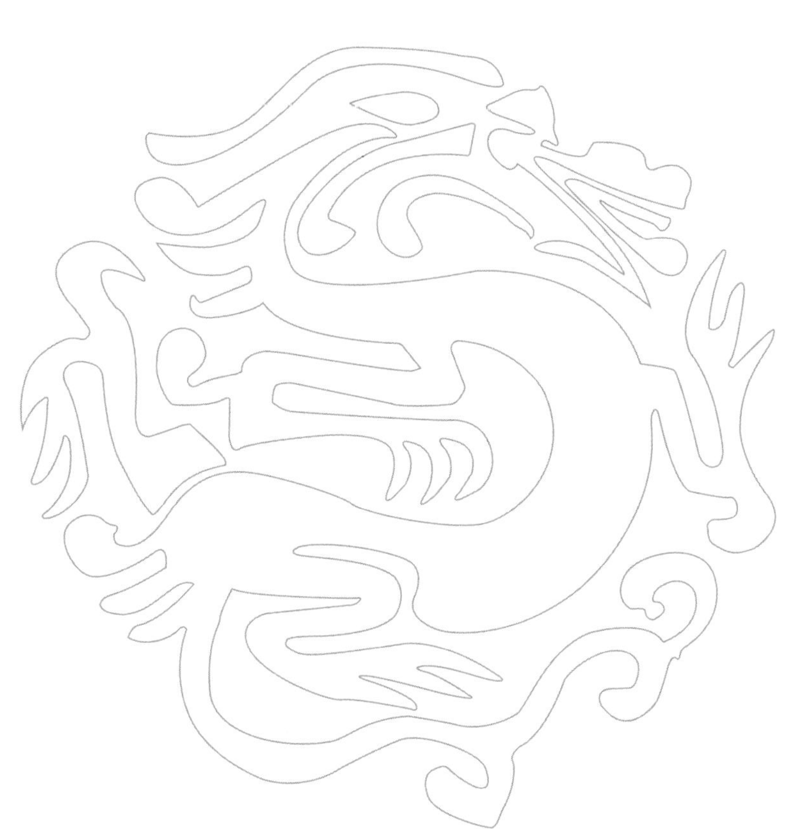

中国中医药出版社

·北京·

图书在版编目（CIP）数据

阳痿论评注 / 金保方主编．—北京：中国中医药出版社，2019.10（2021.1重印）
ISBN 978－7－5132－5718－3

Ⅰ．①阳…　Ⅱ．①金…　Ⅲ．①阳痿—辨证论治　Ⅳ．① R277.58

中国版本图书馆 CIP 数据核字（2019）第 195421 号

中国中医药出版社出版
北京经济技术开发区科创十三街 31 号院二区 8 号楼
邮政编码　100176
传真　010-64405721
山东临沂新华印刷物流集团有限责任公司印刷
各地新华书店经销

开本 787×1092　1/16　印张 14.5　彩插 6　字数 292 千字
2019 年 10 月第 1 版　2021 年 1 月第 2 次印刷
书号　ISBN 978－7－5132－5718－3

定价　138.00 元
网址　www.cptcm.com

社 长 热 线　010-64405720
购 书 热 线　010-89535836
维 权 打 假　010-64405753

微信服务号　zgzyycbs
微商城网址　https://kdt.im/LIdUGr
官 方 微 博　http://e.weibo.com/cptcm
天猫旗舰店网址　https://zgzyycbs.tmall.com

如有印装质量问题请与本社出版部联系（010-64405510）

《阳痿论评注》编委会

主　审　徐福松　黄宇烽

主　编　金保方

副主编　张新东　蔡　滨　孙大林　赵红乐

编　委　（以姓氏笔画为序）

丁旭锋　王志强　邓伟民　朱振涛
刘建国　许维娜　孙大林　谷亚龙
张华俊　张新东　陈　兵　陈广辉
陈荔旸　陈腾黄　林树栋　金亦涵
金保方　赵红乐　胡洪亮　姜　涛
高永金　董伟航　蔡　滨　魏馨林

徐序

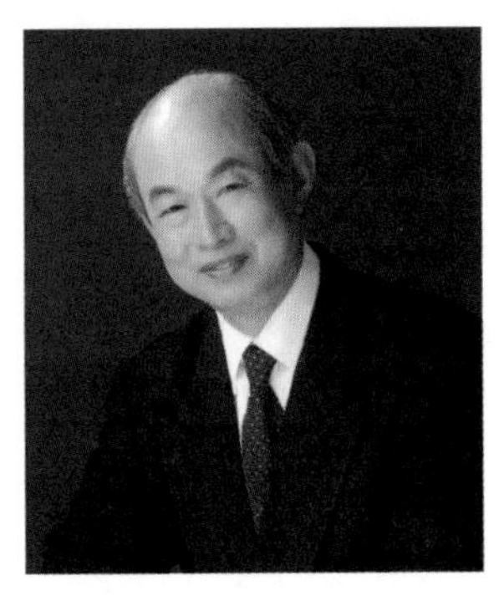

徐福松，江苏江阴人，出身中医世家，孟河医派马培之第五代传人，现代中医男科创始人。致力于中医临床、教学、科研60年，历任江苏省中医院男科主任、主任医师、教授、博士生导师、博士后合作导师，享受国务院政府特殊津贴专家。江苏省名中医，江苏省首届国医名师，第二、三届国医大师候选人，首届全国名中医，全国老中医药专家学术经验继承工作指导老师，全国优秀中医临床人才指导老师，全国首届中医传承博士后合作导师。曾任中华中医药学会第二届男科委员会主任委员、学术顾问，江苏省中医药学会男科专业委员会主任委员、名誉主任委员，中国中医前列腺疾病专业委员会主任委员，国务院学位委员会硕士和博士专业评议专家，《中华男科学》副主编。曾被评为江苏省第二届“名医民选百姓信任的医疗专家”，曾获江苏省科协“中青年科技奖”，江苏省医师协会“江苏医师奖”，编著《实用中医泌尿生殖病学》《男科纲目》《徐福松中医男科学》等22部学术著作。

中医对阳痿的认识虽有2000余年历史，但在病因病机认识上，大多数医家认为其发病与肾有关，病位在肾，病性多虚多寒，故温补肾阳便成为历代治疗阳痿的主旋律。然从近现代临床实践看，这一理论并不符合阳痿的病因学和证候学规律。以此理论指导临床实践，疗效不能尽如人意，故诊疗阳痿应有新的思路和方法。

破旧立新，绝非易事。清朝末期，思辨的火种开始萌发，《阳痿论》这一专著横空而出。作者韩善徵是一位博学多识、勤于著述、持论高古、不媚流俗之人，著有《韩氏医书六种》，其中《阳痿论》二卷（手抄本）为我所见国内最早的阳痿病专著。我于20世纪70年代接触该书，并手抄全册，仔细研读。该书要言不烦，颇多见地，读后启人慧悟，获益匪浅。

韩氏于《阳痿论》自序中说：“洄溪徐灵胎先生尝有云，阳痿一病，其症多端，更仆难数，非专论数千言不明，容当另详。然考之灵胎诸书，并无阳痿专论。”据此，韩氏“采摭其散见于各书之义，并结合诸贤之论，更参以己见，条分缕析”，编撰成是书。韩氏论阳痿的独到之处，在于揭示阳痿“因于阳虚者少，因于阴虚者多”的发病和辨治规律，一扫前人将阳痿与阳虚等同之偏见，并从中悟出“真阳伤者固有，而真阴伤者实多，何得谓阳痿尽是真火衰乎”之论断，无情地抨击温肾壮阳派，说“张景岳、李士材辈，邪说迭出，皆以元阳不足为主，大谬”。这些观点，切中时弊，即在当代也具有临床指导意义。

我在临床实践中宗韩氏之说，提出滋阴法治疗阳痿的“禾苗学说”。尝谓：“人身乃一小天地，当今全球变暖，加快水分蒸发，水源枯竭，此自然界‘阴亏’之一也；太平盛世，性事过频，膏粱厚味，辛辣炙煿，此生活方式‘阴亏’之二也；社会变革，竞争激烈，工作压力加大，人际（家庭）关系紧张，此心因性‘阴亏’之三也；温肾壮阳药充斥市场，医患滥用成风，此医源性、药源性‘阴亏’之四也。证之临床，阳痿阴虚者十有八九，阳虚者仅一二耳。切莫一见阳痿，便妄投壮阳之品。临床每见越壮阳越阳痿者，宜添水（滋阴）不宜曝晒（壮阳），自制验方二地鳖甲煎，以滋阴为主，温阳为辅，屡起沉疴，此‘天人相应’之理也。”

诚然，诊治阳痿并非拘泥于“阴亏”一端，男子的性与生殖之生理功能、病理变化和五脏六腑、气血经络具有密切关系。男科疾病切莫囿于“阴亏”或“阳虚”一端，最忌一病言一法，理应综合分析，整体论治。我在《男科纲目》中就提出“性、腺、精、育”为诊疗中医男科的“四大主症”。认为男科病辨证应以全身与局部相结合，诊断以宏观与微观相结合，治疗以辨证与辨病相结合。韩氏将阳痿的病因分为内因、外因、不内外因，此种认知水平，见诸晚清时期，实属难能可贵。

韩氏《阳痿论》有论、有案、有方，具有较高学术水平和临床价值，是一本难得的阳痿病专著（论）。1987年初，我在《江苏中医药》撰文推介此书，并建议有关部门公开出版发行，以广流传。

保方教授为我的博士研究生，聪颖睿智，好学不倦。炎炎夏日，仍带领其团队编撰《阳痿论评注》。不仅阐发传统医学辨治阳痿的义理，并从现代医学分子生物学、解剖学、药理学等角度赋予疾病诊疗机理新的时代内涵，可谓中西医融合，相得益彰。该书付梓在即，不胜欣慰，乐为之序。

徐福松

己亥年大暑于金陵自求斋

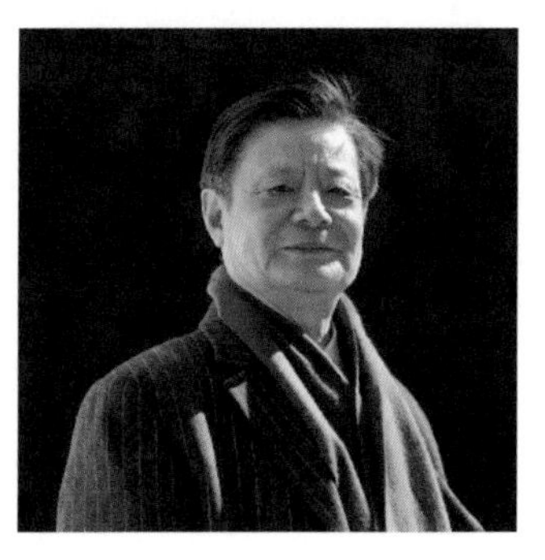

王 序

王琦，国医大师。现任北京中医药大学终身教授、主任医师、研究员、博士生导师，北京中医药大学国家中医体质与治未病研究院院长，第四届中央保健委员会会诊专家，国际欧亚科学院院士。中华中医药学会中医体质分会主任委员，世界中医药学会联合会体质研究专业委员会会长，中国医疗保健国际交流促进会中医分会主任委员，国家中医药管理局中医体质辨识重点研究室主任。全国老中医药专家学术经验继承工作指导老师，中医药传承博士后合作导师。国家重点基础研究发展计划（“973”计划）首席科学家，享受国务院政府特殊津贴的有突出贡献专家。2013年获全国优秀科技工作者称号、首都劳动奖章、何梁何利基金科技进步奖，2014年获中华中医药学会终身成就奖。香港浸会大学荣誉教授，澳门科技大学荣誉教授，香港大学荣誉教授。

构建并完善中医体质学、中医男科学、中医藏象学、中医腹诊学四大学术体系，开拓中医原创思维、中医未病学等新的学科领域。先后主持国家级科研项目14项（包括“973”项目2项，国家自然科学基金重点项目2项，国家社会科学基金重大项目1项），获得国家科技进步二等奖1项，部级一等奖8项，二等奖6项，发明专利15项。主编专著67部。以第一或通讯作者发表科研论文390篇，其中SCI收录25篇。先后培养博士后15名，博士、硕士130名，国家级学术传承人9名，各省师承人员41名及省市研修人才几十名。

《阳痿论》是晚清丹阳名医韩善徵所撰，该书自1897年问世迄今120余年，为我国最早的阳痿专著，该书对阳痿理论阐发颇多，尤其针对“世之医家一遇阳痿，不问虚实内外，概予温补燥热”的现象进行了抨击，明确提出阳痿病“因于阳虚者少，因于阴虚者多”的观点，为阳痿诊疗做出了理论贡献！盖前贤论治阳痿多责之于阳虚，如宋代严用和《重订严氏济生方·虚损论治》指出：“五劳七伤，真阳衰惫……阳事不举。”至明代张介宾《景岳全书·杂症谟》专列阳痿一章，所云：“凡男子阳痿不起，多由命门火衰，精气虚冷，阳痿火衰者十居其八。”此论一出，对后世影响颇巨，临床家对阳痿之治多恪守温补壮阳之法延绵不断。然大量的医疗实践不断变革医家思维，清代名医叶天士基于临床刚猛阳药耗伤精血的问题，阐述了“桂附刚愎气质雄烈……刚则愈劫脂矣（《临证指南医案·虚劳》）”的观点，兴阳振痿恒以阴药为基，阳药为用，血肉有情，濡养宗筋。而至韩善徵《阳痿论》旗帜鲜明地提出滋阴治痿之论，别有天地。

韩氏之论，对现代医家启迪良多。吾师方药中先生曾云：“阳痿发病，阴虚多于阳虚。”徐福松教授对韩氏之说尤多领悟，明确提出阳痿“阴虚者十有八九”。所创二地鳖甲煎（生地黄、熟地黄、菟丝子、茯苓、枸杞子、五味子、鳖甲、牡蛎、金樱子、丹皮、丹参、桑寄生）对肾阴虚阳痿多奏良效。吉良晨教授亦指出肝肾不足，肝阴虚对阳痿有明显的影响，因而认为调补肝阴是治疗阳痿的关键。综观上述，体现了《阳痿论》滋阴治痿对指导临床的现实意义。然这样一本有价值的书，由于是晚清时期的手抄本，尚处于藏在深闺人未识，致使学术传播受到影响。欣悉保方教授领衔对《阳痿论评注》，拾遗补缺，订讹修谬，溯其源头，还其原貌，并结合现代诠释，加以注评，实在是一件有意义的事。

临床医学的进步，需要学人们沉心治学，不断总结反思。就阳痿治疗而言，滋阴理论无疑又多一法门。诚然阳痿一病，“其症多端，更仆难数”，又非阴虚能以概全，或因于气郁致痿者，或因于瘀滞宗筋者，或因湿热为患，宗筋弛纵者，不一而足。值得重视的是，现代临床研究发现在阳痿的诸多病因中，其主要病因是血管性病变，在器质性阳痿中有 50% ～ 60% 是由阴茎血管功能障碍造成的，而慢阻肺、阻塞性睡眠呼吸暂停综合征等肺系疾病亦是不可忽略因素，故中医临床需要在实践和理论多挖掘，求索新知。

保方和我相识多年，他得徐福松教授、黄宇烽教授亲炙，不仅在临床上积淀颇丰，科研上亦创获良多，拥有国家自然科学基金多项，成果累累。更有他的琴棋书画制印，常使人耳目一新，体现科学与人文的结合，表达了学者情怀。《阳痿论》开篇即是由其手书全文，让男科同道学习原著的同时，还能欣赏到保方的书法艺术，十分难得。期待之中，乐为之序。

王琦

己亥立秋日写于北京三三书斋

序

《阳痿論》是晚清丹陽名醫韓善徵所撰，該书自1897年问世迄今120余年，為我國最早的陽痿专著。該書对陽痿理論闡發頗多，尤其針對，世之醫家一遇陽痿不问虚实内外概予温補燥热，的現象进行了抨击，明確提出阳痿因为于阳虚者少，因于阴虚者多的观点，为阳痿治疗作出了理论贡献！孟景贤论治阳痿多责之於阳虚。至宋严用和所重订严氏《济生方·虚损论治》指出：“五劳七伤，真阳衰惫……阳事不举”，至明代張介宾《景岳全书·杂病谟》专列阳痿一章，所云：“凡男子阳痿不起，多由命门火衰，精气虚冷，"阳痿火衰者十居其八"，此说一出，对后世影响颇巨，临床家对阳痿之治多恪守温补壮阳之法延绵不断。经大量的临床实践不断变革，医家思维，清代名医叶天士基于临床刚猛阳药耗伤精血的问题，阐述了"桂附刚愎，氣质雄烈……刚则愈劫脂矣”（《临证指南医案·虚劳》）的观点，兴阳振痿，恒以阴药为基，阳药为用，血肉有情，濡养宗筋，而至韩善徵《阳痿论》旗帜鲜明提出滋阴治痿之说，别有天地。

韩氏之说，对现代医家启迪良多，吾师方药中先生尝云：“阳痿发病阴虚多于阳虚、徐福松教授对韩氏之说尤多领悟，明确提出"阳痿"阴虚者十有八九"，所创二地鳖甲煎（生地黄、熟地黄、菟丝子、茯苓、枸杞子、五味子、鳖甲、牡蛎、金樱子、丹皮、丹参、桑寄生、）对肾阴虚阳痿多奏良效；吉良晨教授亦指出肝肾不足，肝阴重对阳痿发明显的影响，因而认为调补肝阴是治疗阳痿的关键，综观上述，体现了《阳痿论》以滋阴治疗对指导临床的现实意义。然这样一本有价值的书，由于是晚清时期的手抄本，尚处于藏在深闺人未识，致使学术传播受到影响。欣喜保方长授领衔对《阳痿论》评注以，拾遗补缺，订讹修误，溯其源头，还其原貌，并结合现代诠释加以注评，实在是一件有意义的事。

临床医学的进步，需要学人们沉心治学，不断总结反思，就阳痿治疗而言，滋阴理论无疑也（又）为一法门。诚然阳痿一病，其症多端，更仆难数，又非阴虚能以概全，或因于气郁致痿，或因于痰滞宗筋者，或因湿热为患，宗筋弛纵者，不一而足。值得重视的是，现代临床研究发现在阳痿的诸多病因中，其主要病因是血管性病变，在器质性阳痿中有50-60%阳痿是由阴茎血管功能障碍造成的，而慢阻肺、阻塞性睡眠呼吸暂停综合征等肺系疾病亦是不可忽略因素，故中医临床需要在实践和理论方面挖掘，求意新知。

保方和我相识多年，他得徐福松教授、黄宇峰教授亲炙，不仅在临床上积淀颇丰，科研上亦收获良多，拥有国家自然科学基金多项，成果累累。更有他的琴棋书画剑印等使人耳目一新，体现科学与人文的结合，表达了学者情怀。阴痿论之开篇即是由其手书全文，让男科同道学习原著的同时，还能欣赏到保方的书法艺术，十分难得，期待之早来为之序。

王琦

己亥之秋日写于
北京之三书斋

李序

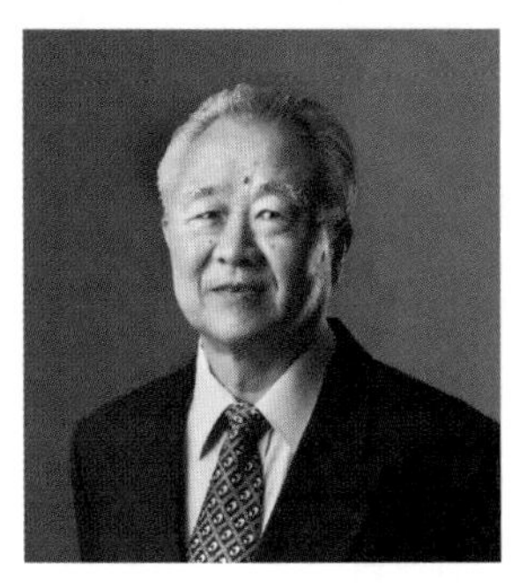

李曰庆，1946年10月出生，山东省章丘市人，汉族。教授、主任医师、博士生导师，国家第五批、北京市第四批名老中医药专家，首都国医名师，北京中医药大学东直门医院首席教授。国家中医药管理局重点学科“中医男科学”“中医外科学”学术带头人。曾任东直门医院、东方医院院长，北京中医药大学临床学位分会主席。享受国务院政府特殊津贴。

学术任职：中国中药协会中医适宜技术专业委员会主任委员，中国中药协会男科药物研究专业委员会名誉主任委员，中华中医药学会外科分会名誉主任委员，中国性学会中医性学专业委员会名誉主任委员，北京中医药学会男科专业委员会名誉主任委员，中国性学会副理事长，中国中药协会药物临床评价研究专业委员会副主任委员，全国中医药高等教育学会临床教育研究会理事长，卫生健康委员会高级专业技术资格评审委员会副主任委员，卫生健康委员会突出贡献专家评审委员会委员。

曾获北京市高等院校优秀教学成果一等奖和二等奖各1项；国家教委优秀教学成果二等奖1项；中华中医药学会科学技术进步二等奖1项；浙江省中医药科学技术创新奖二等奖。

清代医家汪宏曰：“医之为道，当至精至微，明辨而行之，则可以济众。”

现代男科学作为一门年轻的学科，近40年才发展起来。而中医男科学，在明代就出现第一本男科专著——岳甫嘉《男科证治全编》，可惜遗失。而《阳痿论》作为中医男科学第一部专病著作，孤本存世，未能流传，甚为遗憾。所幸，保方教授偶获手抄本，并用心加以评注，细细读来，令人耳目一新。阳痿之诊治，将迎来新的认识。

磷酸二酯酶5型抑制剂（PDE5i）一经问世，就给阴茎勃起功能障碍的治疗带来了革命性变化。2000年万艾可进入国内，风靡一时，对中医药治疗阳痿造成了很大冲击。虽然说PDE5i一直保持很高的有效率，但仍然有一定的局限性，譬如对于一些糖尿病、前列腺术后等器质性阳痿疗效一般，且停药后相当一部分患者会恢复到治疗前状态，这就给中医药治疗阳痿留下了一定的空间。随着现代医学突飞猛进的发展，中医药的空间越来越少，究其原因，既有社会大环境影响，也有自身传承、创新不足的问题。因此，我们只有进一步发挥中医药的优势，中医药事业才能继续发扬光大。

《阳痿论》承袭叶天士、徐灵胎等先贤经验，发扬丹溪滋阴学说，提出阳痿“因于阳虚者少，因于阴虚者多”，一扫把阳痿等同于阳虚、壮阳成风的谬论，这与现代医学中糖尿病致阳痿的病机不谋而合，并把阴虚分为肾阴虚、肝阴虚、胃阴虚、心阴虚等证型。加入烦劳、郁结、惊恐、痰等内因；湿、暑等外因；跌仆、劳伤、阻逆等不内外因致痿因素，大大丰富了阳痿的辨证内容和体系。纵观全书，上承经典，吐故纳新，理论与医案、方药俱全，学术价值很高，值得深度挖掘研究。

可喜的是，保方教授做了这样的工作，不仅出版了手抄本，而且给予评注，加入了自己多年的临床经验和见解。保方教授是一位深具使命感的中西医结合男科专家，不仅理论基础扎实，临诊求真务实，并且勤奋好学，善于思考，德艺双馨。先后提出了精囊与性功能、腰椎与性功能相关性的观点，对慢性前列腺炎的诊治也提出独特见解，率先在国内开展辅助生殖技术的中医药干预研究。在中医男科学的科研方面也建树颇丰，带领团队获得多项国家自然科学基金，发表 SCI 收录学术论文 10 余篇，为中医男科的现代化和国际推广做出了卓越贡献。从本书内容也可略见一斑，保方教授的团队不仅查阅古籍，详细做了翻译和注释，还从现代医学角度加以解释和阐述，丰富了阳痿的诊治方法，并为阳痿的科学研究提供了新的思路。

“中国医药学是一个伟大的宝库，应当努力发掘，加以提高。”本书的出版，就是在做这样的工作，希望更多的中西医男科同仁来做这样的事。果真如此，我国的男科事业必将呈现百花齐放、百家争鸣之势，故乐为之序。

2019 年 7 月底于北京

黄 序

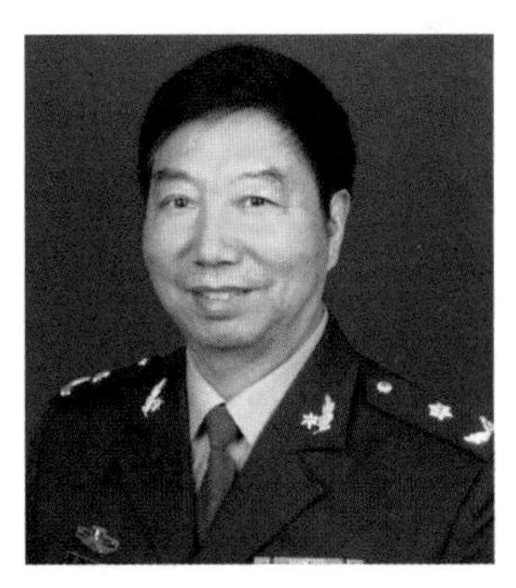

黄宇烽，1944年11月出生，江苏省靖江市人。东部战区总医院（原南京军区南京总医院）主任医师，南京大学教授、博士生导师。专业技术3级，文职1级，国家级有突出贡献中青年专家，享受国务院政府特殊津贴，两次荣立三等功，三次被南京军区表彰为优秀科技干部。长期致力于男科实验诊断学研究，率先在国内建立一整套男女不育（孕）症实验室诊断技术。创办并主编《中华男科学杂志》，该杂志是泌尿男科目前唯一被美国Medline收录的中文期刊。以第一/通讯作者发表论文160余篇，其中SCI收录30余篇，主编《实用男科学》等专著14部。承担国家“九五攻关课题”子课题、国家自然科学基金、解放军“九五计划生育基金”、江苏省自然科学基金和江苏省社会发展基金等课题。获“国家科技进步三等奖”1项、“省部级科技进步二等奖”7项及三等奖11项，1993年获“南京军区科技一等奖”，1995年获中国人民解放军科技重奖。指导带教博士后、博士、硕士研究生40余人。曾担任解放军临床检验医学研究所所长、中华医学会男科学分会副主任委员、江苏省医学会男科学分会主任委员、江苏省微生物学会副理事长、解放军检验医学委员会常务委员、南京医学会男科学分会主任委员、Asian Journal of Andrology编委等。

近年来，男科临床诊治技术突飞猛进，基础研究深入至分子水平，男科学发展蒸蒸日上、欣欣向荣。但我们也应注意到，男科学是一门新兴学科，新时代男性生殖健康事业的发展依然任重道远，重视并加强男科基础研究与临床实践依然是所有男科工作者的初心和使命，在我看来，保方教授正是这样一位具有极强使命感的中西医结合男科专家。

保方教授先后在南京中医药大学和江苏省中医院学习、工作。之后到东部战区总医院（原南京军区南京总医院）做我的博士后，又至东南大学附属中大医院创办中西医结合男科。他学贯中西、潜心研习，临床功底扎实，善于中西医结合处理疑难杂症。学术上主张男女同治，中西并举。对不育症、性功能障碍及前列腺病的诊治及辅助生育技术的中医药干预有自己独特的见解；对生殖与微循环、精囊与性功能、腰椎间盘突出与男科疾病相关性进行了深度研究。研制药物“养精胶囊”治疗不育症和性功能障碍；率先提出精囊与性功能相关学说；深入研究腰椎间盘突出与射精功能异常的相关性；在中医药干预辅助生殖领域，有开创性研究。

保方教授科研工作亦取得突出的成绩。他率领团队共获国家自然科学基金11项，发表论文200余篇，其中SCI收录10余篇。曾获中国中西医结合学会科技进步三等奖、江苏省中医药科技进步二等奖各1项。同时，他甘为人梯，诲人不倦，带教的研究生孙大林博士、刘建国博士等已在男科界崭露头角。总之，这些年来保方教授的医教研工作协调发展，成绩斐然！

勃起功能障碍（ED），中医称阳痿，是常见男科疾病，中医药治疗ED具有显著疗效。《阳痿论》是我国中医男科学史上第一本专病专著，学术价值非常高。保方教授手书全论，并对其逐条评注，在还原前贤原文的基础上，加之以现代医学观点和切身临床经验、理解感悟。从《阳痿论评注》的前言部分——“寻找韩善徵”即可看出，保方教授对该书用心雕琢，用情至深，体现了一位中青年男科专家的执着初心和使命担当。《阳痿论评注》一书，语言流畅，重点突出，从深度和广度方面充实完善了中医男科学在阳痿诊治方面的理论内涵，该书的出版对ED中西医结合诊治领域的不断拓展必将起到重要推动作用。

有鉴于此，我十分乐意将此书推荐给广大读者。

黄宇烽

2019年7月于沪上

寻找韩善徵（代前言）

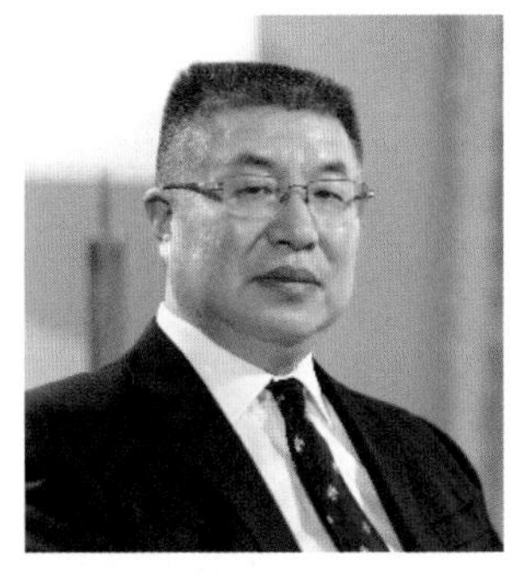

金保方，博士、博士后、博士研究生导师。东南大学附属中大医院中西医结合男科主任，江苏省人民医院生殖中心特聘专家。
学术上主张男女同治，中西并举。对不育症、性功能障碍及前列腺病的诊治及ART的中医药干预有开拓性研究；对生殖与微循环、精囊与性功能、腰椎间盘突出与男科疾病相关性进行了深入研究。率领团队共获国家自然科学基金11项，发表论文200余篇，其中SCI收录10余篇。曾获“中国中西医结合学会科技进步三等奖”“江苏省中医药科技进步二等奖”各1项。
书画爱好者，曾应邀赴欧洲举办个人书画展。
现为：
中华中医药学会男科学分会副主任委员、中国医师协会中西医结合男科专家委员会副主任委员、中国性学会中医性学专业委员会副主任委员、中国中药协会男科药物研究专业委员会副会长、海峡两岸医学会不孕不育分会副会长、中国中西医结合学会男科学分会常务委员、江苏省医学会男科学分会副主任委员、江苏省中医药学会男科学分会副主任委员、《中华男科学杂志》副主编、全国高等中医药院校教材《中医男科学》副主编、中华中医药学会科学技术奖励评审专家、中国中药协会药物临床评价研究专业委员会常务委员、国家自然科学基金评审专家、北京市自然科学基金评审专家、浙江省自然科学基金评审专家、湖南省自然科学基金评审专家。

黑夜给了我黑色的眼睛，我却用它来寻找光明……

第一次听说韩善徵和他的《阳痿论》是在2003年。2001年我是在懵懵懂懂的状态下进入男科领域，并投到自求斋门下的，但真正接触中医男科并随徐福松教授侍诊是在2003年春天。对于一个年届不惑的中年医生来说，为了读博士改行（专业），其实充满了无奈、困惑和茫然，因此，恶补专业基础知识是最紧要的事情。在浩如瀚海的中医历史和汗牛充栋的中医古籍中，韩善徵和《阳痿论》仅仅是一个概念而已，我是分不清其地位和分量的，更无从了解和知晓其内容。

第二次关注韩善徵是因为自己独立临诊以后，用徐福松教授的二地鳖甲煎治好了部分阳痿。而这些阳痿患者都是在糖尿病的基础上发展而成，也正因为此，其临床表现都带有糖尿病的特点，这从八纲辨证和脏腑辨证角度来说，多属于肾阴虚，需要从滋阴补肾角度入手，二地鳖甲煎便顺手拈来。其结果是不仅治好了阳痿，还改善甚至治愈了一部分患者的基础疾病——糖尿病。尽管说中医讲究的是辨证论治，但是有些疾病还是有套路的，有些约定俗成的观点，其中“男人肾虚，女人宫寒”是最深入人心的观点，普通老百姓都懂。而这里的肾虚，当然都是指肾阳虚，男人泡点鹿茸海马酒，平时炖点驴鞭、牛鞭似乎是生活小常识，早已深入人心，中年妇女、小媳妇都有秘制法。平时提溜个玻璃茶杯，里面漂一层红色枸杞子，似乎成了乡镇企业家中的成功男人的标志，犹如20年前的梦特娇。但是这些案例却让我明白了男人阳痿除了肾阳虚还有肾阴虚一说。于是乎，上网查阅相关资料，竟然发现滋阴治痿的提倡者是韩善徵！不仅如此，他还指出，阳痿一症“因于阳虚者少，因于阴虚者多”“真阳伤者固有，而真阴伤者实多”。这就颇有点惊世骇俗了！

第三次关注韩善徵是2008年我在编写《徐福松实用中医男科学》，同时应《南京中医药大学学报》之邀撰写《徐福松教授诊治ED经验》一文，需要查阅大量文献。于是就查到了徐福松教授刊于《江苏中医杂志》1987年第一期的《韩善徵的〈阳痿论〉（未刻本）》。仔细阅读才知道，原来《阳痿论》是我国中医男科学史上第一本专病专著，其内容远非关于阳痿阳虚阴虚问题，即使阴虚也不仅仅是指肾阴虚，还包括肝阴虚、胃阴虚、心阴虚。除此以外，还有因实而痿者，如痰痿、暑痿、瘀痿。难怪徐福松教授对此书推崇备至，称其“要言不烦，颇多见地”“启人慧悟，获益匪浅”“建议有关部门公开出版发行，以广流传”。

此时，磷酸二酯酶5型抑制剂（PDE5i）已经全面进入中国，西地那非已经问世10年，伐地那非和他达那非也已成为临床治疗阳痿的一线用药，并取得了90%左右临床有效率，甚是惊人。但是，世世代代得益于中医恩泽的国人似乎对欧美的三份大餐兴趣不大，或虽有兴趣但仍不忘本，甚至一些中医临床大夫还心存芥蒂。尽管我本人并不赞成“中医治本，西医治标”之说，甚至在PDE5i的临床使用量上远远高于一般的三甲医院男科专家，但是想到中医抗痨的辨证论治被西医抗结核的病因治疗打得体无完肤，并彻底地被赶出了这一领域的悲惨历史，作为中医人，或者说，我是经中医启蒙教育进入医学之门的，我还是不甘心在阳痿这个阵地上看着中医没落或落荒而逃的。我也知道，补肾壮阳治疗阳痿仅仅是中医治疗的一个手段，只能让很少的一部分人从中受益。并且经营的市场化运作、医生的过度滥用、疗效的过分夸大，已经让补肾壮阳之品成为过街老鼠，甚至饱受西医男科专家之诟病。因此，寻求在中医方面的坚守或突破，一直是扎根在我心底的信念。此时，仔细研读徐老的《阳痿论》介绍，我有种醍醐灌顶的感觉。

于是，寻找《阳痿论》，用心研读，便成了我随后多年的一桩心事。

最初我并没有把寻找《阳痿论》这本书想象得有多么艰难。一是因为韩善徵距离我们并不遥远，从时空而言，成书于光绪二十三年，也就是 1897 年，绝对的晚清，辛亥革命马上就要开始了，老爷子如果长寿的话，甚至能活到中华人民共和国成立之后；从地域而言，作者就是丹阳人，离南京也就 80 公里，高铁不就 30 多分钟嘛，找不到老子我找儿子，找不到儿子我找孙子。二是因为我本身就在中医系统，我毕业于南京中医学院（今南京中医药大学）并留校任教，这是一所在我国建制最早，由绝大部分孟河医学专家支撑起来的中医学高等院校，而孟河与丹阳接壤，其西北部分地域曾隶属于丹阳。可以这样说，孟河镇既隶属于武进，也隶属于丹阳。出生于丹阳的韩善徵很容易让我感觉就是孟河人，其学术流派当然也归属于孟河学派。因此，在我校打听韩善徵应该不难，找到他的同门或师侄、师侄孙应该容易。三是母校在中医学传承方面做出过令人瞩目的成就，其中医古籍整理能力及成绩业内尽知，图书馆中的中医古籍拥有量也是别的省份无法相比的。四是因为中医男科的从业者毕竟不多，老前辈也就那么几个，就是图书馆查阅不到，我一个一个老前辈拜会，也没有多大的工作量。五是因为互联网时代，都地球村了，资源共享，随便在网络上发个信息，很快就会得到回复的，更何况还有那么多网上购书 APP 呢……

但是，困难远比我想象得要大。

当走遍了我所能走到的图书馆，拜托所能拜托的外地同行，拜访所能接待我的前辈先贤，转悠了所能转悠的地摊市场，发送所能发送的网址朋友圈，输入所能下载到的网购 APP……仍然一无所获。甚至我通过中国知网查阅文章，有许多文章都曾引用过韩善徵“语录”，并通过“参考文献”顺藤摸瓜搜索上一篇文章。结果发现，各位作者居然都没看过原文，都是二道贩子、三道贩子、四道贩子……

最终得到两个信息：第一，世上仅存的《阳痿论》孤本现在某大学图书馆，已被当成镇馆之宝雪藏，不但不外借，而且不让看，违者必究！第二，很多同行知道这本书，也知道这是一本好书，但亲眼看过、研究过这本书的并曾经拥有自己手抄本的只有徐福松教授。可惜，手抄本遗失了。

胜绝。愁亦绝。此情谁共说。惟有两行低雁，知人倚、画楼月。

这是范成大的词句，此时正切我心。

无奈之下，只能放弃。只是，心有不甘，期待着奇迹出现。

于是，奇迹就在今年出现了！

《韩氏医书六种》只有《疟疾论》是正式刊印的，其他均为手抄本。既然是手抄本，就应该不止一本。一个人辛辛苦苦写出来的作品，是不可能束之高阁的。更何况，作者要圆徐灵胎之“阳痿梦”，故“窃取徐氏之义散见于各书而诸贤之偶及者，皆罗而致之。更参以拙见，条分缕晰，拾其遗而补其缺焉”。他要学习叶天士之“补古圣之残缺，订前人之讹谬”。那么，写出来的作品不给人看，怎么能达到目的呢？所以我一直认为，《阳痿论》手抄本绝不止一本，下一本一定会“出土”！只要跟丹阳人保持联系，只要跟丹阳读书人保持联系，只要跟丹阳传统文人保持联系，我就一定能够看到丹阳人韩善徵的《阳痿论》。

这不，己亥之春，一本模糊但尚能分辨的《阳痿论》就端放在我的面前！

众里寻他千百度，蓦然回首，那人却在灯火阑珊处……

用如获至宝、爱不释手、通宵达旦来形容我，是非常贴切的。尽管我曾经多次拜读过徐老的“韩善徵的《阳痿论》（未刻本）”一文，对某些内容甚至原话熟透于心，但研读之下，还是被深深地震撼。起码，给我的第一个读后感就是韩善徵太伟大了！聪敏，博学，勤于思索，善于总结，不媚权贵，不落俗套。他对阳痿的认识水平远在当今绝大多数中医男科专家之上！

我一直认为自己不是一个保守之人，这也是业内对我的普遍看法和评价，写文章、发医案都是真材实料，从不留一手。

武林中人都知道，徒弟翻脸打师傅，所以，师傅要留一手，有朝一日叫你知道姜还是老的辣！学医的人毕竟跟练武的人不一样，医学界也确有翻脸的，但也无法跟师傅动手过招吧。而且，这种德行的人也不可能成为名医而超过师傅的。无德便无才，无才便无德，我是相信的。再比如，东汉张仲景将自己的看家本领和收集到的奇方异案整理成册，编成了著名的《伤寒论》和《金匮要略》，有证有方，有药有量，有分析有总结，后世医家大多是通过这两本书迈进医学门槛的。但历朝历代，能够成名立万的医家能有几人？寥寥无几，绝大部分是泛泛之辈。可见，学医也是要有悟性的，并非给你一本好书，你就能成大家的。师傅领进门，修行在个人。即使同一师门，老师的教育是没有偏心的，但后续的发展是绝对有偏倚的。所以，当我反复拜读这本中医史上第一部男科专病专著这区区 7000 多个字符后，我的反应是不能奇货自居，而是要出版发行，让这本书面世，“奇文共欣赏，疑义相与析”，这也是恩师徐福松教授的愿望。让所有的男科大夫能认识这本书，让部分同道能从中受益！我无法推测韩善徵没有将自己的心血之作正式刊印究竟是什么原因，个人的？社会的？但他要告知、提醒临床大夫们，阳痿不是阳虚，别听某些祖宗们忽悠！这是他写作的真实想法。所以，将这本书出版，也是符合韩善徵心意的。套用韩善徵的话：“‘韩’氏有灵，其或许我为同心也。殆又在可知不可知之数也夫。”而且不仅仅是校注出版这部《阳痿论》，为了让同行阅读理解更顺畅，我要补充韩善徵所引用的前贤之原文；为了让同道研究得更深入，我必须再加上自己的理解与感悟，抛砖引玉，让这部中医男科史上第一部专病专著发挥更大的作用。

于是，我决定组织编写《阳痿论评注》！

我将自己的想法告知团队，得到的是一片欢呼，一片响应，个个摩拳擦掌，人人跃跃欲试。这是诸位渴望已久的事情。任务很快被分配下达，各项工作有条不紊地进行着。

可是，我的任务却遇到了千难万阻，远远超出了我的想象……

纸上得来终觉浅，绝知此事要躬行。

评注一个人的著作，必须要先介绍一下作者，生于何时何地，跟谁学的医，在哪儿行的医，有何学术主张，有何学术成就等，这是常规。正文的内容都分派下去，这方面的内容，自然由我来承担。

现在查阅一个人的生平最简单不过了，这么简单的活，自然不需麻烦别人，这很方便，输入名字，就可以百度出来。所以，我们不能紧盯着某网竞价排名之恶，人家也是有贡献的。

结果，近在咫尺的韩善徵，百度的内容却少之又少，居然没有一个专门的词条。输入“韩善徵简介”，看到的是以下页面。

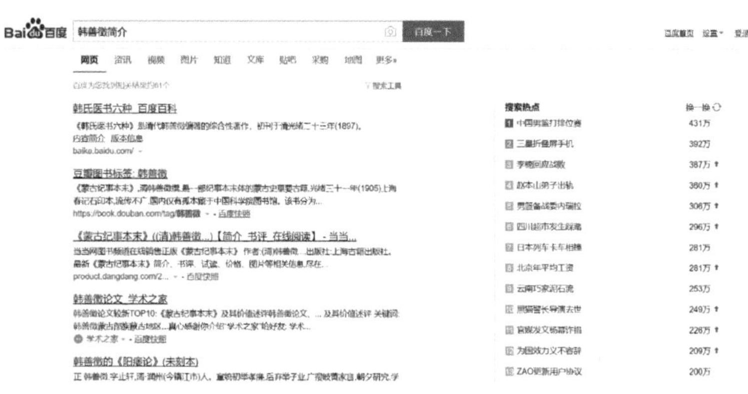

难道医学家不受某网重视？难道古代医家也要竞价排名？老韩家后代没掏钱？

那就再看看远在东汉时期的张仲景吧！河南南阳比江苏丹阳经济状况可不能同日而语，老韩后人小气，难道老张后人大方？输入“张仲景简介”，结果是这样的。

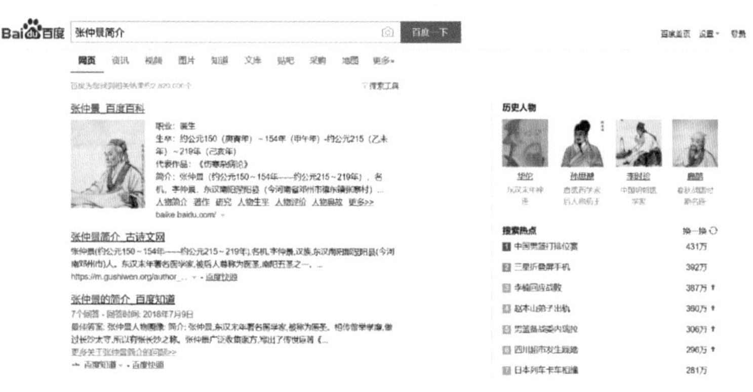

如果说张仲景是医圣，太有名了，某网不得不收录。那么我们查查韩善徵的老乡，同时代的另一孟河名医，马培之之后马泽人吧。结果依然是“火爆”的。

古代医家不是竞价排名！这我可以证明。

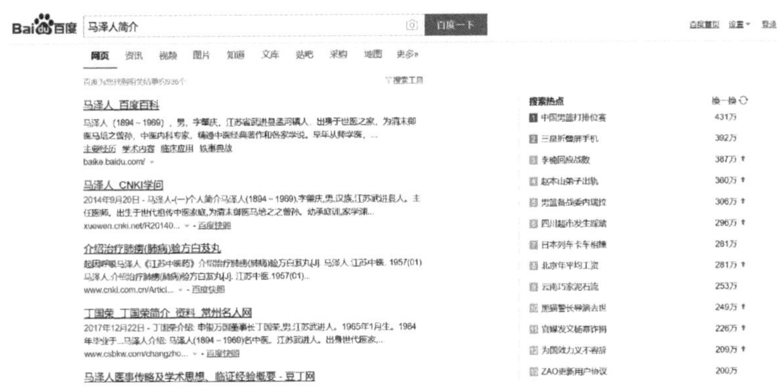

马泽人是1894年出生，也就是说，马泽人3岁时，《韩氏医书六种》就正式出版或手抄发行了。然而，历史记录了马泽人，却忽略了韩善徵？

这是几个意思？

点开百度“韩善徵”下面的每个内容，关于韩善徵的“顺带”介绍，几乎数徐福松教授那篇文章中介绍得最为详细了：韩善徵，字止轩，清代润州（今镇江市）人。宣统初举孝廉，后弃举子业，广搜岐黄家言，朝夕研究，学验俱丰。著有《韩氏医书六种》（1897），其中《阳痿论》二卷（手抄本）为笔者所见国内最早的阳痿病专著。

即使这样，我仍然不觉得是多大的事情。毕竟，韩善徵离我们如此之近，如果按年龄推算，他跟我师祖许履和教授有交集。许履和教授1913年生人，1990年驾鹤西去，在20世纪80年代，他病卧在床上还帮人搭脉诊病。

但是，百度所能查到的信息寥寥无几，连最起码的生卒年都没有！

这就奇怪了！对于历史上名医而言，其生卒年一般都是有记载的，如唐代名医孙思邈541—682年，宋代名医钱乙1032—1113年，元代名医朱丹溪1281—1358年，明代名医李时珍 1518—1593 年，清代名医叶天士 1666—1745 年等。即使远在东汉的张仲景，也有个大概，150—154 年至 215—219 年。而近在咫尺的韩善徵居然生卒年不详！

情况还远远不止这些！

韩善徵在哪里学的医？拜了哪位名医为师？在哪里行的医？一概不详！

但是，我在百度上发现了另外的信息，《蒙古纪事本末》（清）韩善徵，完全是风马牛不相及的两个领域。这会是同一个人吗？继续查证，还真是！并且发现有两个学者与此有关，一位是黑龙教授，就是校注了这本书的作者，远在大连。而另一位特木勒，推介了这本书，近在眼前，就职于南京大学历史系。我的学生许维娜就毕业于南京大学，并曾经留校工作多年，她自告奋勇，很快就联系上了特木勒教授。

我迫不及待地与特木勒教授见面，并且也知悉了黑龙教授的一些情况。原来两位都是蒙古人，特木勒先生本科就读于内蒙古师范大学，而黑龙教授当时就是他的班主任。其后两人又不断求学，攻读硕士和博士，特木勒留在了南大，而黑龙教授执教于大连民族大学。据特木勒教授介绍，作为蒙古族学者，他们注意到《蒙古纪事本末》这本书是因为这个书名，该书与往昔以朝代为纲的纪事本末体史书有明显不同，以蒙古族历史为叙述主体。也就是说，凡是出现“本末”二字的，都是描写一个朝代的，从某年开始，到某年结束，中间发生了哪些事。而这本书却是写一个民族的，这多难啊！写一个民族，仅仅是起始就不容易考证，更何况中间要经历多少个朝代？期间又有多少个多少次的分分合合？历史学家很少有如此自找麻烦的。但是，该书从成吉思汗兴起到清朝定鼎中亚，完整表述在欧亚大陆的广阔视野下考察蒙古民族波澜壮阔的历史变迁，表现出卓越的宏观驾驭能力和恢宏气魄。在蒙古族源、蒙古史分期问题、重要历史人物及重大历史事件的评价以及民族关系问题等方面都有精辟的论述，表现出过人的史识。而且，特别让两位蒙古学者感动的是，一般的汉族学者写少数民族的历史，大多目的是给朝廷献计，如何管理、约束、防范他们，而这本书却是给朝廷进言，如何管理、发展、壮大蒙古族。所以，作为蒙古族后裔，黑龙教授深受感动，他和另一位合作者，花了两年时间，完成了这本书的校注，并由上海古籍出版社出版。这也让我从另一个角度，了解了韩善徵。

但是，我最感兴趣的还是他们对韩善徵生平的了解。特木勒介绍说，为了解韩善徵的生平事迹，他们不仅查阅南京图书馆所藏该书抄本等文献资料，而且黑龙教授多次来上海、南京、镇江和丹阳等地，他本人也去过丹阳多次，了解有关情况。2012 年 9 月该书出版，然而，点校者的脚步并未就此停止，他们仍然在寻访韩善徵及其家族的生平事迹，以期充分展现这位晚清文人的学术贡献。

这让我有些小激动，该书出版七年了，坚持寻访，他们一定有所收获。

可是，他们了解到的，还是跟我百度的内容差不多，韩善徵的生卒年，在哪里学医？在哪里行医？蒙古族的历史，他为何了解得如此清晰？甚至韩善徵是否去过蒙古，也不知道！

这真是让我颇为费解，也有点小失望！

特木勒教授又跟我说，他一度推测韩善徵为“驻防八旗子弟”！什么意思？就是说，韩善徵是八旗子弟，是清朝皇帝家亲戚，被派到外地驻守做官的。这在清朝是惯例，满族统治中国后，担心汉人谋反，自然不会相信汉人，派了好多亲信赴全国各地做官，一是好处不出门，便宜当然要给自家人赚；另一个也是放出耳目，监视各地动静。这些“驻防八旗子弟”在某地待得时间长了，几代人下来，跟当地人有感情了，甚至与当地人结为亲家，再加上已经积累了产业，就与当地融为一体了。为了让当地人也不把自己当外人，干脆就选择当地的大姓，彻底改头换面了。这样推测，也容易解释韩善徵为何能写出《蒙古纪事本末》了？因为他自己就是蒙古人，他祖上有人研究蒙古史，他只是击鼓传花般地接龙而已。为了佐证自己的推测，特木勒教授还跟我举例说，李四光就是“驻防八旗子弟”，其实他不姓李，后改的。

这个让我有点相信，但也仅仅是推测，没有任何证据。

最后，特木勒教授提供了一个信息，丹阳有位殷显春先生，当年是丹阳日报社记者，曾经接待和陪同过他，并在丹阳日报上发表过介绍韩善徵的文章。他还有殷先生的手机号码，可以给我。“我觉得殷先生可能是了解韩善徵的，当年他接待我们时，我感觉有点欲言又止，好像知道而不愿意说。这只是我的感觉，我没有当面问殷先生。”特木勒教授又补充说。

这颇让我为之一振，因为我有很多丹阳朋友，有的友谊非常深厚，找到殷先生应该不难。

我立即想到了丹阳好友王剑秋先生，他是个儒商，经营着著名的“上品红木”家具，只做经典，拒绝创新，只要是故宫没有的样式，再大的活儿也不接。就传统家具而言，与其说是经商，不如说是坚守，这种品味和担当让我格外佩服。王总平时接触的都是传统文化界的大佬，肯定跟丹阳文人有联系。

事不迟疑，我当着特木勒先生的面给王总打电话，说明来意，王总就说：殷显春是我兄弟，你随时可以过来，我让你俩见面，并且还可以多找几个有可能了解韩善徵的人一起坐坐。

这下好了，殷先生有话不愿意跟蒙古族朋友说，不会拿我这个汉人当外人吧？更何况我们同是王总的兄弟，我们有共同的大哥。

难道这就是所谓的“踏破铁鞋无觅处，得来全不费工夫”？

我在计划着丹阳之行，另一个渠道也同时进行——我安排大林博士到常州孟河镇。前面我也提到过，孟河毗邻丹阳，其西北部几个乡村曾经归属丹阳。换句话说，孟河镇的局部地区曾经隶属于丹阳。那么，到孟河医学的大本营去寻找韩善徵，就等于找到了他的老家。更何况近些年来孟河镇在有意打造“中医特色小镇”“中医一条街”，在中医历史、中医资料方面，当地政府一定下过功夫，有些作为。

那天非常巧，大林博士到达费伯雄博物馆时，正赶上江苏的一帮中医大咖也来参观，博物馆以最高规格接待，馆长亲自陪同并担任解说。大林仔细聆听，并翻阅了相关书籍，没有发现线索，最后只好请教馆长。谁知馆长直接问：韩善徵是谁?

大林博士后来跟我说，他当时非常诧异，家乡有这么一位出色的前辈，专业博物馆的馆长居然一无所知！

我听了就不仅仅是诧异了，我简直从头凉到了脚后跟！

此时，经特木勒推荐的黑龙先生与我建立了微信联系，我们也通了电话，黑龙教授非常健谈，同时，也可能是对韩善徵同样的崇敬，我们都在做有关韩善徵的研究，尽管说研究内容不同，但对韩善徵的生平的关注，我俩同样迫切。我们的谈话内容基本上跟我与特木勒所谈差不多，他给我发了他的文章"《蒙古纪事本末》及其价值述评"，其实这篇文章我已经下载，里面有一段关于韩善徵的介绍：韩善徵，字止轩，生卒年不详，江苏丹阳人，清末廪贡生。他"少习儒，后改习医"，著有《韩氏医书六种》，颇为后人推崇。韩善徵，学无所不窥，甚爱文史，多事著述，《蒙古纪事本末》可视为其代表作。清末民初著名文人张素为该书作序，充分肯定了韩善徵怀念盛世、救亡图存之史学主张与忧国情怀。史料对韩善徵生平鲜有记载，详情不得而知。

……

丹阳，我必须尽快成行，亲自出马，这是找到韩善徵的必由之路。

我如约来到了丹阳上品红木王总的办公室，那天殷显春先生因不可抗拒的原因未能赴约，但是我见到了丹阳姓氏文化研究专家吉育斌先生、玉器大家蒋钧先生和刻瓷大家邵同义先生。他们都是有备而来，王总事先已经准备了《丹阳县志》等相关书籍，但检索的结果没有新的信息。

我们仔细地研究了为《韩氏医书六种》作序的束允泰以及《蒙古纪事本末》作序的张素，两位都是丹阳籍晚清举人，并且打听到了他们的后人，特别是有从事中医的后人，吉育斌先生直接电话联系，他们确实知道韩善徵这么个人，但其他的一概不知。

吉育斌先生又提供了一个线索，也许我们应该去查另外一本书——《江苏艺文志·镇江卷》，那里面记载着韩善徵生平的可能性更大，并且跟我说，南大图书馆就有这本书。

我立即布置维娜。维娜办事一贯雷厉风行，第二天就告诉我，南大图书馆没有这本书，但她打听到南京中医药大学图书馆有这本书，她正在想办法借用图书证。我说那更简单了，我的外甥女晓光就供职于这个图书馆，马上电话安排，不一会儿，晓光即发来微信图片，韩善徵的内容跟《丹阳县志》基本上一字不差。

我把希望重新寄托在殷显春身上。殷先生当初在接待特木勒教授后，也惊诧于丹阳出了这么个名人，家乡人居然知之甚少？！所以，他在 2014 年 1 月 25 日的《丹阳日报》上大幅介绍了韩善徵，并借黑龙教授之口，希望通过《丹阳日报》等媒体，找到韩善徵的嫡系后人，或者有了解韩善徵生平事迹的市民或专家学者，能够向他们提供相关资料，以期充分展现韩善徵这位丹阳籍晚清学者的学术贡献。

5 年过去了，韩善徵或者其嫡系后人有消息吗？韩氏可是丹阳大户人家啊！

2019 年 6 月 7 日，己亥端午，我终于见到了殷显春先生。

殷先生告诉我，他早年知道韩善徵这个丹阳人，知道他是个医学家，并且还收藏有他的《疟疾论》，后来接待特木勒教授，他才知道韩善徵居然还是个了不起的史学家，并开始对其生平下功夫，了解到韩善徵是七年科举不中，转攻医学，其医学水平也很高。但对其后是否放弃功名，无法肯定。他一度以为 1902 年与丹阳籍南社诗人张素同为光绪壬寅科举人的韩庶徵就是韩善徵。他曾经找到韩氏最年长的老人，老人家也知道韩善徵其人，并带他找到韩善徵的老宅方位，言之凿凿，过去他们就住这儿，至于韩善徵的其他信息也提供不了。老人告诉他，丹阳《韩氏家谱》早已失传，想找到韩善徵详细资料，甚至他是否丹阳本土人，都无法查证了。

我们一行人又来到了韩善徵老宅的大概方位，这里原是云阳镇（现名云阳街道）小桥街，是一支韩氏家族聚居地，位于今城河路（这条路原是内城河，20世纪70年代填为道路）西侧，2013年拆迁，由房地产开发公司旧城改造为荣城国际小区，解决拆迁后的居民安置。殷先生告诉我，国医大师颜德馨的故居在北草巷（另一位健在的国医大师颜正华故居在丹阳乡下），美术大师吕凤子故居在新桥西，都距此不远，也一起被拆。只是在吕家的故居上建了三吕（吕凤子，吕澂——吕凤子三弟，吕叔湘——吕凤子堂弟）纪念馆，是文物保护单位。殷先生说，这里原本是一个老城区，北草巷和新桥西原来还是老街巷的格局，有许多老宅，拆了确实可惜。

这让我颇为不平。在我的眼里，与颜德馨和吕凤子两位大师相比，韩善徵的成就是毫不逊色，甚至其学术地位应该在两人之上的。但是，丹阳人对这两位大师可谓耳熟能详，三吕纪念馆也一直是丹阳人励志的建筑，而比吕凤子（1886—1959）稍长的韩善徵却神一般地或隐或现。

束允泰在《韩氏医书六种》的序中说道：癸巳，余因公游沪，韩生从师适寓于此……癸巳年，即1893年，韩善徵在上海从师学习。但并未说是学医，更未说是跟谁学。但是，4年后，韩善徵即展示丰富的学养，写成《韩氏医书六种》。

束允泰继续写道：余阅诸书，皆本生平所得，以辨讹正误，其言简而明，且切于用。较比之拾人唾余，好为大言以欺人者，大相径庭矣。束举人是行家，眼力毒怪，看来也是医儒兼修。韩善徵这么一个学有建树的人，没有丰富的临床经验是绝对不可能做得到的。

韩善徵在《疟疾论》自序中说道："余自幼名利场奔走，困于诸生者二十年矣……" 仔细拜读《阳痿论》（手抄本）及正式刊印的《疟疾论》，从1893年与束允泰相遇于上海，到1897年正式出书，就算包括了1893年之前的几年，又能有多少年呢？其读书之多，涉猎之广，可谓叹为观止。不仅如此，能够对前辈医家评头论足，该崇拜的崇拜，该否定的否定，立场坚定，旗帜鲜明，毫不遮遮掩掩，甚至连大名鼎鼎的张景岳他都敢怼，称其为“邪说迭出……大谬”。人家可是温补学派创始人，“仲景以后，千古一人”。没有绝顶聪慧的大脑，没有过目不忘的本领，没有大量阅读与思考，没有丰富的临床与感悟，是不可能有如此见地和认识的。这简直就是“神童”一般的天才级选手！但是，生在丹阳，接壤孟河，却极力推崇叶天士、徐大椿、王孟英、俞东扶等吴门医家，而对横跨清朝，覆盖全国，影响至今，在当时如日中天的孟河医学熟视无睹，对响彻京沪的孟河医家无一提及，这就实在让人无法理解。

一种推测涌上心头，纯属调侃，绝无不敬：一个中国小子跑到埃塞俄比亚去学乒乓球，然后再跑回中国打乒乓球联赛，又逮着机会就猛夸埃塞俄比亚乒乓球多厉害，有多少伟大的选手，比如黑沃尔特、巴拉贡、奥玛尔，还有阿布拉汉姆。而闭口不提蔡振华、孔令辉、刘国梁、王励勤、马龙，中国谁会待见你？哪个选手见你不想灭你？几年后谁还会记得你？

难道韩善徵也是这样一个乒乓球选手？

难怪家乡和孟河医派无人记着您。

2019 年 6 月 7 日下午，天空或阴或晴，感觉不到一丝凉风，汗在悄悄地渗出，湿漉漉的黏在身上，让人感觉非常不爽。我站在丹阳街头，前方是早已荡然无存的韩善徵故居（方位），心里边有无数个疑问在敲击着我。

韩善徵，您究竟是怎样一个人？您生于何年何处？卒于何年何处？您在何处跟何人学医？您在何处执业行医？您究竟是汉人还是蒙古人？您是神童一般的医学家，家乡人为何不把您作为励志的榜样？

……

昔人已乘黄鹤去，
此地空余黄鹤楼。
黄鹤一去不复返，
白云千载空悠悠。

韩善徵，您何时离云阳而去？且一去不复返，如今黄鹤楼没了，今天连白云也没了……

傍晚的小桥街，道路两边的香樟树静静而立，没有一丝的响动，天空灰蒙蒙一片，不太长的小街竟有看不到尽头的感觉，仿佛岁月中道不尽的绵绵情意……今日端午，使人想到屈原。2000 多年了，屈原的影子随处可见，粽子、龙舟、艾叶、雄黄酒……屈子冤魂终古在，楚乡遗俗至今留……

我们一行人在韩氏老宅附近慢慢地行走着，无言，无奈。不知道从何处传来林忆莲温柔婉约的歌声——

也许全世界我也可以忘记，

只是不愿意失去你的消息，

你掌心的痣，

我总记得在哪里。

……

韩善徵，您是中医男科的神！作为孟河医派的后生，我会永远惦记着您，我会继续寻找您……

孟河后学自求斋门下弟子 金保方

2019 年 7 月 22 日凌晨于金陵七步堂

目录

《阳痿论》原文手书及释文

阳痿论自序

古吴良医荟萃之区也。我朝如张路玉诸公名贤辈出，至叶氏香岩术益精，补古圣之残缺，订前人之讹谬，和平中正，可法可传。黄退庵曰：先生于内科一门可称集大成，信然，彼轻而视之者，皆彷徨门外者也。继叶氏而生者，接踵相起，惟洄溪徐灵胎先生为最。各种著述，精义妙旨，络绎迭出，与叶氏后先相辉映。其于阳痿一病，尝有云：其症多端，更仆难数，非专论数千言不明，容当另详。然考之徐氏各种书中，并无阳痿专论，或有散帙耶？抑有志而未竟耶？斯固徐氏之遗憾，亦后世苍生之不幸也。余才陋学浅，此道中无能为役，而继往开来，讵敢率尔自信？但斯病之义一日未明，即生人之祸一日不熄。爰不揣愚昧，窃取徐氏之义散见于各书而诸贤之偶及者，皆罗而致之。更参以拙见，条分缕晰，拾其遗而补其缺焉。徐氏有灵，其或许我为同心也。殆又在可知不可知之数也夫。

光绪二十三年岁在强圉作噩孟陬月，润州古云阳韩善徵。

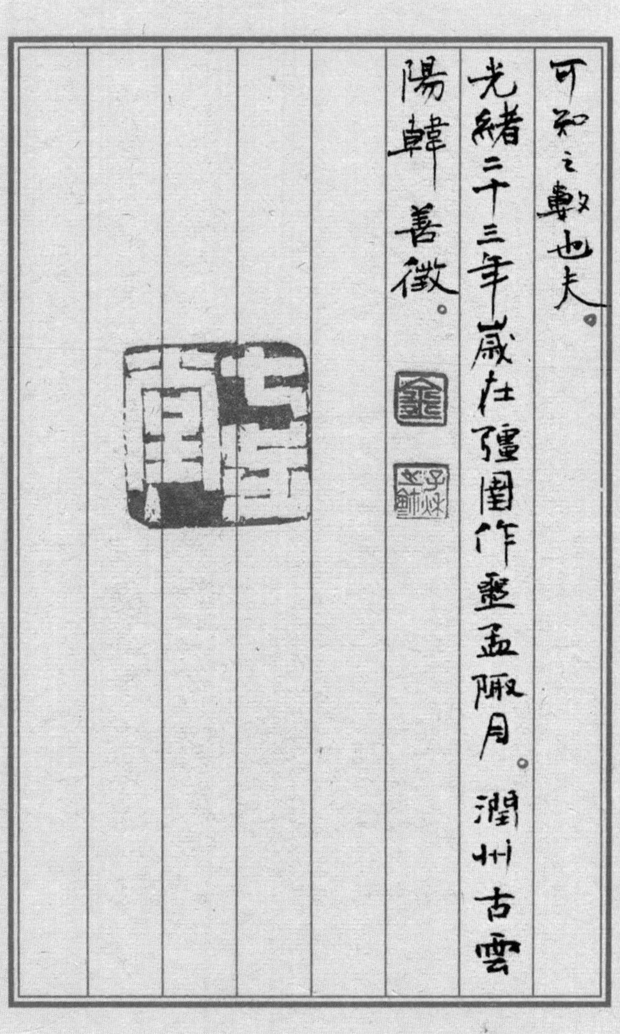
可知之數也夫。
光緒二十三年歲在彊圉作噩孟陬月。潤州古雲
陽韓善徵。

凡例

一上卷，辨晰阳痿各种病因，根柢灵素，务求切当，不敢浮谈以欺学者。

一下卷，先列案，次列方，其中发明义蕴，或勤求古训，或附入拙意，皆一一注明。

一两卷中于前人承讹袭谬处，每多辨正，特以性命攸关，一误不容再误，非好为排斥也，阅者谅之。

凡例

一上卷。辨晰陽痿各種病因。根柢靈素。務求切當。不敢浮談以欺學者。

一下卷。先列案。次列方。其中發明義蘊。或勤求古訓。或附入拙意。皆一一註明。

一兩卷中於前人承訛襲謬處。每多辨正。特以性命攸關。一誤不容再誤。非好為排斥也。閱者諒之。

目录

卷上/总义/内因

肾/阳虚/阴虚

肝胆

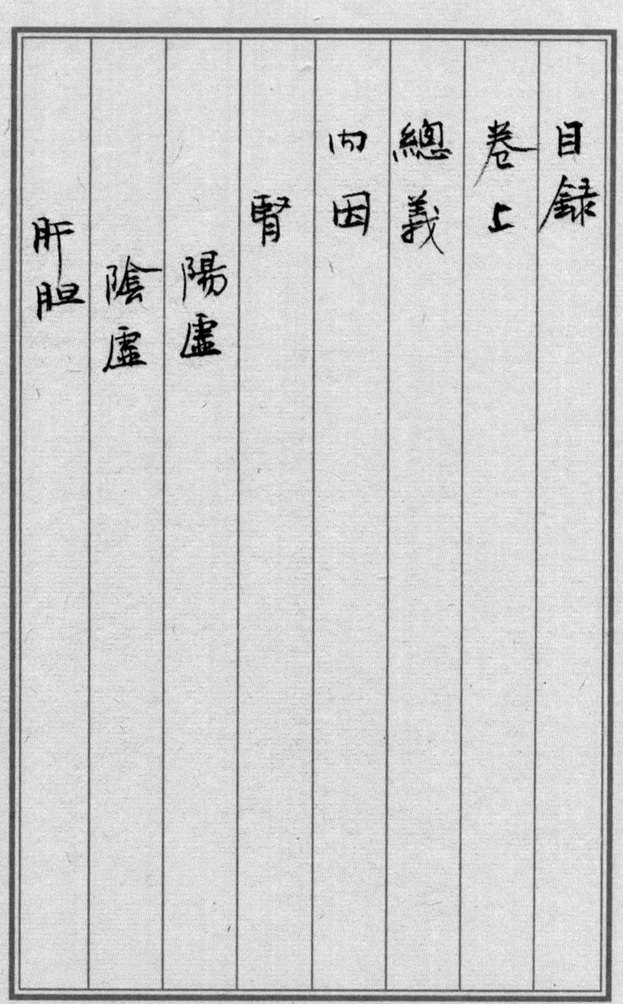

胆阳虚/肝阴虚

胃/胃阴虚

烦劳

郁结

惊恐

痰

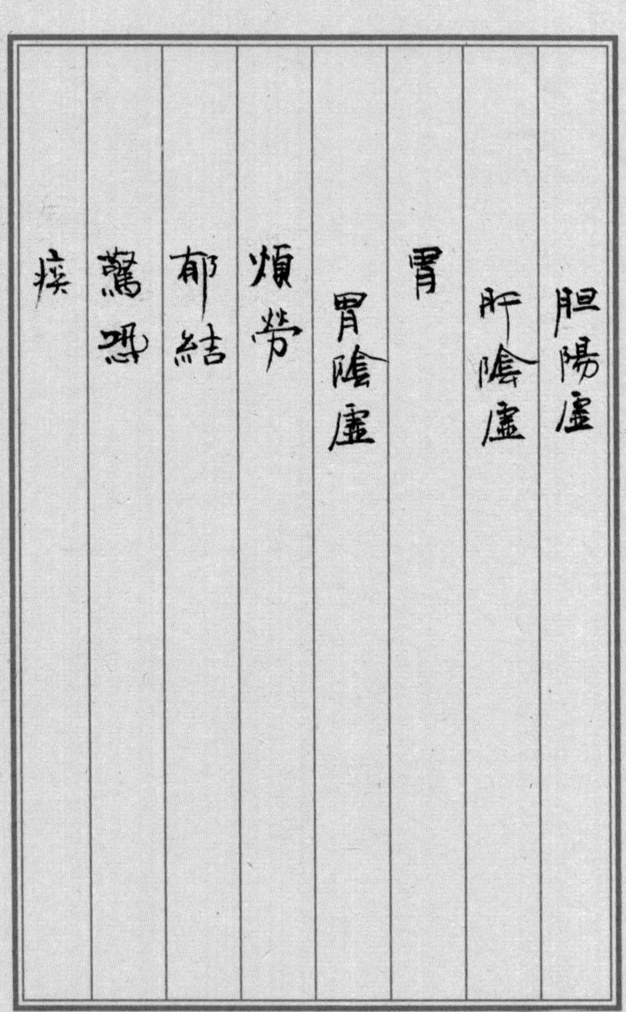

胆陽虛

肝陰虛

胃

胃陰虛

煩勞

郁結

驚恐

疾

外因/湿/暑
不内外因/跌扑/劳伤/阻逆
卷下

外因
濕
暑
不内外因
跌撲
勞傷
阻逆
卷下

方案

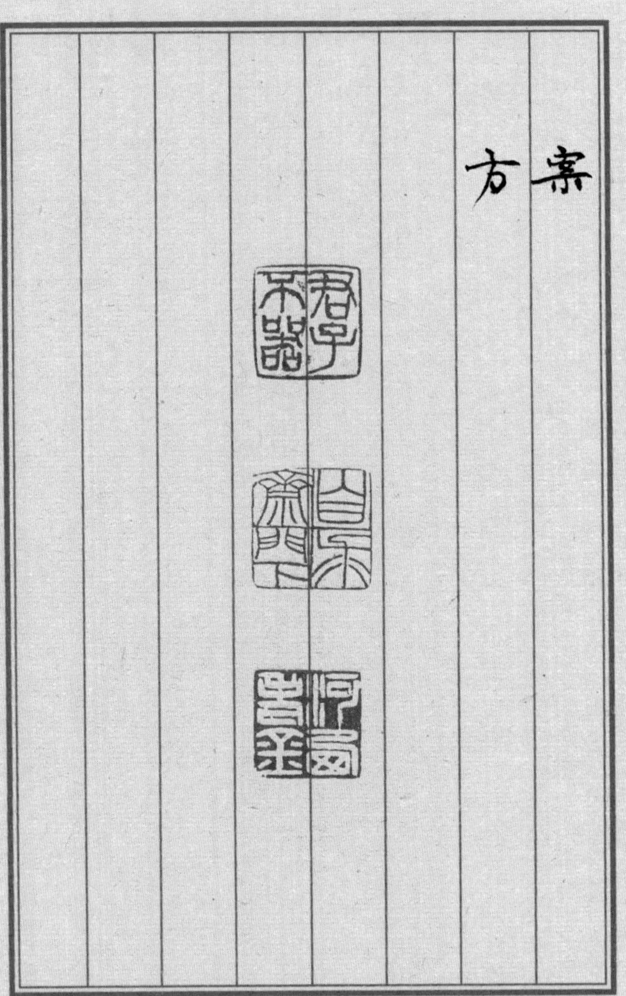

阳痿论卷上

丹阳韩善徵止仙著

总义

阳者，男子之外肾。痿者，弱也。弱而不用，欲举而不能之谓。少壮时不宜有此病，衰老者得之无害。即经所谓男子岁二八，精气溢泻，阴阳和，故能有子，八八天癸尽而无子是也。但阳痿之为病，因非一端，未可拘泥古说。何也？此病有内因，有外因，有不内外因，皆分寒热虚实。其系内伤因虚而得，少壮时固不宜，然能调理得法，亦有二三年而愈者，我尝屡见之。惟阳痿实症，无论内伤外感，施治不误，皆易见愈。不但壮年，即在少年者亦然。则昔人所谓壮年无病而阳痿，其人多夭；少年虚损而阳痿，其死立至者，未可奉为定论也。昔俞东扶采巢氏病源之说曰：肾间动气，为人之根本，故老年而能御女。七十岁至八十岁犹能生子者，其动气之禀于生初者独厚也。厚则刚，阳自不痿。动气即命门真火，所以生长元气，煦燠元阴。故气曰阳气，精曰阳精。审是，则阳不痿者，皆真火盈，而痿者必系真火亏矣。岂知内伤之阳痿，真阳伤者固有，而真阴伤者实多，何得谓阳痿尽是真火衰乎？独怪世之医家，一遇阳痿，不问虚实内外，概与温补燥热。若系阳虚，幸而偶中，遂自以为切病。凡遇阴虚及他因者，皆施此法，每有阴茎反见强硬，流精不止，而为强中者。且有坐受温热之酷

也厚则刚阳自不痿动气即命门真火所以生长元气煦燠元阴故气曰阳气精曰阳精审是则阳不痿者皆真火盈而痿者必系真火亏矣岂知内伤之阳痿真阳伤者固有而真阴伤者实多何得谓阳痿尽是真火衰乎独怪世之医家一遇阳痿不问虚实内外概与温补燥热若系阳虚幸而偶中遂自以为切病凡遇阴虚及他因者皆施此法每有阴茎反见强硬流精不止而为强中者且有坐受温热之酷

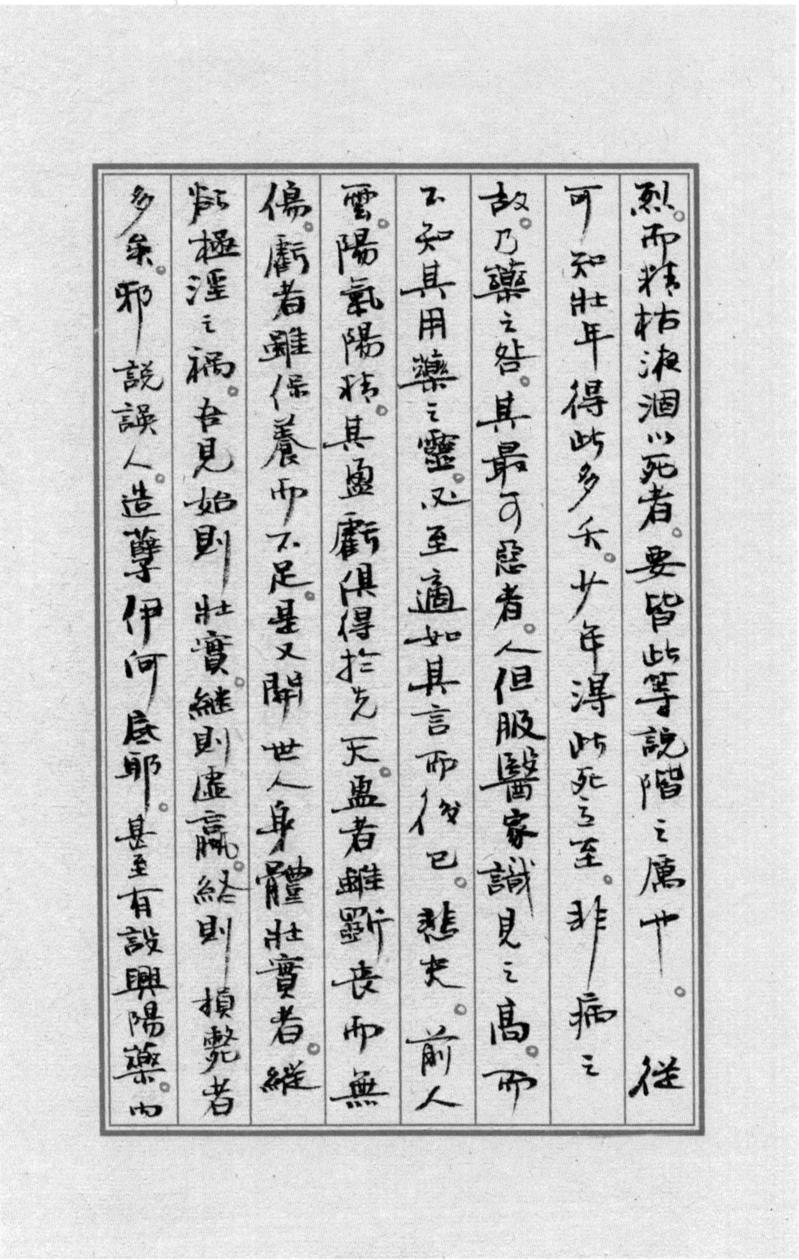

烈，而精枯液涸以死者，要皆此等说阶之厉也。从可知壮年得此多夭，少年得此死立至者，非病之故，乃药之咎。其最可恶者，人但服医家识见之高，而不知其用药之灵，必至适如其言而后已。悲夫，前人云：阳气阳精，其盈亏俱得于先天。盈者虽斲丧而无伤，亏者虽保养而不足。是又开世人身体壮实者，纵欲极淫之祸。吾见始则壮实，继则虚羸，终则损毙者多矣。邪说误人，造孽伊何底耶？甚至有设兴阳药，内服外洗，求为御女之术。及扁鹊新书，载王超老淫故事，而云保命之法，灼艾第一，丹药第二，附子第三。其揠苗助长，流毒无穷，为害又可胜言哉？今特分内因外因不内外因三门，细辨其症，将以挽回积弊，保全民命，或不无小补于世云。

内因

肾

人之初生，先从肾始。肾主水，水者精也，即天癸也。乃天一之真，故男子亦称天癸。今人惟以女子月事为天癸者非。经谓天癸至乃能有子，盖天一生水，为五行之最先，凡万物初生，其来皆水，如果核未实皆水也，胎卵未成皆水也。即人之有生，以及昆虫草木，无不皆然。男女构精，万物化生，俱赖乎此。经之谓生之来谓之精，两精相搏谓之神是也。先哲又谓肾有两枚，皆属于水，初无水火之别。仙经曰：两肾一般无二样，中间一点是阳精。两肾中间穴名命门，乃相火所

天一之真故男子亦稱天癸。今人惟以女子月事為天癸者非。經謂天癸至乃能有子。蓋天一生水。為五行之最先。凡萬物初生其來皆水。如果核未實皆水也。胎卵未成皆水也。即人之有生以及昆蟲草木無不皆然。男女構精萬物化生俱賴乎此。經之謂生之來謂之精。兩精相搏謂之神是也。先哲又謂腎有兩枚皆屬於水。初無水火之別。仙經曰兩腎一般無二樣。中間一點是陽精。兩腎中間穴名命門。乃相火所

居，一阳生于二阴之间，所以成乎坎而位乎北。盖命门为藏精系胞之物，其体非脂非肉，白膜裹之，为生命之原，相火之主，精气之府，人物皆有之。生人生物，皆由是出。男女构精，全禀此命火以结胎，人之寿夭，俱根于此，乃先天无形之火，所以主云为而应万事，蒸糟粕而化精微者也。无此真阳之火，则神机灭息，生气消亡矣。

肾阳虚

命门真火，即巢元方所云肾间动气。凡因此虚而痿者，必见四肢倦怠，唇淡口和，肌冷便溏，饮食不化，乃为元阳不足之的凭。但真火由于先天亏而阳痿者，甚属罕见，惟误服苦寒凉泻太过以伤元阳者有之，皆用温补法。

肾阴虚

肾阴乃天一之真水，外肾之不强，由于内肾之不足。其病也，为腰脊腿酸，或攸隐而痛，为骨蒸盗汗，或至夜发热，为偏身骨酸，或疼痛如折，为耳中鸣，为足心热，或先有梦泄遗精而后见阳痿者，皆由色欲太甚所致，宜壮水制阳，或参填精充髓法。又有心肾不交之阳痿，其心气不能下摄，肾气不能上承，是心阳过亢，肾阴素亏也。每见壮年人病此，当交合心肾为主。

肝胆

一脏一腑为表里，皆属于木。胆则体阳，肝则用阳。但胆为少阳，其阳未盛，易被阻遏。惟肝为刚脏，故经云肝者将军之官，盖性动而急，其阳每亢，肝阳亢则肝阴必伤。故胆有阳虚，而肝有阴虚也。

胆阳虚

胆乃甲木少阳之气，其气柔嫩，象草穿地未伸，一有所郁，即软萎而不能条畅矣。华岫云曰：阳痿有郁损生阳者，必从胆治。经云凡十一脏皆取决于胆，又云少阳为枢，若得胆气展舒，何痿之有？盖胆为中正之官，又为奇恒之府，以其能通达阴阳故也。法宜从少阳以条畅气血。

肝阴虚

经云：足厥阴之脉，入毛际，过阴器，抵少腹。又云，肝主筋。若肝阴不足，则脉与筋皆失所养，是以阳痿。盖此病由肾阴先亏，或纵欲极淫，以致水不涵木，肝火炽盛，销灼精血而成。王肯堂谓耗伤过度，伤于肝经，即经所云足厥阴之经，其病伤于内则不起是也。症见头晕眼花，干呕气逆，胁胀或疼，吐血者，是宜滋肾以凉肝。

胃

经谓胃为水谷之海，盖谷食入胃，而五藏六府皆受其精气以为之养。经又谓肾主水，受五藏六府之精而藏之，故五藏盛乃能泻，泻者即能生子之谓。则五藏之精盛由于胃，若胃之精气不足，五藏安得能盛？而肾又何自泻耶？

胃阴虚

俞东扶曰：考宗筋聚于前阴。前阴者，足之三阴及阳明、少阳、冲任督跷九脉之所会。而九脉之中，阳明为之长。内经云：阳明者，五脏六腑之海，主润宗筋。所以胃强善啖之人，其于欲事必强。否则痿。是胃气能为肾气之助，古云精生于谷是也。虚者必见饮食不思，与肌肉消瘦等症。法宜清补甘润。

阳者，气也，即火也。阴者，血也，精也，即水也。人之一身，阳常有余，阴常不足。朱丹溪取譬于天，谓日无盈亏，月有圆缺，确是定论。乃张景岳李士材辈，邪说迭出，皆以元阳不足为主，大谬。盖人之先天，非阴不成。内经所谓生之来谓之精，又云常先身生是谓精者是也。至于有生之后，必以食为天。食者味也，味者阴也，其为精为血，而气即化乎其中。如内经所谓人受气于谷，又谓五味之精微，先出于胃之两焦，以溉五藏。又谓食入于胃，淫精于

身陽常有餘陰常不足朱丹溪取譬於天。謂日無盈虧。月有圓缺。確是定論。乃張景岳李士材輩。邪說迭出。皆以元陽不足為主。大謬。蓋人之先天非陰不成。內經所謂生之來謂之精。又云常先身生是謂精者是也。至於有生之後。必以食為天。食者味也。味者陰也。其為精為血。而氣即化乎其中。如內經所謂人受氣於穀。又謂五味之精微。先出於胃之兩焦。以溉五藏。又謂食入於胃。淫精於

脉，脉气流经，经气归于肺，肺朝百脉，输精于皮毛，毛脉合精，行气于腑之类，皆不外乎经中精化为气之一言也。五常正大论曰：阴精所奉其人寿。阴之于人顾不重哉？古圣言不惮烦，率重夫阴，而阴之易见不足，又不言而可喻矣。吾故曰阳痿一病，因于阳虚者少，因于阴虚者多，非臆说也。夫痿者非不欲举之谓，乃不能举之谓。欲火虽动，而精气已虚，不能随其火以煦之濡之。故阴茎无由自主耳。

烦劳

经云：烦劳则张，精绝。张者，阳气弛张也，谓阳气张则阴精受劫而绝也。盖烦劳阳痿，皆由神思曲运，君火时动，肝肾之火翕然而起，阴津受灼而成。其症虚烦不寐，掌中干热，口苦咽干，或口舌糜烂者是也。宜安神养荣法。

郁结

气郁则火郁，津液因此耗，精血因此枯，无以渗诸阳，灌诸络，故阳痿。凡此症每兼心脾，盖曲意不伸，是为心疾。又经云思伤脾，思则气结也，多怒乃其本症。此外若惊怖怔忡，夜寐不安，及腹痛泄泻，泻出色黄而热，皆兼症。前条胆阳虚即是因郁所致，但彼因郁遏而生阳委顿，此因郁结而壮火炽盛。一为阳衰，一为阳亢。因不同，症自异，故特分列以尽病情之变。

惊恐

因驚恐而陽痿者有實有虛。經云驚則傷胆。又云驚
則氣亂。氣亂者火氣亂之也。清火必效。若講元氣則
肝胆之火更亢矣。葉香巖謂驚恐之人陽痿。火炎於
上不能下降是也。張石頑曰驚則氣亂。郁而生火生
涎。又曰驚則神出於舍。舍空則痰飲乘虛襲入。是驚
恐陽痿有因痰与火者。蓋氣亂則火升。痰隨之上逆。
氣機阻遏不得下降。故陽痿係實症。最忌峻補。宜清
火滌痰。若夫虛者。經云恐則傷腎。又云恐懼不解則

因惊恐而阳痿者，有实有虚。经云惊则伤胆，又云惊则气乱，气乱者，火气乱之也，清火必效。若讲元气，则肝胆之火更亢矣。叶香岩谓惊恐之人阳痿，火炎于上，不能下降是也。张石顽曰：惊则气乱，郁而生火生涎。又曰：惊则神出于舍，舍空则痰饮乘虚袭入。是惊恐阳痿，有因痰与火者。盖气乱则火升，痰随之上逆，气机阻遏，不得下降，故阳痿。系实症，最忌峻补，宜清火涤痰。若夫虚者，经云恐则伤肾。又云，恐惧不解则

伤精，精伤则骨酸痿厥，精时自下，此言因惊恐而精却，以致肾阴大亏，故阳痿，即经所谓恐则气下也。昔人用温补固谬，华岫云谓升阳亦不妥，法宜固摄真元。

痰

自来论阳痿者，动云命门真火虚衰，例进温热。而论阴虚者，已属罕觏。至于因痰而痿，则千古未经人道。惟徐洄溪曰：阳升而不降，用涤痰法。王孟英因而畅之曰：阳气上升，为痰所阻，不能下降。发前人所未及，为后世法，厥功伟焉。盖此病多于体丰气旺者得之，必兼见痰凝气逆，或胸膈痞塞，或脘疼、呕吐、咳嗽等症。宜清火涤痰。

外因

湿

王肯堂云：运气阴痿，皆属湿土制肾。经云：太阴司天，湿气下临，肾气上从，阴痿气衰而不举是也。又曰：阴痿弱兩丸冷陰汗如水小便後有餘滴臊氣尻臀並前陰冷惡寒而喜熱膝亦冷此肝經濕熱也蓋因濕而痿皆因濕熱耗其真陰所致斷無寒濕為患吾鄉林義桐先生云濕熱傷及肝腎致宗筋弛縱為陽痿者如筋角近火則軟得寒則堅就眼前取譬恰有至理勿輕視之其辨法以舌苔黃厚渴而不引飲小便不清或身重胸痞等症兼參可也法宜清肝腎濕熱

暑

痿弱，两丸冷，阴汗如水，小便后有余滴臊气，尻臀并前阴冷，恶寒而喜热，膝亦冷，此肝经湿热也。盖因湿而痿，皆因湿热耗其真阴所致，断无寒湿为患。吾乡林义桐先生云：湿热伤及肝肾，致宗筋弛纵，为阳痿者，如筋角近火则软，得寒则坚。就眼前取譬，恰有至理，勿轻视之。其辨法，以舌苔黄厚，渴而不引饮，小便不清，或身重、胸痞等症，兼参可也。法宜清肝肾湿热。

暑

因暑而痿者，古今方书，汗牛充栋，尽属茫然。我朝周禹载始言之，其曰：膏粱富贵之人，暑月阳事痿顿，医以温热进之，误也。湿热交蒸，石金渗润，草木流膏。精神亏乏之人，时令应之，金风一鼓，万类肃然，宜黄连解毒合生脉散。虽寥寥数行，足以开往古而示来兹矣。若在夏月阳痿，而有壮热心烦，口渴欲饮，蒸蒸自汗，喘咳、面垢、齿燥等症，切勿例用温热峻补，以效前人之尤。

因暑而痿者古今方書汗牛充棟盡屬茫然我朝周禹載始言之其曰膏粱富貴之人暑月陽事痿頓醫以溫熱進之誤也濕熱交蒸石金滲潤草木流膏精神虧乏之人時令應之金風一鼓萬類肅然宜黃連解毒合生脈散雖寥寥數行足以開往古而示來茲矣若在夏月陽痿而有壯熱心煩口渴欲飲蒸蒸自汗喘咳面垢齒燥等症切勿例用溫熱峻補以効前人之尤

不内外因

跌扑

经云：人有堕坠，恶血留内，腹中胀满，不得前后，先饮利药。盖跌扑则血妄行，每有瘀滞精窍，真阳之气难达阴茎，势遂不举。法宜通瘀利窍。

劳伤

作劳过甚，有伤宗筋，阳弱不用，宜补血荣筋。

阻逆

欲火大动，欲交媾，或因事中止，或因女子拂其意，精阻内窍，气不下通，是以阳痿。宜用秃笔灰法。

慾火大動。慾交媾。或因事中止。或因女子拂其意。精阻內竅。氣不下通。是以陽痿。宜用禿筆灰法。

阳痿论卷下

丹阳韩善徵止仙著

案

周慎斋

一人年二十七八，奇贫，鳏居，郁郁不乐，遂患阳痿，终年不举。温补之药不绝，症日甚，火升于头，不可俯。清之降之，皆不效，服建中汤稍安。一日读本草见蒺藜，一名旱草，得火气而生，能通人身真阳，解心经之火郁。因用斤余，炒香，去刺，成末，服之效，月余诸症皆愈。

善按：郁郁不乐，遂成阳痿。是类然因郁久而气凝血滞，不得流通所致，法宜开郁解结为主。夫郁久则肝阳必炽，施以温补，用火济火，固属大谬。所云服建中汤稍安，亦未可尽信。至于服蒺藜一法，恰中病情，盖白蒺藜性升而散，能入肝经泻气破血，气舒血行，则郁结开而病自愈。即案中解火郁三字，可以括蒺藜之用矣。乃必援通真阳之说，以强

郁。因用斤餘，炒香，去刺，成末，服之，效，月余諸症皆愈。
善按：郁郁不樂，遂成陽痿。是類然因郁久而氣凝血滯，不得流通所致，法宜開郁解結為主。夫郁久則肝陽必熾，施以溫補，用火濟火，固屬大謬。所云服建中湯稍安，亦未可盡信。至於服蒺藜一法，恰中病情，蓋白蒺藜性升而散，能入肝經瀉氣破血，氣舒血行，則郁結開而病自愈。即案中解火郁三字，可以括蒺藜之用矣。乃必援通真陽之說，以強

合阳虚圈子内，是亦未免支离耳。

徐洄溪

嘉兴朱宗周，以阳盛阴亏之体，又兼痰凝气逆，医者治以温补，胸膈痞塞而阳道痿。群医谓脾肾两亏，将恐无治，就余于山中。余视其体丰而气旺，阳升而不降，诸窍皆闭，笑谓之曰，此为肝肾双实症。先用清润之品，加石膏以降逆气；后以消痰开胃之药，涤中宫；更以滋肾强阴之味，镇元气。阳事即通。五月以后妾即懷孕得一女又一年復得一子惟覺周身火太旺更以養陰清火膏丸為常饌一或間斷則火旺隨發委頓如往日之情形矣而世人乃以溫熱藥治陽痿豈不謬哉

善按此症初起不過痰凝氣逆而已乃誤用溫補助紂為虐以致痰火壅塞氣道不通故見胸膈痞塞而陽道痿群醫尚謂脾腎兩虧其亦知何者為實症耶徐氏哂之誠無足怪其用清火消痰滋腎

妾即怀孕，得一女。又一年，复得一子。惟觉周身火太旺，更以养阴清火膏丸为常馔，一或间断，则火旺随发，委顿如往日之情形矣。而世人乃以热药治阳痿，岂不谬哉。

善按：此症初起，不过痰凝气逆而已。乃误用温补，助纣为虐，以致痰火壅塞，气道不通，故见胸膈痞塞而阳道痿。群医尚谓脾肾两亏，其亦知何者为实症耶？徐氏笑之，诚无足怪。其用清火消痰滋肾之法，虽未明示后世以方，而学者亦思过半矣。如此等医案，启人慧悟，垂作典型，洵无愧焉。

王孟英

藩库吏孙位申，积劳善怒，陡然自汗，凛寒，脘疼，欬逆，呕吐苦水，延余诊之，脉弦软而滑，形瘦面黎，苔黄不渴，溲赤便难。以二陈去甘草，加沙参、竹茹、枇杷叶、竹叶、黄连、蒌仁为剂，渠云：阳痿已匝月矣，恐不可服此凉药。余曰：此阳气上升，为痰所阻，不能下降耳。一服逆平痛定，呕罢汗止，即能安谷。原方加人参，旬日阳事即通，诸恙若失。

善按：孟英先生著作流行于世，已数十年矣。其学问根柢古书，而尤服膺于叶氏香岩，博古通今，毫无拘执。此案又法宗徐氏，是真可谓善读书者矣。迩来医家犹轻视之，诚笨伯也。

俞东扶

一少年新婚，欲交媾，女子阻之，乃逆其意，遂阴痿不举者七日。以秃笔头烧灰，酒下二钱而起。

善按：本草纲目曰：笔头灰气味微寒无毒，酒服二钱，治男子交媾之夕茎萎。俞氏用此，本是古法，但未能明其所以然之理，以示后人。余窃论之，欲交媾则阳已举，而肾火已动，精气将聚于前阴，逆之则气凝精积而不得泄，阻塞于内。虽欲再举，而新运之精气，因旧结之精气所遏，无以真达于下，故阳痿。兔毛治小便不利。李时珍曰：秦蒙氏以兔毫作笔，后世复以羊鼠诸毛为之，惟兔毫入药用。又败笔沾濡胶墨，能利小便，是方无非滑利精窍而已。然用笔者，盖取其形相似，能直趋阴茎，是又古人象形之义也夫。

方

内因门方

二至丸 补肾阴

冬青子，旱莲草，为末，临卧酒服。善按：酒服

毫作筆，後世復以羊鼠諸毛為之，惟兔毫入藥用。又取筆沾濡膠墨，能利小便，是方無非滑利精竅而已。然用筆者，蓋取其形相似，能直趋陰莖，是又古人象形之義也夫。

方

內因門方

二至丸

冬青子，旱蓮草，為末，臨卧酒服。善按酒服

不宜用白汤下可也。

聚精丸 补肾固精

黄鱼鳔胶，蛤粉炒；沙苑蒺藜，马乳浸隔汤煮一炷香，为末，炼蜜丸，白汤下。

龟鹿二仙膏 补气血

鹿角，龟板，枸杞，人参。先将鹿角龟板锯截，刮净，水浸，桑火熬炼成膏，再将人参枸杞熬膏和入。每晨酒服三钱。

徐洄溪曰：精不足者，补之以味。而龟、鹿又能通督任，填补之法，此为最稳。

填充髓海方

牛骨髓，羊骨髓，猪脊髓，鹿角胶，熟地，人参，萸肉，杞子，芡实，湖莲，山药，茯神，胶髓丸。

善按：此叶氏香岩法也。

三才封髓丹 治肾阴虚

天冬，熟地，人参，黄柏，砂仁，甘草。面糊丸，用苁蓉半两，切作片，酒浸一宿，次日煎三四沸，空心，食前送下。

徐洄溪曰：此补阴气之方。

八味地黄丸

附子，肉桂，熟地，萸肉，山药，茯苓，丹皮，泽泻。蜜丸。

善按：前人皆以此方扶阳，但利水之品宜酌用，人参、鹿茸、杞子可随病加入。

徐洄溪曰：八味为利水之剂，盖肾为水脏，凡水病

四沸。空心食前送下。
徐洄溪曰此补陰氣之方
八味地黄丸
附子。肉桂。熟地。萸肉。山藥。茯苓。丹
皮。澤瀉。蜜丸。
善按前人皆以此方扶陽但利水之品宜酌用。人
參鹿茸。枸杞可隨病加入。
徐洄溪曰。八味為利水之劑。蓋腎為水臟凡水病

皆归之，故用山药、茯苓、泽泻制土驱湿之品。而水为阴类，故用附子温之，肉桂通之。但肾虚恶燥，故又用地黄等药以保肾阴也。此说本金匮中症治立言，固非全补真阳之方，乃世人俱以此方治阳虚，则利水之品在所酌用明矣。

斑龙丸 补肾阳

鹿角胶，鹿角霜，菟丝子，柏子仁，熟地黄。

皆歸之。故用山藥茯苓澤瀉制土驅濕之品。而水為陰類。故用附子溫之。肉桂通之。但腎虛惡燥。故又用地黄等藥以保腎陰也。此說本金匱中症治立言。固非全補真陽之方。乃世人俱以此方治陽虛。則利水之品在所酌用明矣。

斑龍丸 補腎陽

鹿角膠。鹿角霜。菟絲子。柏子仁。熟地黄。

摄固下真方

熟地，胡桃肉，五味，炙草，山药，萸肉，人参，牛膝。

麦冬汤

麦冬，半夏，人参，甘草，粳米，大枣。

善按：此方清胃火而充胃津之主方。叶香岩以沙参易人参，去半夏、大枣，加石斛、玉竹、扁豆等品，更见轻灵。

归脾汤

人参，龙眼肉，黄芪，甘草，白术，茯苓，木香，当归，酸枣仁，远志。加姜枣三片煎。

徐洄溪曰：补脾有二法，一补心以生脾血，一补肾以壮脾气。此方乃心脾同治之法也。

善按：此方乃温补之法，若过伤思虑，耗心荣，而伤脾阴者，不宜用此。

调养心脾方

歸脾湯

人參。龍眼肉。黄芪。甘草。白術。茯苓。木香。當歸。酸棗仁。遠志。加姜棗三片煎。

徐洄溪曰：補脾有二法。一補心以生脾血。一補腎以壯脾氣。此方乃心脾同治之法也。

善按：此方乃温補之法。若過傷思慮。耗心榮。而傷脾陰者。不宜用此。

調養心脾方

淮小麥。南棗肉。炒白芍。柏子仁。茯神。炙草。鮮蓮肉。生地。麦冬。燈心。竹葉心。酸棗仁。山藥。

善按。此葉香巖法。治郁火傷心脾之陰最佳。足補古人所未及。

遠志丸 交通心腎

遠志。菖蒲。茯苓。茯神。人參。龍齒。蜜丸。辰砂為衣。

淮小麦，南枣肉，炒白芍，柏子仁，茯神，炙草，鲜莲肉，生地，麦冬，灯心，竹叶心，酸枣仁，山药。

善按：此叶香岩法，治郁火伤心脾之阴最佳，足补古人所未及。

远志丸 交通心肾

远志，菖蒲，茯苓，茯神，人参，龙齿。蜜丸，辰砂为衣。

善按：加柏子仁、枣仁、麦冬、熟地更妙。王孟英以川连、肉桂交合心肾，颇有巧思。

逍遥散 治郁结

白芍，当归，白术，茯苓，甘草，柴胡。加煨姜薄荷煎。

善按：此治胆阳虚之方也。胆阳何以虚？盖胆为少阳，其阳柔嫩微软，一有所郁，易被抑遏，阳气遂不能畅达。此方用当归甘温，白芍苦酸，和其血，敛其

善按加柏子仁枣仁麦冬熟地更妙。王孟英以川連肉桂交合心腎，頗有巧思。

逍遥散 治郁結

白芍。當歸。白術。茯苓。甘草。柴胡。加煨姜薄荷煎。

善按此治胆陽虚之方也。胆陽何以虚。蓋胆為少陽。其陽柔嫩微軟。一有所郁。易被抑遏。陽氣遂不能暢達。此方用當歸甘温。白芍苦酸。和其血。斂其

陰柴胡升發薄荷輕宣達其氣以暢其生又助白术炙草煨姜茯苓甘溫諸品培土生陽所謂煦之以春氣和之以春風也木有不勃然暢茂條達者乎以治胆陽虛最為的方若以治肝則大不合蓋肝動也陽必亢陽勝則陰傷此方豈可輕與沈悅庭云後人用此方治陰虛火旺之肝病則以升令之太過者而復升之宜其有升無降而至厥逆矣其說甚確惟所云此方係治肝陽虛非治肝陰

阴。柴胡升发，薄荷轻宣，达其气以畅其生，又助白术、炙草、煨姜、茯苓甘温诸品，培土生阳。所谓煦之以春气，和之以春风也，而木有不勃然畅茂条达者乎？以治胆阳虚，最为的方。若以治肝，则大不合。盖肝动也阳必亢，阳胜则阴伤，此方岂可轻与？沈悦庭云：后人用此方治阴虚火旺之肝病，则以升令之太过者而复升之，宜其有升无降而至厥逆矣，其说甚确。惟所云此方系治肝阳虚，非治肝阴虛未見諦當何也肝之體雖陰而用則陽故其病之作也多因水不能制非比胆陽之未盛也乃沈氏解此方於陰虛陽虛頗為清晰但未知此方係治胆陽之虛亦是遺憾然數百年未能如沈氏者已鮮矣自薛立齋趙養葵輩以此方施於水虧火旺之人加丹皮山梔以清火似乎猶有一隙之明乃終不悟此方為何用故多模棱耳後人用此遂為濫觴羅其害者不可勝紀醫家病家皆以此為

虚，未见谛当。何也？肝之体虽阴，而用则阳。故其病之作也，多因水不能制，非比胆阳之未盛也。乃沈氏解此方，于阴虚阳虚，颇为清晰。但未知此方系治胆阳之虚，亦是遗憾。然数百年来能如沈氏者已鲜矣。自薛立斋、赵养葵辈，以此方施于水亏火旺之人，加丹皮、山栀以清火，似乎犹有一隙之明。乃终不悟此方为何用，故多模棱耳。后人因此遂为滥觞，罗其害者不可胜纪。医家病家，皆以此为一定之法，雖死而不悟其所以然，苟不及今日分別言之，則蒼生之遺禍，庸有既耶。

養肝和陰方

生地，白芍，牡蠣，女貞子，阿膠，天冬，川斛，黑豆。

善按：此葉氏法也。

六君子湯

人參，白術，茯苓，甘草，陳皮，半夏。

一定之法，虽死而不悟其所以然，苟不及今日分别言之，则苍生之遗祸，庸有既耶。

养肝和阴方

生地，白芍，牡蛎，女贞子，阿胶，天冬，川斛，黑豆。

善按：此叶氏法也。

六君子汤

人参，白术，茯苓，甘草，陈皮，半夏。

益黄散

陈皮，青皮，诃子肉，炙草，丁香。

善按：上二方皆治脾阳之虚，六君子甘温辛燥，补中略兼运，益黄则理脾气中微参补脾气而已。

清气化痰丸 治热痰

半夏，胆星，橘红，枳实，杏仁，瓜蒌，茯苓。姜汁糊丸。

善按：治热痰阳痿，宜去姜汁，加竹茹、黄连，即雪羹亦可用。

外因门

滋肾丸 治少阴经湿热阳痿。

黄柏，知母，肉桂。蜜丸。

龙胆泻肝汤 治肝经湿热

龙胆草，黄芩，山栀，泽泻，木通，车前子，当归，柴胡，甘草，生地。

黄连解毒汤 治暑痿。

亦可用。外因門滋腎丸 治少陰經濕熱陽痿黄柏，知母，肉桂。蜜丸。龍胆瀉肝湯 治肝經濕熱龍胆草，黄芩，山梔，澤瀉，木通，車前子，當歸，柴胡，甘草，生地。黄連解毒湯 治暑痿川连，黄芩，川柏，栀子。

善按：周禹载用此方合生脉散治暑痿。

不内外因门

通瘀利窍方

桃仁，杜牛膝，两头尖，归尾，韭白九制大黄，麝香调匀法丸。

补血荣筋方

苁蓉，菟丝子，牛膝，鹿茸，续断，木瓜，

川連。黄芩。川柏。梔子。

善按。周禹載用此方合生脈散治暑痿。

不內外因門

通瘀利竅方

桃仁。杜牛膝。兩頭尖。歸尾。韭白九製大黃。麝香調匀法丸。

補血榮筋方

蓯蓉。菟絲子。牛膝。鹿茸。續斷。木瓜

虎脛骨。熟地。
以上所載二十餘種，凡曰湯膏丸丹者，皆古製。
而所謂方者，是後賢法。
己亥春夏之交孟河男科後學自求齋門下
弟子金保方子秋錄於金陵七步堂。

虎胫骨，熟地。
以上所载二十有余种，凡曰汤膏丸丹者，皆古制。
而所谓方者，是后贤法。
己亥春夏之交孟河男科后学自求斋门下弟子金保方子秋录于金陵七步堂。

阳痿论自序

【原文】

古吴①良医荟萃②之区也。我朝如张路玉③诸公，名贤辈出，至叶氏香岩④术益精，补古圣之残缺，订前人之讹谬，和平中正⑤，可法可传⑥。

【译文】

古吴之地是良医聚集的地方。我朝（清朝）名医，诸如张璐等名贤辈出，到叶天士，其医术更加精进，补充了古代圣贤的残缺不足，修订了前人的差错谬误，其学术思想客观中正，可以学习效仿和传授。

【注释】

①古吴：今苏皖两省长江以南部分及环太湖浙江北部，太湖流域是吴国的核心。

②荟萃：本指草木丛生的样子，后喻优秀的人物或精美的东西会集、聚集。

③张路玉：张璐（1617—1699），字路玉，晚号石顽老人，祖籍昆山，移居长洲（今江苏苏州）。与喻昌、吴谦齐名，被称为我国清初三大医家之一。著有《伤寒缵论》《伤寒绪论》《伤寒兼证析义》《张氏医通》《千金方衍义》《本经逢原》《诊宗三昧》等。《张氏医通》中阳痿多从肝论治：阴痿，当责之精衰，斫丧太过所致。经云：足厥阴之经，伤于内则不起是也……阴茎属肝之经络，若因肝经湿热而患者，用龙胆泻肝汤以清肝火，导湿热；若因肝经燥热而患者，用六味丸以滋肾水，养肝血，而痿自起。

④叶氏香岩：叶桂（1666—1745），字天士，号香岩，别号南阳先生，江苏吴县（今江苏苏州）人。清代著名医家，与吴瑭、王士雄、薛生白一起被称为四大温病学家。主要著作有《温热论》《临证指南医案》《未刻本叶氏医案》等。《临证指南医案中》记录了阳痿、

遗精、癃闭、淋浊等男科疾病。叶桂在诊治男科疾病时重视脏腑辨证，尤重肝肾，兼顾心、肺、脾，同时擅辨气血经络、奇经之盛衰，论治精当，特色鲜明。

⑤和平中正：公平公正，不偏不倚。

⑥可法可传：可以仿效和传授。

【原文】

黄退庵[1]曰：先生于内科一门，可称集大成，信然。彼轻而视之者，皆徬徨[2]门外者也。继叶氏而生者，接踵相起，惟洄溪徐灵胎[3]先生为最。各种著述，精义妙旨，络绎迭出，与叶氏后先相辉映。

【译文】

黄退庵曾经说过：从内科这一门来讲，先生（叶天士）是集大成者，确实如此。那些轻视他的人，都是外行，是根本未入医门之人。叶氏之后许多医家相继出现，只有洄溪徐大椿是最出众的。（他的）很多种著作，旨义精妙，络绎不绝，层出不穷，与叶氏一后一前交相辉映。

【注释】

①黄退庵：黄凯钧（1753—？），字南重，号退庵，浙江嘉善人。清代医家，著有《友渔斋医话》。

②徬徨：徘徊，来回行走。

③徐灵胎：徐大椿（1693—1771），字灵胎，江苏吴江县人，因晚年隐居于洄溪，晚号洄溪老人。清代著名医家，著有《难经经释》《兰台轨范》《神农本草百种录》《伤寒论类方》《医贯砭》《医学源流论》《洄溪医案》《徐批临证指南医案》等。徐大椿所言“阳痿之

病，其症多端，更仆难数，非专论数千言不明，容当另详”出自《徐批临证指南医案》，指出治疗阳痿不可拘于温补一法，强调了辨证论治的重要性和必要性。

【原文】

其于阳痿[①]一病，尝有云：其症多端，更仆难数[②]，非专论数千言不明，容当另详。然考之徐氏各种书中，并无阳痿专论，或有散佚[③]耶？抑有志而未竟耶？斯固徐氏之遗憾，亦后世苍生之不幸也。

【译文】

对于阳痿这个病，徐灵胎曾经说过：阳痿之病，种类很多，数也数不过来，除非长篇专门论述，否则不能阐述明确，容我以后再详细论述。然而考证了徐氏的各种书籍，并没有阳痿的专门论述，或许是散失了？还是有这想法但没有完成？这固然是徐氏的遗憾，也是后世百姓的不幸啊。

【注释】

①阳痿：阴茎勃起功能障碍。

②更仆难数：更：换，仆：仆人。原意是儒行很多，一下子说不完，一件一件说就需要很长时间，即使中间换了人也未必能说完。后形容人或事物很多，数也数不过来。

③散佚：散失。

【原文】

余才陋学浅，此道中无能为役[①]，而继往开来，讵敢[②]率尔[③]自信？但斯病之义一日未明，即生人之祸一日不熄。爰[④]不揣[⑤]愚昧，窃取[⑥]徐氏之义散见于各书而诸贤之偶及者，皆罗而致之。更参以拙见，条分缕晰，拾其遗而补其缺焉。徐氏有灵，其或许我为同心

也[7]，殆又在可知不可知之数也夫。

【译文】

我才学浅陋，本来没有能力做好这件事情。然而，我现在继承前人的遗志（指徐大椿论阳痿），尝试论述阳痿一病，我怎么敢这样盲目自信呢？（否也）只是我觉得阳痿这个病的义理一天不明确，那么人类因此而遭受的灾祸就一天不能消灭。于是我不考虑自己才学疏浅，撷取徐灵胎散在于各书中，而且在先贤著述中也偶尔提及的关于阳痿的论述，都罗列出来。同时加入了我个人的浅见，逐条仔细分析，汲取徐氏（遗留）的观点，而且弥补其缺失。若徐氏在天有灵，他或许会认可我这样的想法和做法，但是我的判断与徐氏所想是否一致，就不得而知了。

【注释】

①无能为役：役，役使。简直连供给他们役使都不配。自谦之词，意指才能远不能和别人相比，特别是不能与徐灵胎相比。

②讵敢：岂敢，怎敢。

③率尔：不经思索，随意地。

④爰：连词，于是。

⑤不揣：不考虑，不估量。

⑥窃取：谦词，采用。

⑦其或许我为同心也：或：或许。许：认同，认可。同心：思想或认识一致等。

【原文】

光绪二十三年岁在彊圉[1]作噩[2]孟陬月[3]，润州[4]古云阳[5]韩善徵。

【译文】

光绪二十三年，即1897年，时为丁酉年正月，润州（今江苏镇江）古云阳（丹阳云阳镇）韩善徵。

【注释】

①彊圉：亦作“强圉”，天干第四位“丁”的别称。

②作噩：地支第十位“酉”的别称。

③孟陬月：孟春正月，正月为陬，又为孟春月，故称。

④润州：镇江古称，现镇江设有润州区。

⑤古云阳：丹阳云阳镇，现在仍有建制。

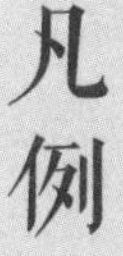

【原文】

一上卷辨晰阳痿各种病因，根柢[1]灵素[2]，务求切当，不敢浮谈以欺学者。

一下卷先列案次列方，其中发明义蕴[3]或勤求古训或附入拙意，皆一一注明。

一两卷中于前人承讹袭谬处，每多辨正，特以性命攸关，一误不容再误，非好为排斥也，阅者谅之。

【译文】

本书体例

上卷辨析阳痿的各种病因，以《灵枢》《素问》为根据，务必要求贴切恰当，不敢空谈欺骗学习之人。

下卷先列医案后列药方，其中阐述的义理，有的是认真学习和总结的前人经验，有的是我的拙见，都一一注明。

两卷中有前人承袭错误的地方，我都辨明是非，改正谬误，主要是因为性命攸关，不能一错再错，并非我喜欢排斥他人，希望读者谅解。

【注释】

①根柢：草木的根。柢，即根。这里是意动用法，以……为根基。

②灵素：《灵枢》与《素问》，即《黄帝内经》。

③发明义蕴：发明：创造性地阐发。义蕴：蕴含的义理。

【述评】

江南水乡，钟灵毓秀，人文荟萃，名医辈出。江苏丹阳就是这样一个集江南特色为一地的城镇。丹阳中医源远流长，北宋时的慈济、神济，医术精湛，誉满天下；清乾隆、道光时的林佩琴，医界称之“持论高古，不媚俗为人”，以一部《类证治裁》传读至今；清光绪后，贺季衡承孟河医派之学术，善诊疑难杂症，定方与众不同，疗效卓著，名垂医史……

韩善徵也是这样一位博学多识、勤于著述、持论高古、不媚流俗之人。韩善徵，字止仙（一作止轩），晚清润州古云阳（今镇江丹阳）人，生卒年月不详，大约在 19 世纪末期到 20 世纪初中期。宣统初举孝廉，后弃举子业，广搜岐黄家言，朝夕研究，学验俱丰，对叶桂、徐大椿、王世雄之学说推崇备至。韩氏著有《疟疾论》《痢疾论》《阳痿论》《金匮杂病辨》《时病撮要》《醒世琐言》一卷，六书合为《韩氏医书六种》，其中《阳痿论》二卷（手抄本）为中医男科史上最早的专病（阳痿病）专著。

阳痿即现代医学所称之勃起功能障碍（erectile dysfunction，ED），是指阴茎持续不能达到或维持足够的勃起以完成满意的性生活，病程在 3 个月以上。中医学描述为痿而不举，举而不坚，坚而不久，称为阳痿病[1]。中医早期文献称此病为“阴痿”“筋痿”（《内经》），明代《慎斋遗书》中开始用“阳痿”这一病名并沿用至今。历代医家对此病进行了大量的论述，并积累了丰富的临证经验。但对此病的论述较为零散，更没有专著。考虑到阳痿又是一种十分常见的疾病，而且许多医家一遇阳痿，不问虚实寒热，多投补肾壮阳之药，致使很多病患越治越糟，深受折磨。因此，韩氏“窃取徐氏之义散见于各书而诸贤之偶及者，皆罗而致之。更参以拙见，条分缕晰，拾其遗而补其缺焉”。希冀辨清阳痿病的义理，纠正滥投温燥的误区，挽救苍生于水火。韩氏之《阳痿论》，“上卷”论总义及病因，“下卷”列医案及处方，不趋时、不媚俗，要言不烦，颇多见地，读后启人慧悟，获益匪浅。韩氏之

《阳痿论》，有论、有案、有方，具有较高学术价值，是一本难得的阳痿病专著[2]。

【参考文献】

[1] 金保方，李相如，周翔．徐福松教授辨治阳痿经验［J］．南京中医药大学学报，2008，24（5）：292-295.

[2] 徐福松．韩善徵的《阳痿论》（未刻本）［J］．江苏中医杂志，1987（1）：40-42.

阳痿论　卷上

总 义

【原文】

阳者[①]，男子之外肾[②]。痿者[③]弱也，弱而不用，欲举[④]而不能之谓。少壮时不宜有此病，衰老者得之无害。即经所谓男子岁二八，精气溢泻[⑤]，阴阳和，故能有子[⑥]；八八天癸[⑦]尽而无子是也。

【译文】

阴茎是男性的外生殖器。痿是虚弱的意思，阴茎软弱而不能用，欲勃起而不能，称之为阳痿。男人在壮年时不应该罹患此病，到老年时如果不能勃起（属于生理性衰退），则对身体没有什么伤害。这就是《黄帝内经》中说的，男子 16 岁，肾精（气）满溢而外泻，男女交媾和合，就能够生育后代；64 岁肾中精气耗竭，则不能生育。

【注释】

①阳者：阴阳者，男女也。男为阳，女为阴。此处，阳者指男性外生殖器，尤指阴茎。

②外肾：即男子外生殖器，见于《医学入门》。徐福松教授明确提出内肾外肾学说：内肾主水，相当于西医解剖学中的泌尿系统；外肾主精，相当于西医解剖学中下丘脑－垂体－性腺轴系统和解剖学的外生殖器官；内肾、外肾合而为中医肾，相当于泌尿系统、生

殖系统、下丘脑－垂体－腺轴（甲状腺、胸腺、肾上腺、性腺）系统及神经内分泌免疫网络系统，内、外肾在解剖上相互联系，生理上密切相关，病理上相互关联，治疗上互相影响【徐福松．内肾外肾论［J］．南京中医药大学学报，2005，21（6）：341–345】。

③痿者：痿，萎也，枯萎之义。原指肢体痿弱，这里指阴茎疲软，勃起功能障碍。

④举：指阴茎勃起。

⑤精气溢泻：肾精肾气满溢而外泻。

⑥阴阳和，故能有子：出自《素问·上古天真论》。"阴阳和"就是"阴阳和合"，男女阴阳双方交媾和合，就能够生育后代。

⑦天癸：人体肾中精气充盈到一定年龄阶段时产生的一种精微物质，古人称"无形之水"。"天"是言其来源于先天，"癸"是言其本质属天干中的癸水，有阳中之阴的意思。

【原文】

但阳痿之为病，因非一端[①]，未可拘泥古说。何也？此病有内因，有外因，有不内外因，皆分寒热虚实。其系内伤因虚而得，少壮时固不宜[②]，然[③]能调理得法，亦有二三年而愈者，我尝屡见之。惟阳痿实症，无论内伤外感，施治不误，皆易见愈。不但壮年，即在少年者亦然。则昔人所谓壮年无病而阳痿，其人多夭，少年虚损而阳痿，其死立至者，未可奉为定论也。

【译文】

但是，阳痿的病因并非只有一方面，因此不可拘泥于既往的说法（即阳痿就是肾阳虚）。为什么这么说呢？阳痿的病因有内因、外因和不内不外因，并且都可以再分为寒热虚实。如果是内伤病因，往往是因虚致病，年轻时固然不应该亏虚，（但是）既然已经亏虚了，那么只要调理得法，也有在二三年内治愈的，这种情况，我曾经见过很多例。至于阳痿实证，无论是内伤还是外感，如果治疗没有失误，都容易治愈。这不仅仅是对于壮年男性而言，即使对少年男子也同样适用。那么，古人所说的壮年男性没有其他疾病而阳痿，此人往往容易夭折，少年男性因虚损而并发阳痿者，他的死期立刻就要到来，这种说法不可以作为定论。

【注释】

①一端：一方面。

②固不宜：固然不应该。

③然：用在句子开头，表示“既然这样，那么……”

【原文】

昔俞东扶①采巢氏②病源之说曰：肾间动气③，为人之根本，故老年而能御女④，七十岁至八十岁犹能生子者，其动气之禀⑤于生初者，独厚也。厚则刚，阳自不痿。动气即命门真火，所以生长元气⑥，煦燠⑦元阴⑧。故气曰阳气⑨，精曰阳精⑩。

【译文】

以前，俞东扶采纳巢元方病源之说，认为两肾之间的真气是人之根本，因此，老年以后仍然能够与妇女交合，七八十岁仍然能够生子的人，其肾间动气之禀性，在最初产生时，得天独厚，厚则刚强，自然不会阳痿。动气乃命门真火，可以生长元气（肾气），温暖元阴（肾精），故气曰阳气，精曰阳精。

【注释】

①俞东扶：俞震（1723—1795），字东扶，名震，号惺斋。浙江嘉善人。雍正、乾隆年

间名医。工诗词，后因多病，遂习医学。师事金钧，得其秘奥，疗疾多效。与同邑沈又彭友善，共探临证治法，浏览古今医案，析其同异，概其要略，著成《古今医案按》。选案精严，按语重论析，每多点睛笔法。并谓多读医案，能予医者治法之“巧”，又认为善读书者善治病，是因其掌握古法且善用今方。此书有王士雄选评本四卷，名《古今医案按选》。得其传者，有奚应莲（字蓴亭）、奚应虬（字在乾）。

②巢氏：巢元方，隋代医家，主持编撰《诸病源候论》。

③肾间动气：为生气之原，指两肾之间所藏的真气，是命门之火的体现。

④御女：指男子与女子交合。

⑤禀：禀性，是天性，本性的意思，是与生俱来的，不容易改变特性。

⑥元气：中国道家哲学术语，元是开始的意思，元气是构成万物的原始物质。

⑦煦燠：读音 xùyù，煦意温暖，燠意热。

⑧元阴：即肾阴，又称元阴、真阴、肾水、真水，是全身阴液的根本。

⑨阳气：人身之气中具有温煦、推动、兴奋等作用的部分，与阴气指人体内具有凉润、宁静、抑制、沉降、敛聚等作用的气相对应。

⑩阳精：人体之精的属阳之性即为“阳精”，虽冠以“阳”字，但仍为人体之精。《类经·有子无子女尽七七男尽八八》中对“阳精”的论述为：“至于成男成女之说，按北齐褚澄在《褚氏遗书·受形》记载：男女之合，二精交畅，阴血先至，阳精后冲，血开裹精，精入为骨，而男形成矣；阳精先入，女血后参，精开裹血，血入为本，而女形成矣。”此处的“阳精”与女子“阴血”均是指人体的生殖之精，因男属阳，女属阴，所以为突出男女之别而称之为“阳精”“阴血”。

【原文】

审是[①]，则阳不痿者，皆真火盈，而痿者必系真火亏矣？岂知内伤之阳痿，真阳伤者固

有，而真阴伤者实多。何得谓阳痿尽是真火衰乎？独怪世之医家，一遇阳痿，不问虚实内外，概与温补燥热。若系阳虚，幸而偶中，遂自以为切病[②]。凡遇阴虚及他因者，皆施此法，每[③]有阴茎反见强硬，流精不止，而为强中[④]者；且有坐受[⑤]温热之酷烈，而精枯液涸以死者，要皆[⑥]此等说阶之厉[⑦]也。

【译文】

如果的确是这样的话，那么阳事不痿者，都是真火充盈，而阳痿者必然是真火亏虚吗？岂知由内伤造成的阳痿，固然有一部分是真阳受损造成，而真阴受损者也非常多。怎么能说阳痿都是真火衰竭呢？奇怪的是，世代的医家，一遇阳痿，不问虚实内外，一概给予温补燥热之剂治疗。如果真是阳虚，偶然有幸对症，于是自以为切中病机。凡是遇到阴虚以及其他病因者，也采用这种（温补）方法治疗，患者常常阳痿没有治愈，反而出现阴茎持续强硬，精液流出不止，变成阳强不痿；而且还有因白白承受温热药物的酷烈（明明不是阳虚而强行进补温热酷烈之药），导致精液枯竭干涸而死，大概都是这种“说辞”造成的祸端。

【注释】

①审是：审，文言副词，的确，果然。是，这样。审是，的确是这样。

②切病：切中弊病，此处指切中病机。

③每：此处指常常。

④强中：病证名，意思是阳强不痿，不自觉地有精液溢出。或不能泄精。出自《诸病源候论·消渴病诸候》：“强中病者，茎长兴盛不痿，精液自出。”

⑤坐受：白白地承受。

⑥要皆：大概都是之意。

⑦阶之厉：即厉阶，指祸端，祸患的来由。

【原文】

从可知壮年得此多夭，少年得此死立至者，非病之故，乃药之咎。其最可恶者，人但服医家识见之高，而不知其用药之灵，必至适如其言[①]而后已。悲夫，前人云：阳气阳精，其盈亏俱得于先天。盈者虽斲丧[②]而无伤，亏者虽保养而不足。是又开[③]世人身体壮实者，纵欲极淫之祸。吾见始则壮实，继则虚羸[④]，终则损毙者多矣。

【译文】

从而可知，壮年男性患阳痿者多夭折、少年男子患阳痿者立即死亡的现象并非因为疾病（阳痿）本身，而是错误用药所致。其中，最令人感到可恶的事情是，人们觉得是自己（愚钝）不能理解“医者”用药的“灵妙”，而只是佩服“医家”见识高明，提前预判了这一必然结果（即勿谓言之不预也）。可悲啊，如果确如前人所言，阳气阳精，其充盈和亏虚都来自于先天。（先天）阳气阳精充足者，虽然沉溺酒色，但也不会伤害身体；而（先天）阳气阳精亏虚者，虽然注意保养，却依然身体不足（衰弱）。这又开了世人“只要我身体健壮，就可以纵欲，极度淫乱”的祸端。我曾经见过很多人，最初身体壮实，（因为纵欲）渐渐变得亏虚羸弱，最后死亡的案例。

【注释】

①适如其言：适，意思是切合，相合。适如其言，指正如他所说，被他言中之意。

②斲丧：音 zhuó sàng，伤害。此处特指因沉溺酒色而致身体伤害。

③是又开：这又开启。

④虚羸：羸（léi），瘦弱、疲劳的意思。虚羸即虚弱。

【原文】

邪说误人，造孽伊何底耶[①]！甚至有设兴阳药，内服外洗，求为御女之术。及[②]扁鹊新书[③]，载王超老淫故事[④]，而云保命之法，灼艾[⑤]第一，丹药[⑥]第二，附子第三。其揠苗助长，流毒无穷，为害又可胜言哉。今特分内因外因不内外因三门，细辨其症，将以挽回积獘，保全民命，或不无小补[⑦]于世云。

【译文】

所以说，错误的学说误导世人，其造孽之大简直不堪设想！甚至有人寻思使用壮阳药，内服加上外洗，探寻可以增强与女子交合的方法。到了《扁鹊心书》的时候，书中就记录了采花大盗王超的故事：该书写到保命之法，灼灸第一，丹药第二，附子第三。这种拔苗助长的做法，流毒无穷，造成的危害之大又怎么能说尽呢。如今，（我）特意将阳痿分为内因、外因和不内不外因三种门类，仔细辨别其病证分类，希望能以此纠正长期以来形成的错误观点，保全人民（患者）的性命，或许对社会（世人）多少有些帮助吧。

【注释】

①伊何底：即成语“伊于何底”，释义为事情不堪设想。

②及：到了……的时候。

③扁鹊新书：笔误，应该是指《扁鹊心书》，指宋代著名医家窦材托名扁鹊再生所写的《扁鹊心书》。

④王超老淫故事:《扁鹊心书》记载着这样一则关于艾灸关元穴而长寿的传说：南宋绍兴年间，有一个叫王超的军人，退役后遁入江湖，做了江洋大盗，无恶不作。他年轻时曾经遇到一个得道的异人，传授给他一套“黄白住世之法”。王超按照这套方法修炼，年过九十还精神饱满，日淫十女，肌肤腴润……后来犯案被抓，判了死刑。

临刑前，监官问他：你这么高的年龄，还有这么好的身体，有什么养生秘术吗？王超回答说：秘术我没有，只是年轻时师父教我，在每年的夏秋之交，在小腹部的关元穴，用艾条施灸千炷。久而久之，冬天不怕冷，夏天不怕热，几日不吃饭也不觉得饿，脐下总是像一团火那样温暖。你难道没有听说过吗，土成砖，木成炭，千年不朽，皆火之力啊。

王超被处死后，刑官让人将他的腹暖之处剖开，看见一块非肉非骨之物，凝然如石，这就是长期施灸用艾火灸出来的。

⑤灼艾：即艾灸，中医疗法之一，燃烧艾绒熏灸人体一定的穴位。

⑥丹药：起源于道教的炼丹术，是中国传统医学中的一种以矿物质为主的合成药物。

⑦不无小补：成语，原意是作用不大，此处是谦称，意思是多少还有些作用。

【述评】

阳痿，是阴茎勃起功能障碍的代名词。“阳痿”词义的形成，经历了漫长的演变过程。《黄帝内经》中有多处涉及阳痿的论述，对阳痿的命名有“筋痿”“阴器不用”“阴痿”等，汉唐时期的医学文献中多作“阴痿”，宋元时期医家开始从“阳”的角度命名本病。《扁鹊心书》中首载“阳萎”一词，但是用的是萎，不是痿。明代周之干的《慎斋遗书》首次出现“阳痿”之称，后来张介宾在《景岳全书·杂证谟·阳痿》中最先使用“阳痿”这一病名。张景岳在该书中写道：“凡男子阳痿不起，多由命门火衰，精气虚冷……火衰者，十居七八，而火盛者，仅有之耳。”由于张氏医学造诣深厚，是公认的名家，故此论一出，“阳痿”一词便被广泛采纳。

然而，阳痿一词的频繁使用和传播，使人们忘了阴痿、筋痿之说，忘记了阳痿的本意是指男人（男为阳，女为阴）阴茎痿软，而不是阳（气）虚，正所谓此阳非彼阳！望文生义的结果，造成“阳痿－肾阳亏虚论”长期以来一直占主导地位，导致补肾壮阳之法“泛滥成灾”。殊不知，阳化气，阴成形。阴为阳之基，阳为阴之使。阴精亏损，阳无所依，阴虚及阳，“水去而火亦去”，此乃阴虚成痿必然之理。

韩善徵的可贵之处，在于明确指出“阳痿之为病，因非一端，未可拘泥古说”。就是说，阳痿的病因多样，不能盲目地认为是肾阳虚（古说），而是有阴阳（内外、虚实）之别，有内因、外因以及不内不外因之分。韩氏论阳痿最鲜明的特征是：阳痿“因于阳虚者少，因于阴虚者多”的发病和辨证规律，一扫前人将阳痿与阳虚等同之偏见。他认为，人之一身，阳常有余，阴常不足，从而得出“真阳伤者固有，而真阴伤者实多，何得谓阳痿尽是真火衰乎”的结论。他无情地抨击温肾壮阳派，说：“张景岳、李士材辈，邪说迭出，皆以元阳不足为主，大谬。”他也无奈地感慨道：“世之医家，一遇阳痿不问虚实内外，概与温补燥热。若系阳虚，幸而偶中，遂自以为切病；凡遇阴虚及他因者，皆施此法，每有阴茎反见强硬，流精不止，而为阳强不痿，且有坐受温热之酷烈，而精枯液涸以死者。”他的这些观点，“切中时弊”，即使在当代也具有临床指导意义。

当今社会，随着气候环境、生活习惯、工作节奏的改变，往往使男性阴精暗耗，真阴受损，阴虚及阳，遂成阳痿。早在 1987 年，我国著名的中医男科学家徐福松教授即提出滋阴法治疗阳痿的“禾苗学说”新理念[1]，并以“天人合一”理论加以阐述。徐老云：“人身乃一小天地。当今全球气候变暖，加快水分蒸发，水源枯竭，此自然界‘阴亏’之一也；太平盛世，性事过频，膏粱厚味，辛辣炙煿，此生活方式‘阴亏’之二也；社会变革，竞争激烈，工作压力加大，人际（家庭）关系紧张，此心因性‘阴亏’之三也；温肾壮阳药充斥市场，医患滥用成风，此医源性、药源性‘阴亏’之四也。”因此，徐老认为现代人阴虚体质更加明显，阴虚火旺较之以往任何时候都严重。证之临床，阳痿“阴虚者十有八九，阳虚者仅一二耳”，切莫一见阳痿，便妄投壮阳之品。临床每见越壮阳，越阳痿者，如夏日之禾苗，宜添水（滋阴）不宜烈日曝晒（壮阳）一样。徐老自拟“二地鳖甲煎”：生地、熟地、鳖甲、天花粉、石斛、茯苓、枸杞子、丹皮、丹参、白芷、杜仲、桑寄生、山药、巴戟天等。该方以滋阴为主，温阳为辅，屡起沉疴[2]。方药中教授亦说[3]：“阳痿早泄多阴伤，壮阳刚燥勿滥投。”由此可见，当代男科大家的真知灼见与韩善徵的认识一脉相承，阳痿阴虚论，亘古而弥新！当然，诚如韩善徵所言，阳痿病因非一端，仅就阴虚致痿而言，亦有肾阴虚、肝阴虚、胃阴虚、心阴虚等，而其谈及的痰痿、暑痿、瘀痿等均发前人之未发，读来尤为启人心智。

当代医家对阳痿病因的认识多有发挥，秦国政认为[4]肾虚肝郁血瘀是阳痿的基本病机；李海松创造性地提出“阴茎中风学说”[5]，认为瘀血阻络是勃起功能障碍的终极病因；我尤其重视微循环在阳痿发病过程中的作用[6]，强调血虚致痿，提倡补肾养血治疗勃起功能障碍。此外，我开创性地提出：精囊腺的分泌功能（或者说精囊的饱胀程度）与男性的性功能密切相关[7]。也就是说，当精囊分泌功能较强时，精囊内精液量较多，压力变大，则精囊的张力就大，故性欲旺盛，勃起增强；反之，若精囊分泌功能减弱或完全丧失，则精囊内精液量较少或无，压力较小，精囊的张力较小甚至无张力，故性欲低下，勃起减弱。动物实验也表明[8]摘除雄性大鼠精囊腺，其爬高潜伏期、插入潜伏期延长，2小时内爬高总次数、插入总次数显著减少，性功能显著下降。这是阳痿阴虚（精囊腺分泌）论的又一明证，对男性性功能的外周调控理论做出有益的补充，也是传统“阳化气，阴成形”理论在男性性功能生理、病理及诊治过程中运用的探索和创新。

综上所说，韩善徵“阳痿阴虚论”的说法，独树一帜，发前人之未发，对当今男科学界尤其有警示及借鉴价值。韩氏从阴虚论阳痿的理念，主要包括肝阴虚、心阴虚、肾阴虚、脾胃阴虚及心神失养等。下面就从现代医学、中医概念及中西医结合的角度加以论述。

1. 首先从阴茎勃起生理谈起

人类对阴茎勃起机理的认识经历了漫长的过程。在文艺复兴以前，Hippocrates 认为勃起是由气体促动，并且是“元气”流进阴茎引起；而4种元素（土、气、火及水）或4种体液（血、黏液、黄胆汁和黑胆汁）之间的平衡关系破坏均可引起勃起功能障碍（ED）。

文艺复兴时期，这些传统的理论受到挑战。1504 年，Leonardo da Vinci 观察到人在处以绞刑时，常常有反射性阴茎勃起，他将这些人的阴茎切下，发现阴茎充满血液而不是空气，这说明阴茎勃起是由于血液充盈造成的，然而他的著作到 20 世纪才被公布于世。1585 年，Ambroisepare 在《外科学十本书》和《生殖学之书》中，对阴茎解剖和勃起的概念给了一个准确的描述。他发现阴茎是由神经、血管组成的同心被膜，由两个韧带（阴茎海绵体）、一个排尿管道和 4 块肌肉组成。“当男子充满欲望时，血液冲入阴茎并且导致勃起”。这些朴素的认识尽管不完善，但均提示血液是阴茎勃起的物质基础，阴血充沛方能勃起，阴血不足必然导致勃起障碍。

现代医学认为，阴茎勃起是一个复杂的神经血管反应过程，涉及血流动力学、心理、内分泌、神经及阴茎解剖结构的相互协调。从解剖学来看，阴茎由一对阴茎海绵体和一个尿道海绵体组成，海绵体是阴茎勃起的结构基础。当阴茎勃起的时候，龟头及尿道海绵体决定了阴茎勃起时的体积，而阴茎海绵体决定了阴茎勃起时的硬度。海绵体由许多不规则的血窦组成，窦间隙表面覆盖有内皮。海绵体中央的窦隙较大，在阴茎高度充血时，直径可达 1 ～ 9mm。血窦都有深动脉和输出静脉与其直接相通，而深动脉与输出静脉之间还有直接的交通支，称为“动静脉分流系统”。在深动脉、输出静脉和动静脉短路的管壁上都存在瓣膜状平滑肌皱襞，受勃起神经调节。当神经冲动作用于平滑肌皱襞时，窦的深动脉完全开放，而输出静脉和动静脉交通支部分关闭，故入窦血量增多，导致海绵体的充盈及膨大。然后，血液由深静脉流出减少，并有选择地积聚在海绵窦内，海绵组织内的平滑肌松弛，血窦因充满血液而膨大，阴茎体积也明显增大，但白膜致密不会无限膨大，最终使勃起的阴茎达到所需要的硬度。因此，血管充血反应是阴茎勃起的本质，阴茎血管本身和阴茎血流的供应在阴茎勃起机制中占有极其重要的地位。一旦阴茎血运系统出现异常，将导致阴茎勃起障碍。

中医认为肝藏血，主宗筋（特指阴茎），肝阴亏虚，肝血不足，宗筋失养，发为阳痿；肝主疏泄，涉及血液运行、精神心理活动、激素分泌等一系列生理机能，肝郁不达，气血失畅，宗筋不得肝血充盛，遂纵弛失用[9]。由此可知，阴茎的生理是“以筋为体，以气血为用”，肝经气血旺盛与否是性功能正常与否的关键。

2. 从血管性勃起功能障碍论阴虚

正常的血管功能是阴茎勃起的生理基础。血管性病变是 ED 的主要病因之一，占 ED 患者的近 50%，并随着男性年龄的增加，发病率有明显增加的趋势。血管性 ED 可分为动脉性、静脉性和混合性 ED。

动脉性 ED 是由于髂动脉、阴部动脉及其分支血管的阻塞性疾病导致阴茎海绵体动脉血流减少引起。动脉性 ED 是 40 岁以上男性继发性 ED 的常见病因之一，其原因包括动脉粥样硬化、动脉狭窄与损伤、阴部动脉分流及心功能异常等。高血压与勃起功能障碍的发生有共同的危险因素，几乎所有能导致高血压的危险因素，如吸烟、高血脂、肥胖等均增加 ED 的发病率。

静脉性 ED 的发病率也较高，占 ED 患者的 25% ～ 78%，包括阴茎白膜、海绵窦内平滑肌减少所致的静脉瘘等。静脉病变常见的原因有：先天性静脉发育不全、各种原因造成的瓣膜功能受损。老年人的静脉退化、吸烟、创伤、糖尿病等可能使静脉受损后出现闭塞功能障碍，海绵体白膜变薄、异常静脉交通支和阴茎手术后造成的异常分流等也是致病因素，而且随着年龄的增加，静脉瘘也随之增多。

《素问·痿论》谓“心主血脉”,《素问·五脏生成》则谓“诸血者皆属于心”。脉为血府，与心相连，使血畅流脉中，环流不休。心主血脉是指心气推动和调节血脉循行于脉中，周流全身的作用，发挥其营养和滋润作用。心主血脉包括心主血和主脉两个方面。心主血：指全身的血液依赖于心脏的搏动而输送到全身，心是血液运行的动力。血脉指血液和脉管以及血液在脉管中的运行。这一系统的生理功能，由心脏主持，是血液循环的原动力。心脏气血的虚实和病变，可影响血脉的运行；血液的盈亏，也直接影响着心脏的功能。

心主血脉的功能异常，可导致阳痿。脉的异常，类似血管功能或解剖结构异常，造成血管性 ED；血的异常，心阴不足，心血失养，造成血行受阻，瘀阻脉道也可引起功能性 ED。唐祖宣认为[10]血瘀阻滞络脉，气滞血缓，阴茎充血障碍，是 ED 的主要病机，治疗阳痿常以活血立法，即使未见明显瘀象，均应适当加入活血之品。杨文涛认为[11]瘀血是阳痿发病的重要病机，阳痿患者的血液流变学异常率显著增高，血液黏稠度增加。血液的高黏不但影响了阴茎的灌注，使阴茎勃起缓慢甚或勃起不能，而且还会使睾丸的血液灌注不良，睾丸间质细胞分泌雄性激素减少，从而使得以睾酮为基础的性欲下降或消失，导致阳痿。活血化瘀法治疗阳痿在临床上越来越受到重视。

3. 从神经性勃起功能障碍论阴虚

阴茎勃起是一种反射，许多感受器神经末梢的刺激和条件反射刺激都能引起阴茎勃起反应。参与控制勃起功能的神经上至大脑皮层、下至阴茎血管壁神经肌肉终端的各级结构。如大脑皮质有性功能中枢，间脑、下丘脑有皮质下中枢，腰骶部脊髓内有勃起和射精中枢，胸腰部及骶髂部也有协同作用，各中枢之间有密切联系，脊髓中枢又经感觉和运动神经与生殖器官相联系。大脑、脊髓、海绵体神经、阴部神经及神经末梢、小动脉及海绵体上的感受器病变都可引起 ED。神经性 ED 的常见病因有：中枢神经系统疾病、脊髓损伤、周围神经损伤等。我的团队研究表明[12-15]，腰椎间盘突出、腰椎滑脱（不稳）、骶椎隐性脊柱裂都可以导致性功能障碍，包括阳痿、早泄、阴茎异常勃起以及龟头感觉异常和骨盆周围疼痛综合征。

中医认为，肾主骨生髓。滋阴补肾中药可以改善中枢神经及外周神经的功能，从而可能在神经性 ED 的治疗中发挥作用。胡国恒等的研究表明[16]，滋阴补肾方药，如地黄饮子、补肾生髓方、泻火补肾汤、六味地黄丸等能够促使受损神经的恢复，其作用机制为保护神经系统和促进神经干细胞的增殖与分化。蔡晶等的研究发现[17]，补肾阳中药和补肾阴中药都可以显著上调雄性大鼠杏仁核和皮质顶叶雌激素受体的表达，因而认为“补肾醒脑”，即补肾中药可能通过影响雌激素受体的表达，调节雌激素受体阳性神经元中某些关键因子的转录或表达，从而调节神经元的生长发育、再生，以及减轻缺血、缺氧及过氧化等各种损伤因素对神经元的破坏。张新民认为[18]，补肾中药对衰老机体神经－内分泌和免疫系统具有广泛作用，而且其关键在于调整了下丘脑的机能失调。我们知道，下丘脑、杏仁核均是参与勃起反射回路的重要大脑结构，因此补肾中药可能通过改善大脑中枢神经核团的功能和神经递质的释放，有助于改善阴茎勃起。当然，补肾中药的作用方式可能是多成分、多环节、多途径、多层次的综合协调作用。

4. 从代谢性勃起功能障碍论阴虚

代谢性疾病导致阳痿，主要是高血脂和高血糖。血脂代谢异常是ED的重要危险因素，但其机制尚无定论，可能涉及血管结构与功能、内皮细胞、平滑肌及神经等的改变。代谢性ED，以糖尿病最为多见，发生率高达30%～70%，比非糖尿病患者高2～5倍，而且随着糖尿病患者年龄增长和病程的延长，ED的发生率会明显增加。糖尿病患者可发生不同程度的自主神经、躯体神经及周围神经功能性、器质性或神经递质改变。

血脂、血糖代谢异常，中医认为主要与脾胃有关。尤其是糖尿病，中医属“消渴”范畴，其基本病机为阴虚，阴虚津亏，燥热偏盛，病情日久失控，则阴损及阳，热灼津亏血瘀，而致气阴两伤；阴阳俱虚，络脉瘀阻，不能载血畅行，正如周学海在《读医随笔》中说：“津液为火灼竭，则血行愈滞。”若阴虚血瘀并存，则经脉失养，气血逆乱，脏腑器官受损，从而出现一系列继发症状，如眩晕、胸痹、目盲、肢体麻疼、阴茎勃起功能障碍等。除此之外，消渴病日久阴损耗气则致气阴两虚。气为血帅，气行则血行，反之若气虚运血无力，则可致血流不畅而致血瘀。总之，脾胃气血两虚为本，瘀血为标，宗筋失养，是糖尿病 ED 的主要病机特点。现代医家对糖尿病 ED 的中医证候学研究也表明，阴虚证占比达到 78.6%，包括气阴两虚、阴虚血瘀、阴虚痰湿[19]，可见阴虚与代谢性 ED 的发病密切相关。

《临证指南医案・阳痿》说："阳明虚则宗筋纵……况男子外肾，其名为势，若谷气不充，欲求其势之雄壮坚举，不亦难乎？"肾精、肝血是维持阴器正常功能的物质基础，而精血来源于脾胃的运化。根据中医"治痿独取阳明"理论，培补后天以养先天，王怀彬等[20]自拟玉女衍宗饮清胃治疗糖尿病 ED，取得了较好的临床效果。玉女衍宗饮包含玉女煎清胃泻火、滋阴增液，用五子衍宗丸补益肾精，用柴胡、牛膝引药下行，诸药合用，清润并行，有余之火得清，不足之阴得补，则消渴得解，阳（痿）疾自愈。赵越等[21]认为，消渴的病机不外乎阴虚火旺，消渴日久则肾精亏虚，阴不济阳，阳失所依，同时火邪灼络则脉络不畅，两者均使宗筋失养，终致阳痿。采用补阴丸（《丹溪心法》方）加味（知母、黄柏、龟板、熟地黄、枸杞子、牛膝、当归、露蜂房、蜈蚣）治疗消渴性阳痿患者 12 例，以知母、黄柏苦寒直折火邪，龟板、熟地黄、枸杞子填补肾之元阴，当归、露蜂房、蜈蚣养血活血通络，同时以牛膝补肝肾、通血脉又引药下行。其治疗糖尿病 ED 效果显著，有效率达 80% 以上。

尤传静[22]等的研究表明，补肾填精法可以显著改善糖尿病大鼠的性功能及勃起功能，其机制可能在于促进阴茎海绵体组织 eNOS（一氧化氮合酶）的表达，增加阴茎海绵体血窦的血液灌注。

5. 从精神心理性勃起功能障碍论阴虚

精神心理因素也是阳痿发病的主要原因之一，既往认为心理性阳痿约占阳痿总数的 85% ～ 90%，是常见的性功能障碍病因。尽管随着研究的深入，这一比例在逐渐下降，但精神心理因素依然是重要的一环，可单一致病或者和其他病因一起作为兼有致病因素。心理性阳痿，主要是指在同房过程中，由于异常的心理状态，例如心理压力大、不自信、夫妻关系紧张、心情不好或者厌恶同房等因素而发生的阳痿。强烈的心理变化，具有巨大的消极作用，使人体潜在性问题急剧进展，发生形态、功能、代谢等方面的突变。心理性 ED 典型的特点是平时可能勃起很好，看视频或者有欲望时能够很好勃起，可在真正实施性生活时却无法勃起；也可表现为选择性勃起功能障碍，就是说在某些特殊环境或者与某些性伴时出现阳痿，而在别的环境下或者与其他性伴行房时，勃起却很好，性生活正常。

中医认为人的精神意识，思维活动莫不由心主，性功能也不例外。心司性欲，主宰阴茎的勃起和精液的藏泄，心气血亏虚和心神不足则性欲低下，导致阳痿，心神不宁则精液妄泄，治当养心气，和心血，安心神。《杂病源流犀烛》云："精之主宰在心。"《宜麟策》曰："阴茎勇怯之由，其权在心。"可见，古人早已认识到心在性（勃起）生理中占主导地位。

心为五脏六腑大主，是五脏中最重要的脏器，《素问·灵兰秘典论》云"心动则五脏六腑皆摇"，所谓主不明则十二官危。《素问·解精微论》云："心者，五脏之专精也。"《灵枢·邪客》亦云："心者，精神之所舍也……心伤则神去，神去则死矣。"心藏神，人的精神活动和脏腑组织器官功能均为心所主宰。心者，情欲之施府，只有神志安定，心神愉悦，才能精力旺盛，促使情欲萌动，即《名医集览》所云"精之蓄泄，无非听命于心"。若或为日常烦琐事务所扰而心烦意乱，或因夫妻感情不和而心有旁骛，造成心气浮越，神无所依而阳痿不举。此外，心为君主之官，五脏六腑之大主，心病还可导致其他脏腑、经络、气血及阴阳平衡失调，诱发或加重性功能障碍。

阴血具有充盈和濡养作用，人之一身以血为本，充足的血量和通畅的血运可以养形、养神、养性、生精，使人体面色红润，肢体感觉、运动灵活自如。心得阴血滋养则神安，表现为夜间睡眠安详、白天思维敏锐、精力充沛、活动自如，亦利于情欲萌动。相反，若心血失养，心阴不足，则少气懒言、心悸怔忡、失眠多梦。现代人脑体倒置，若思虑过度，日久可耗伤心阴，“母病及子”，殃及脾胃，病及阳明冲脉而导致气血生化受损。阴血不足，无以濡养宗筋，而致阴茎痿软不举，并见面色萎黄、纳少腹胀、舌淡、苔白、脉缓弱。陈德宁认为[23]，临床上多数阳痿病症病位在“心”，是心失所养所致。

鉴于阳痿病的发生与患者的情志因素、心理变化密切相关。治疗上，中医强调形神统一，心身并治。《内经》曰：“善医者，必先医其心，而后医其身。”《素问·宝命全形论》曰：“一曰治神，二曰知养生，三曰知毒药为真。”《素问·汤液醪醴论》曰：“精神不进，志意不治，故病不可愈。”徐福松[24]对于精神心理性ED，首推宁心安神，宽慰开导为治疗的第一要务。

小结：晚清学者韩善徵所撰《阳痿论》是中医男科学史上第一本专病专著，学术价值非常高。韩氏认为人之一身，阳常有余，阴常不足，从而悟出“真阳伤者固有，而真阴伤者实多”，一扫前人将阳痿与阳虚等同之偏见。韩氏对阳痿一病的病因学认识颇有见地，总结全面，其病因学分类包括：内因门、外因门、不内外因门；内因门分肾阳虚、肾阴虚、胆阳虚、肝阴虚、胃阴虚、烦劳、郁结、惊恐、痰；外因门分湿痿、暑痿；不内外因门分跌扑、劳伤、阻逆。韩氏所云阴虚所致阳痿，又包括肾阴虚、肝阴虚、胃阴虚、心阴虚等；而其谈及的痰痿、暑痿、瘀痿等，一向被世人忽略。从现代医学病理生理角度来看，韩氏“阳痿阴虚论”也十分契合时代特点，推广并普及其学术思想颇有意义。值此《阳痿论》孤本（手抄本）重现江湖之时，注以评之，实乃三生有幸，亦为男科学界之幸事，期待广大读者深入研习，不吝讨论，共同提高对阳痿一病的认识。

【金（金保方，下同）评】：世人皆知“阳痿”，而少有人知阳痿阴虚致病！至于痰痿、暑痿、瘀痿、郁痿更是难以为临床接受。补肾壮阳，乱象纷呈，特别在西医使用中成药上尤为严重。甚至有人认为，补肾壮阳是补药，即使无效，也必无害。希望今日韩氏一声棒喝，能够振聋发聩，振警愚顽，醍醐灌顶。果真如此，实为病患之幸，医家之幸，医界之幸！

同时，作为现代中医男科医生，必须与时俱进，充分掌握现代医学的病因学诊断与处理，不可抱残守缺、久束湿薪、故步自封，而应该中西并举、兼收并蓄，毕竟治好疾病、提高疗效才是硬道理。

【参考文献】

［1］金保方，李相如，周翔．徐福松教授辨治阳痿经验［J］．南京中医药大学学报，2008，24（5）：292–295.

［2］黄健，徐福松．二地鳖甲煎治疗勃起功能障碍肾阴虚证临床观察［J］．中华男科学杂志，2012，18（12）：1143–1146.

［3］单书健，陈子华，石志超．古今名医临证金鉴·男科卷［M］．北京：中国中医药出版社，1998.

［4］汤林，邓洋，袁卓珺．秦国政教授疏肝益肾活血法治疗阳痿的经验［J］．云南中医中药杂志，2015，36（4）：1–3.

［5］李海松，马健雄，王彬，等．阴茎中风探讨［J］．中医杂志，2015，56（23）：2064–2066.

［6］高永金，金保方，张新东，等．养精胶囊对老年SD大鼠性功能的影响［J］．中国男科学杂志，2012（6）：11–17.

［7］金保方，黄宇烽，杨晓玉，等．MR成像下精囊分泌功能与性功能关系的初步研

究［J］. 中国中西医结合影像学杂志，2006，4（6）：413-417.

［8］金保方，黄宇烽，朱照平，等. 精囊腺摘除对大鼠性功能影响的观察［J］. 南京医科大学学报（自然科学版），2006，26（4）：268-270.

［9］田鹏. 从肝论治阳痿的近况［J］. 天津中医学院学报，2003，22（2）：78-80.

［10］崔松涛，许保华，唐文生，等. 活血化瘀法治疗阳痿［J］. 河南中医，2006，26（7）：39-39.

［11］杨文涛，徐玉建. 活血化瘀法在阳痿治疗中的应用［J］. 中医药研究，2002，18（1）：5-6.

［12］金保方，张新东，黄宇烽，等. 早泄与中央型腰椎间盘突出相关性的初步研究［J］. 中华男科学杂志，2009，15（3）：244-247.

［13］金保方，孙大林，张新东，等. 阴茎异常勃起验案5则［J］. 中国男科学杂志，2014，28（9）：33-37.

［14］金保方. 腰椎间盘突出症与各科疾病. 中华男科学杂志，2015，21（10）：867-870.

［15］刘栋赟，孙大林，金保方，等. 慢性盆腔疼痛综合征与中央型腰椎间盘突出症相关性的初步研究［J］. 中国性科学，2014，23（8）：60-62.

［16］胡国恒，范金花. 补肾方药促进神经干细胞增殖分化的研究概述［J］. 世界中西医结合杂志，2014（3）：315-318.

［17］蔡晶，杜建，曹治云. 补肾中药对雄性大鼠神经系统雌激素受体 β 的影响［J］. 中国现代医学杂志，2007，17（24）：2957-2960.

［18］张新民，沈自尹，王文健，等. 补肾中药对老年神经—内分泌和免疫系统作用机理的研究［J］. 中国中西医结合杂志，1994（11）：686-688.

[19] 朴元林，孙连庆，吴群励，等．糖尿病性勃起功能障碍的中医证候研究[J]．中国中西医结合急救杂志，2010，17（3）：52-54.

[20] 王怀彬，杨集群．玉女衍宗饮治疗糖尿病性阳痿 90 例疗效观察[J]. 吉林中医药，2001，21（1）：35-36.

[21] 赵越．滋阴降火法为主治疗糖尿病性阳痿 12 例[J]．浙江中医学院学报，2001，25（30）：44.

[22] 尤传静，吴强，孙大林，等．补肾填精法改善糖尿病勃起功能障碍大鼠性功能的机制研究[J]．中国男科学杂志，2016，30（4）：7-12.

[23] 古宇能，陈德宁．陈德宁教授从心论治阳痿经验简介[J]．新中医，2011（8）：177-178.

[24] 徐福松，刘承勇．阳痿中医特色疗法[M]．北京：人民军医出版社，2015.

内因

● 肾

【原文】

人之初生，先从肾始。肾主水[①]，水者精也，即天癸也。乃天一之真，故男子亦称天癸。今人惟以女子月事[②]为天癸者非。经谓天癸至乃能有子，盖天一生水[③]，为五行之最先，凡万物初生，其来皆水，如果核未实皆水也，胎卵未成皆水也。即人之有生，以及昆虫草木，无不皆然。男女构精[④]，万物化生，俱赖乎此。经之谓生之来谓之精，两精相搏谓之神是也。

【译文】

人的生长发育，从肾气的逐渐充盛而开始。肾主水，肾水者肾精也，即天癸也。天癸是天一真水（精），男女皆有，所以男子也称为天癸。现今的人只认为女子月经为天癸是错误的。《内经》说，女子二七、男子二八天癸产生后才能生育子女。大概是因为依据五行相生之序，天一生水是五行相生中最开始的，所有万物最初的生命来源都是水（精），比如果核未实的时候、胎卵未成的时候都是水（精）。即使是人及昆虫草木生命的来源，也均是水

（精）。男女交合，万物化生，亦是依赖于水（精）。这就是《内经》中所说的“生之来谓之精，两精相搏谓之神”，即人之生命的原始物质，叫作精；男女交媾，两精结合而成的生机，叫作神。

【注释】

①肾主水：肾主水，肾的主要功能之一。肾为水脏，具有藏精和调节水液的功能。《素问·上古天真论》曰：“肾者主水，受五脏六腑之精而藏之。”结合下文，文中应指肾主藏精的功能。

②月事：指女子月经。

③天一生水：《尚书·洪范》曰“五行之生序也，天一生水，地二生火，天三生木，地四生金，天五生土”，是解释河图与五行的关系。此处指五行中以水为先。

④构精：指两性交合。

【原文】

先哲[①]又谓肾有两枚，皆属于水，初无水火之别。仙经[②]曰：两肾一般无二样，中间一点是阳精。两肾中间穴名命门[③]，乃相火[④]所居，一阳生于二阴之间，所以成乎坎而位乎北[⑤]。盖命门为藏精系胞[⑥]之物，其体非脂非肉，白膜裹之，为生命之原，相火之主，精气之府，人物皆有之。生人生物，皆由是出。男女构精，全禀此命火以结胎，人之寿夭俱根于此，乃先天无形之火，所以主云为[⑦]而应万事，蒸糟粕而化精微者也。无此真阳之火，则神机[⑧]灭息，生气消亡矣。

【译文】

李士材又说，肾脏有两枚，都属于水，无水火的区别。道家仙经记载：两肾是一样的，没有区别，两肾中间的部位是阳精所在。两肾中间为命门穴，是相火产生并寄居的地方。相火（一阳）产生于两肾（二阴）之间，所以成坎卦，而方位属于北方。命门是有藏精系胞作用的脏器，其体不是脂肪也不是肉，有白膜包裹，为生命动力的来源，相火产生之地，精气所藏的地方，人和自然万物皆有，使人和物具有生命都是它的作用。（汪昂说）男女交合孕育全靠此命门之火以成胎，人的长寿与早夭都以此为基础。它是先天无形之火，可以决定日常言行活动等而应对万事，可以蒸腾糟粕之物而化成精微物质。倘若没有这真阳之火，则人会停止生命活动而死亡。

【注释】

①先哲：先世的圣人，此处指李中梓（1588—1655），字士材，号念莪，又号荩凡居士，华亭（今上海市）人。著有《内经知要》《药性解》《医宗必读》等。此段文字摘自清·汪昂《医方集解·补养之剂》六味地黄丸下，具体如下："李士材曰：肾有两枚，皆属于水，初无水火之别。仙经曰：两肾一般无二样，中间一点是阳精。两肾中间，穴名命门，相火所居也。一阳生于二阴之间，所以成乎坎而位于北也。李时珍曰：命门为藏精系胞之物，其体非脂非肉，白膜裹之，在脊骨第七节两肾中央，系着于脊，下通二肾，上通心肺，贯脑，为生命之原，相火之主，精气之府。人物皆有之，生人生物，皆由此出，《内经》所谓七节之旁中有小心是也。以相火能代心君行事，故曰小心。昂按：男女媾精，皆禀此命火以结胎，人之穷通寿夭，皆根于此，乃先天无形之火，所以主云为而应万事，蒸糟粕而化精微者也。无此真阳之火，则神机灭息，生气消亡矣。"

②仙经：泛称道教经典。

③命门：穴位名，在第二腰椎棘突下，两肾俞之间，当肾间动气处，为元气之根本，生命之门户，故名。

④相火：与君火相对而言，起温养脏腑，推动人体功能活动的作用。《中医大辞典》记

载:“君火与相火相互配合，以温养脏腑，推动人体的功能活动。一般认为，肝、胆、肾、三焦均内寄相火，而其根源则在命门。”

⑤成乎坎而位乎北：成乎坎，指的是一阳生于二阴之间的坎卦。坎卦中间为阳爻，两边为阴爻，即☵；位乎北，指后天八卦中坎卦的方位为正北。

⑥藏精系胞:《难经·三十六难》指出:“命门者，诸神精之所舍，原气之所系也；故男子以藏精，女子以系胞。”男子以贮藏精气，女子以联系子宫。

⑦云为：指日常言行。

⑧神机：指生命活动的主宰，或指心神。

● 肾阳虚

【原文】

命门真火，即巢元方所云肾间动气[①]。凡因此虚而痿者，必见四肢倦怠，唇淡口和，肌冷便溏，饮食不化，乃为元阳不足之的凭[②]。但真火由于先天亏而阳痿者甚属罕见，惟误服苦寒凉泻太过以伤元阳者有之，皆用温补法。

【译文】

命门真火，就是巢元方所说的肾间动气。凡是因命门真火不足而阳痿者，必定会出现四肢乏力倦怠、口唇淡、口中和（口中不苦、不燥、不渴）、肌肤发冷、大便稀溏、饮食不消化，这些症状是元阳不足的明确凭证。但因先天命门真火不足而导致阳痿者非常少见，而误服苦寒凉泻的药物太过造成命门火衰而阳痿者是很常见的，治疗上都要用温补元阳（命火）的方法。

【注释】

①肾间动气：生理学术语。又称“生气之原”。肾间动气之说最早见于《难经·八难》：“所谓生气之原者，谓十二经之根本也，谓肾间动气也，此五脏六腑之本，十二经脉之根，呼吸之门，三焦之原，一名守邪之神。”然本书中“肾间动气”为俞震引巢元方观点，肾间动气，指命门真火，它的盛衰与阳痿的发病及人的寿夭密切相关。出自清·俞震《古今医案按》卷八阳痿诸案下俞震的按语，具体如下：“震按巢氏病源，以肾间动气，为人之根本，故老年而能御女。七十岁至八十岁犹生子者，其动气之禀于生初者独浓也。浓则刚，阳自不痿……又如壮年无病而阳痿，其人多夭。少年虚损而阳痿，其死立至。皆由肾间动气早衰也。动气即命门真火，所以生长元气，煦燠元阴……”巢元方说“肾间动气”即“命门真火”，且认为“命门真火”的盛衰与阳痿的发病及人的寿夭密切相关。韩氏引用于此，表述为“命门真火，即巢元方所云肾间动气”。

②的凭：的，真实，确实。凭，凭证。

肾阴虚

【原文】

肾阴乃天一之真水，外肾[①]之不强，由于内肾[②]之不足。其病也，为腰脊腿酸，或攸隐而痛；为骨蒸[③]盗汗，或至夜发热；为偏身骨酸，或疼痛如折；为耳中鸣；为足心热。或先有梦泄遗精[④]而后见阳痿者，皆由色欲[⑤]太甚所致，宜壮水制阳[⑥]，或参填精充髓法。又有心肾不交[⑦]之阳痿，其心气不能下摄，肾气不能上承，是心阳遇过亢，肾阴素亏也。每见壮年人病此，当交合心肾为主。

【译文】

肾阴是天一真水（精）。阳道不强，是因为肾虚。肾阴不足者，常会表现为腰脊腿胫酸软无力，或攸攸隐隐的疼痛；潮热盗汗，或夜间发热；身体一侧骨头酸痛或疼痛剧烈如骨折一般；也可以表现为耳鸣，脚心发热；或者是先有梦遗而后出现阳痿，这都是由于色欲太过所引起。治疗上宜用滋阴壮水，抑制亢阳的方法，或者加上填精充髓之法。又有心肾不交型阳痿，心气不能下摄，肾气不能上承，多是由于平素心阳过亢，肾阴素亏，每每见于壮年阳痿者，治疗上当以交合心肾为主。

【注释】

①外肾：释义见前文，此处文意应指阴茎。

②内肾：释义见前文，与外肾相对而言。

③骨蒸：形容阴虚潮热的热气自里透发而出，故称为骨蒸。骨蒸是虚热的一种，乃久病阴虚而致。治疗需要补肾滋阴，如用六味地黄丸、大补阴丸、知柏地黄丸等。

④梦泄遗精：指梦遗，多因思偶心切，妄想不遂，梦中与人交会而流精。

⑤色欲：凡爱着于青黄长短等色境，惑动于男女间之色情，均称为色欲。此指沉溺于男女之事，如少年累犯手淫，戕害太早，或婚后恣情纵欲，不节房事等。

⑥壮水制阳：即“壮水之主，以制阳光”，指用具有滋补阴液作用的方药，使阴液充足而能抑制阳气偏亢，治疗因阴虚而阳亢证候的治法。

⑦心肾不交：心肾不交指心与肾生理协调失常的病理现象。多由肾阴亏损，阴精不能上承，因而心火偏亢，失于下降所致。

【述评】

传统中医认为“肾虚”是阳痿的根本病机。肾虚精亏，则无以作强，如《黄帝内经》

提出，肾藏精，主生殖，为作强之官。巢元方《诸病源候论》亦言：“劳伤于肾，肾虚不能荣于阴器，故萎弱也”；肾阳衰微，宗筋失温，亦致宗筋不振，如王纶《明医杂著·男性阴痿》云：“男子阳痿不起，古方多云命门火衰，精气虚冷，固有之矣”；肾阴亏虚，宗筋失润，亦可致痿，如韩善徵云：“真阳伤者固有，而真阴伤者实多，何得谓阳痿是真火衰乎？”

古今文献亦显示，从肾论治为治疗阳痿的主要思路。秦国政[1]对古代阳痿文献资料的统计研究显示，倡导阳痿单从肾论治者占43.24%，而且主张分因论治者均认为调和肾功能在阳痿的治疗中能起着重要作用。二者综合来看，古代医著中治阳痿从肾入手或在分因论治中强调要调和肾功能者高达91.89%。徐福松[2]曾对近代治疗阳痿的文献进行统计，临床报道（除外个案）治疗阳痿2153例，其中运用补肾法治疗1867例，占86.25%，且有效率在88%。这表明，阳痿与肾虚的关系最为密切，且补肾疗法效果明确。

韩氏通过对前人文献的辑录整理，详细论述了肾与阳痿的关系，重点论述了肾阳虚、肾阴虚及心肾不交型三种阳痿的因机证治。韩氏首先引用《内经》中“肾－天癸”相关学说，论述了肾精、肾气、天癸等在人体生命来源、生长、发育以及生育等过程中的重要作用，如“人之初生，先从肾始”“肾主水，水者精也，即天癸也”“天癸至乃有子”等，说明了肾的重要性。就男性来讲，肾气、肾精、天癸的缺乏或者异常会导致生长发育、生殖及性功能障碍。就阳痿来说，现代医学提出“下丘脑－垂体－性腺轴”的观点[3]，从生殖内分泌角度阐释阳痿的病因病机，这与韩善徵的学说不谋而合。男子的性活动需要生殖激素的调节，尤其是雄性激素具有决定意义。青春期生殖器官的发育依靠雄激素（testosterone，T），而成年男性也需要正常水平的雄激素才能保持性中枢的正常反应能力。雄激素可以作用于大脑皮质，提高性兴奋，间接增强刺激效果。雄激素的产生受垂体前叶促性腺激素（gonadotropins，Gn）的调控，而Gn受下丘脑促性腺激素释放激素（gonadotropin-releasing hormone，GnRH）的调控。此外，雄激素对垂体前叶及下丘脑，以及垂体前叶激素对下丘脑，均有负反馈作用，从而调节性激素的产生，维持正常的水平。老年人由于雄激素分泌低下，因而不应期延长，性欲减退。性激素对于维持男性性欲及第二性征也具有重要作用，各种原因导致的睾丸功能减退，睾酮水平降低，均会降低性欲、影响勃起功能[4]。

韩善徵认为，“肾－天癸”与阳痿发病密切相关，接着又辑录李士材、道家仙经理论、李时珍、汪昂关于命门的理论，主要表述了两肾间为命门的学说以及命门的功能作用，重点突出了命门之火在人体正常生理活动中的重要性。这与后文所述肾阳虚（命门火衰）所致阳痿有一定的承接关系。后面韩氏论述了肾阳虚型、肾阴虚型、心肾不交型阳痿的症状表现，病因病机、治则治法。

韩氏引巢元方命门真火的盛衰与阳痿的发病及人的寿夭密切相关的观点，指出了肾阳虚型（命门火衰）阳痿患者的具体症状：阳痿伴四肢乏力倦怠，口唇淡口中和，肌肤发冷，大便稀溏，饮食不消化等。其病因病机为先天命门火衰，或误服苦寒凉泻的药物太过而致命门火衰，且后者更常见。其治则是温补元阳（命火）。

肾阴虚型阳痿，主要表现为：阳痿伴腰脊腿胫酸软无力，或攸攸隐隐的疼痛；潮热盗汗，或夜间发热；身体一侧骨头酸痛，或疼痛剧烈如骨折一般；耳鸣，脚心发热；或者是先有梦遗而后出现阳痿者。其病因病机为肾阴（真阴）耗伤。其治则是滋阴壮水，抑制亢阳，或结合填精充髓法。方有二至丸（冬青子、旱莲草），聚精丸（黄鱼鳔、沙苑子），填充精海方（牛骨髓、羊骨髓、猪脊髓、鹿角胶、熟地、人参、萸肉、杞子、芡实、湖莲、山药、茯神、胶髓丸），三才封髓丹（天冬、熟地、人参、黄柏、砂仁、甘草、苁蓉）[5]。

心肾不交型阳痿，症状表现为：阳痿伴心气不能下摄，肾气不能上承。文中虽然未列出具体症状，但是从中医学中心肾不交常见症状来讲，可以出现心烦失寐、心悸不安、眩晕、耳鸣、健忘、五心烦热、咽干口燥、腰膝酸软、遗精、舌红，脉细数等症。与肾阴不足型阳痿相比，心肾不交型阳痿除了肾阴虚的症状表现，尚有心烦失寐、心悸不安等心火旺的表现，且多见于壮年之人，临床上需要注意区分。其病因病机为心阳过亢，肾阴亏虚。

其治则是交通心肾。方有用交泰丸、黄连清心饮（生地、当归、茯神、黄连、人参、远志、莲子肉）合封髓丹（黄柏、砂仁、甘草）[6]。

综上，阳痿的发病与肾密切相关，从肾论治是治疗阳痿的重要思路。但从肾论治亦需明辨寒热虚实，切不可盲目壮阳。韩氏在此书中详细列出了肾阳虚、肾阴虚、心肾不交三种阳痿证型的因机证治，这对于指导现代中医临床治疗阳痿仍具有借鉴意义，值得进一步研究探讨。

现代药理研究表明补肾壮阳中药具有调节性激素释放或者增强性激素功能的作用，如补肾代表药物淫羊藿可以使雄性小鼠血清 T 含量升高[7]，淫羊藿水浸膏可增强动物交尾能力。菟丝子可使幼龄小鼠与阳虚小鼠的睾丸和附睾重量增加，这表明菟丝子具有促进性腺发育及具延缓衰老的作用[8]。蜂房、蛇床子、海马、淫羊藿等能增加小鼠前列腺、睾丸、提肛肌的重量。金匮肾气丸为是温补肾阳的经典方药，研究发现其可能通过垂体－肾上腺轴作用，通过作用于垂体细胞增加血浆肾上腺皮质激素（adreno–cortico–tropic–hormone，ACTH）水平，进而调节皮质类固醇激素的含量，这可能是其治疗肾阳虚 ED 的机制之一[9]。

新近的研究表明，补肾类药物还可以通过一氧化氮－环鸟苷酸－磷酸二酯酶 5（NO–cGMP–PDE5）通路，改善勃起功能。如淫羊藿苷可以直接舒张离体家兔阴茎海绵体平滑肌，这种松弛效应可以显著被一氧化碳合酶抑制剂（nitric oxide synthase inhibitor，NOSI）所抑制，而添加 NO 前体物质 L– 精氨酸可逆转这一作用[10，11]。在体研究也证实，淫羊藿苷可以增强神经刺激下阴茎海绵体压力（ICP），这一作用也可以被 NOSI 所抑制[12]。这说明淫羊藿苷的作用是通过 NO 介导的。动物实验中，结扎大鼠双侧髂内动脉，构建动脉性 ED 模型，模型组 ICP 显著下降，同时 NOS 3 个亚型（内皮型 eNOS、神经型 nNOS、诱导型 iNOS）的 mRNA 和蛋白表达水平均显著下降。经淫羊藿苷治疗后模型组海绵体内皮细胞中 eNOS 表达增加，说明淫羊藿苷有保护 eNOS 的作用[13]。去势后大鼠阴茎海绵体内皮细胞萎缩，eNOS 几乎不表达，nNOS 和 iNOS mRNA 及蛋白表达降低，灌饲淫羊藿苷可提高大鼠阴茎海绵体 nNOS 和 iNOS mRNA 及蛋白表达，而且海绵体平滑肌含量显著增加，这提示淫羊藿苷可能通过提高 nNOS 和 iNOS mRNA 及蛋白质表达而改善勃起功能[14]。淫羊藿苷还能直接提高离体家兔阴茎海绵体内 cGMP 浓度，从而使阴茎海绵体平滑肌松弛，改善勃起，而且这一作用具有浓度依赖性[15, 16]。蛇床子素可使幼年去势雄性大鼠阴茎组织中 NOS 活性和 NO 含量显著增高[17]。蛇床子素可松弛去甲肾上腺素（PE）引起的兔阴茎海绵体收缩，且具有浓度依赖性。在剥脱内皮、L-NAME（精氨酸抑制剂）、ODQ（鸟苷酸环化酶抑制剂）处理后，这种松弛作用被显著抑制[18]。进一步试验表明蛇床子素可通过促进内皮细胞释放 NO，抑制 PDE 阻断 cGMP 水解，使海绵体组织 cGMP 积累，使平滑肌松弛[19]。覆盆子对 PE 引起的离体兔阴茎海绵体收缩具有剂量依赖性的舒张作用，同时增强西地那非诱导的舒张作用。用覆盆子提取液灌注海绵体组织，组织中 cAMP 和 cGMP 的含量均显著上升，eNOS 和 nNOS 的表达也有显著性提高。这提示覆盆子对海绵体的松弛作用是通过提高 NOS 活性而完成[20]。

上述研究表明，补肾类药物改善勃起功能，并不是单纯从内分泌激素水平来发挥作用，还与其调控 NO-cGMP-PDE5 通路等密切相关。补肾类药物可能是多途径、多层次、多靶点的角度改善勃起功能，但其具体机制仍需进一步研究。

【参考文献】

[1] 秦国政 . 历代医家阳痿论治思路探讨 [J] . 山东中医药大学学报，1999（5）：372-374.

[2] 应荐 . 徐福松治疗阳痿思想探析 [J] . 湖北中医杂志，2002，24（6）：12-13.

[3] 温志鹏，洪志明，陈德宁，等 . 从五脏相关学说重新认识阳痿 [J] . 中医药信息，2009，26（3）：1-3.

［4］徐福松，黄馥华．徐福松男科纲目［M］．北京：北京科学出版社，2012：109.

［5］徐福松．韩善徵的《阳痿论》未刻本［J］．江苏中医杂志，1987（1）：40–42.

［6］林宏洋．徐福松教授治疗男子性功能障碍临床经验及用药特点［J］．中医药研究，2001（2）：32–33.

［7］王菲，郑扬，肖洪彬，等．择时服用淫羊藿对性激素水平的影响［J］．中医杂志，2001，42（10）：619– 620.

［8］林惠彬，林建强，林建群，等．山东四种菟丝子补肾壮阳作用的比较［J］．中成药，2002，24（5）：354– 356.

［9］毕丽娜，沈先荣．中药治疗勃起功能障碍研究进展［J］．中成药，2005，27（7）：818–820.

［10］蒋兆健，胡本容，付琴，等．淫羊藿苷对家兔阴茎海绵体的舒张作用及机制［J］．华中科技大学学报（医学版），2004，33（6）：679–682.

［11］辛钟成，Kim EK，田贞姬，等．淫羊藿苷对阴茎海绵体的松弛效应及其作用机制［J］．科学通报，2001，46（6）：485–489.

［12］田龙，辛钟成，袁亦铭，等．淫羊藿苷对大鼠阴茎海绵体压力和周围血压的影响［J］．中华医学杂志，2004，84（2）：142–145.

［13］田龙，辛钟成，刘武江．淫羊藿苷对动脉型 ED 模型大鼠阴茎海绵体压力和一氧化氮合酶亚型表达的影响［J］．中华医学杂志，2004，84（11）：954–957.

［14］刘武江，辛钟成，付 杰．淫羊藿苷对去势大鼠阴茎海绵体一氧化氮合酶亚型 mRNA 和蛋白表达的影响［J］．中国药理学通报，2003，19（6）：645–649.

［15］付杰，乔梁，金泰乙，等．淫羊藿苷对家兔阴茎海绵体 cGMP 浓度的效果［J］．中国药理学通报，2002，18（4）：430–433.

［16］蒋兆健，胡本容，付琴，等．淫羊藿苷对家兔阴茎海绵体环核苷酸水平的影响．

华中科技大学学报（医学版），2007，36（2）：166-168.

［17］袁娟丽，谢金鲜，李爱媛，等．蛇床子素对去势大鼠雄激素水平和一氧化氮合酶的影响．中药材，2004，27（7）：504-506.

［18］Chen J，Chiou WF，Chen CC，et al. Effect of the plant-extractosthole on the relaxation of rabbit corpus cavernosum tissue invitro. J Urol，2000，163（6）：1975-1980.

［19］Chiou WF，Huang YL，Chen CF，et al. Vasorelaxing effect ofcoumarins from Cnidium monnieri on rabbit corpus cavernosum. Planta Med，2001，67（3）：282-284.

［20］Adaikan PG，Gauthaman K，Prasad RN，et al. Proerectile pharmacological effects of Tribulus terrestris extract on the rabbit corpus cavemosum. Ann Acad Med Singapore，2000，29（1）：22.

● 肝胆

【原文】

一脏一腑为表里，皆属于木。胆则体阳①，肝则用阳②。但胆为少阳，其阳未盛，易被阻遏。惟肝为刚脏③，故经云肝者将军之官④。盖性动而急，其阳每亢。肝阳亢则肝阴必伤，故胆有阳虚，而肝有阴虚也。

【译文】

肝为脏，胆为腑，二者一脏一腑互为表里，五行都属木。胆为腑，属阳，其体为阳。肝为脏，属阴，其用为阳。但胆为少阳，其阳气未盛，气机容易被阻遏。肝为刚脏，故而内经说肝为将军之官。大概之意是肝脏性动而急，肝阳常常亢盛。肝阳亢盛，则必然耗伤肝阴，故而胆多有阳虚，而肝多有阴虚。

【注释】

①胆则体阳：本句中“体”与“用”相对，“体”与“用”是中国古典哲学的一对范畴，指“本体”和“作用”。一般认为“体”是最根本的、内在的；用是“体”的外在表现。胆为六腑之一，故其体属阳。胆为清净之腑，在功能上主决断，亦属阳。

②肝则用阳：肝藏血，血为阴，故肝体为阴；肝主疏泄，内寄相火，为风木之脏，易动风化火，故功能属阳。《临证指南医案·肝风》曰：“故肝为风木之脏，因有相火内寄，体阴用阳，其性刚，主动主升，全赖肾水以涵之，血液以濡之。”

③刚脏：刚，刚强、暴急之谓。刚脏指肝脏喜条达，恶抑郁，其性刚强暴急之意。

④将军之官：出自《内经》，原文：“肝者，将军之官，谋虑出焉。”此用“将军”刚强躁急、智勇双全、勇而能断的职能与特性，比喻藏象之肝，其性亦“勇而能断”“气勇善怒”“气急而志怒”，喜条达而恶抑郁，肝气容易亢盛，“肝主谋虑、决断，好像是智勇双全的将军”，肝在十二官中，属将军之官，好比将军一样足智多谋。

● 胆阳虚

【原文】

胆乃甲木少阳[①]之气，其气柔嫩，象草穿地未伸，一有所郁，即转萎而不能条畅矣。华岫云[②]曰，阳痿有郁损生阳者，必从胆治。经云凡十一脏皆取决于胆[③]，又云少阳为枢[④]。若得胆气展舒，何痿之有？盖胆为中正之官[⑤]，又为奇恒之府[⑥]，以其能通达阴阳故也。法宜从少阳以条畅气血。

【译文】

从天干配脏腑来说，胆为甲木少阳，其气柔嫩脆弱，如同草木刚刚从地下穿出而未伸展，一旦受到郁阻，就变得痿弱而不能舒展畅达了。华岫云说，由于气机郁阻，妨碍阳气生发而造成的阳痿，必须从胆来论治。《内经》中说“凡十一脏取决于胆也”，又说“少阳为枢”。如果胆气得以舒展，怎么会产生阳痿呢？大概是因为胆既是中正之官、主决断，又是奇恒之腑，因此它有通达阴阳气血的作用。对于此类阳痿，治疗上应该以和解少阳、调畅气血为法。

【注释】

①甲木少阳：依据天干配脏腑，中医里甲木配六腑中的胆，而胆为少阳，所以说甲木少阳。清朝黄元御《四圣心源》卷一云：“五行之中，各有阴阳，阴生五脏，阳生六腑。肾为癸水，膀胱为壬水，心为丁火，小肠为丙火，肝为乙木，胆为甲木，肺为辛金，大肠为庚金。”

②华岫云：清代医家。字南田，锡山（今江苏无锡）人。精于医学，师从叶天士，留心搜集其医案，日久积万余例，遂加以分门别类编纂，成《临证指南医案》十卷。另有《续选临证指南医案》及《种福堂公选良方》。尚编有《古今医学汇通》。

③凡十一脏皆取决于胆：出自《素问·六节藏象论》。王冰在《重广补注黄帝内经素问》注云：“上从心藏，下至于胆，为十一也。然胆者，中正刚断无私偏，故十一藏取决于胆也。”明代马莳在《黄帝内经素问注证发微》中指出：“胆者中正之官，决断出焉，故凡十一脏皆取决于胆耳。盖肝之志为怒，心之志为喜，脾之志为思，肺之志为忧，肾之志为恐，其余六脏，孰非由胆以决断之者乎。”正因胆主决断，参与精神情志活动，故云“凡十一脏取决于胆”。以胆为阳木，有疏通气血之能。持此说者如现代著名中医学家方药中认为：“凡十一脏取决于胆，这与胆和肝的疏泄功能有关，所谓疏泄主要指疏通气血，人体中

任何器官都必须在气血的调达状况下，才能发挥生理功能。”

④少阳为枢：是指少阳经在三阳经之中，属半表半里，为气血出入枢纽，故“少阳为枢”。语出《灵枢·根结》：“太阳为开，阳明为阖，少阳为枢。”

⑤中正之官：即胆。胆有决断的功能，对于防御和消除某些精神刺激（如惊恐）的不良影响，维持和调控气血的正常运行，确保脏器相互间的协调关系有重要作用，故比喻为中正之官。《素问·灵兰秘典论》：“胆者，中正之官，决断出焉。”

⑥奇恒之腑：《素问·五脏别论》曰：“脑、髓、骨、脉、胆、女子胞（子宫，卵巢），此六者，地气之所生也，皆藏于阴而象于地，故藏而不泻，名曰奇恒之腑。”其共同特点是它们同是一类相对密闭的组织器官，却不与水谷直接接触，即似腑非腑；但具有类似于五脏贮藏精气的作用，即似脏非脏。

● 肝阴虚

【原文】

经云，足厥阴之脉，入毛际[①]，过阴器[②]，抵少腹[③]。又云，肝主筋[④]，若肝阴不足，则脉与筋皆失所养，是以阳痿。盖此病由肾阴先亏，或纵欲极淫，以致水不涵木[⑤]，肝火炽盛，消灼精血而成。王肯堂[⑥]谓耗伤过度，伤于肝经。即经所云足厥阴之经其病伤于内则不起是也，症见头晕眼花、干呕气逆、胁胀或疼、吐血者是，宜滋肾以凉肝。

【译文】

《内经》记载：足厥阴肝经，入阴毛边缘部，经过外生殖器，到达少腹部位。又说：肝主筋，如果肝阴亏虚，则会导致经脉、筋节失去濡养，因此导致阳痿。

此类阳痿大概是因为肾阴素亏，或者纵欲荒淫过度，导致肾水不能涵养肝木，肝火炽盛，耗伤精血而造成。王肯堂说频繁手淫或性生活过频（耗伤太过），会导致足厥阴肝经受损而致阳痿。这就是《内经》所说："足厥阴之经其病伤于内则不起（即阳痿）"。此类阳痿症见头昏眼花、干呕嗳气呃逆、胁肋或胀或痛、吐血，治疗上应该滋养肾阴，清降肝火。

【注释】

①毛际：为人体部位名称，指下腹部男女生殖器上方阴毛边缘部位，其下方大约为耻骨联合上缘，为重要的体表标志之一。

②阴器：男女的外生殖器。

③少腹：人体部位名，指脐下腹部两旁。

④肝主筋：出于《灵枢・九针论》。肝主全身筋膜，与肢体运动有关。肝之气血充盛，筋膜得其所养，则筋力强健，运动灵活。《素问・痿论》曰："肝主身之筋膜。"《素问・六节藏象论》又曰："肝者……其充在筋。"

⑤水不涵木：即肾阴虚不能滋养肝木，出现肝阴不足，虚风内动的病症。表现为低热、眩晕、耳鸣、耳聋、腰酸、遗精、口干咽燥、手足蠕动，甚则抽搐等。

⑥王肯堂：明代著名医家，字宇泰，一字损仲，号损庵，自号念西居士，江苏金坛人。著有《证治准绳》《医论》《医辨》《胤产全书》《医镜》等。他的《证治准绳》是集明代以前医学之大成的不朽巨著。

【述评】

肝胆虽同属于木，主春升之气，然肝胆这一对脏腑中，肝为阴，胆为阳。如金代李杲在《脾胃论・脾胃虚实传变论》中说："胆者，少阳春生之气，春气升则万化安，故胆气春升，则余脏从之，所以十一脏取决于胆也。"就是强调了胆的升清宣发作用。胆的功能主要有：主决断，助运化，升清气。此外，胆气对五脏六腑均有影响。张景岳说："胆附于肝，主少阳春生之气，有生则生，无生则死。故经曰‘凡五脏取决于胆’者，正以胆中生气为万化之元也。”说明胆气强弱，关系到气血的调达，从而影响五脏六腑。因为肝为阴木，胆为阳木。《内经》谓“阴为阳基”“阳为阴统”，阴阳之间，从活动上说主导作用是阳。所谓胆阳虚，是指胆之阳气不足，功能衰退，影响胆主决断、助动化、升清气功能以及他脏功能而产生的一系列临床病变，多由胆气虚的进一步发展而来。《血证论·脏腑病机论》云：“胆与肝连，司相火……相火之宣布在三焦，而寄居则在胆腑……胆中相火，如不亢烈，则为清阳之木气，上升于胃。”由此可见，胆主阳气的振奋，参与阳气的转运机制，包括通达和升发诸脏腑之气机，胆都有其调节的功能。

肝为风木之脏，喜条达而恶抑郁，其气易逆易亢，其性刚强。肝为刚脏，系由肝体阴用阳之性所致。肝体阴柔，其用阳刚，阴阳和调，刚柔相济，则肝的功能正常。叶天士在《临证指南医案》中曰：“肝为风木之脏，因有相火内寄，体阴用阳，其性刚，主动，主升，全赖肾水以涵之，血液以濡之，肺金清肃下降之令以平之，中宫敦阜之土气以培之，则刚劲之质，得为柔和之体，遂其条达畅茂之性，何病之有。”在生理情况下，肝之体阴赖肾之阴精以涵，方能充盈，故肝之自身体阴常不足而其用阳常易亢，刚柔不济，柔弱而刚强，故肝气易亢易逆。肝气、肝阳常有余的病理特性，反映了肝脏本身具有刚强躁急的特性。故沈金鳌《杂病源流犀烛》曰：“肝……其体柔而刚，直而升，以应乎春，其用条达而不可郁，其气偏急而激暴易怒，故其为病也，多逆。”

1. 阳痿的发病与肝密切相关

《灵枢·经筋》记载：“足厥阴之筋，上循阴股，结于阴器，络诸筋。”《灵枢·经脉》记载：“肝足厥阴之脉，循股阴，入毛中，过阴器，抵小腹……足厥阴之别，名曰蠡沟……其别者，径胫上睾，结于茎。”宗筋聚于前因，阴茎以筋为体，经筋主司运动，故有“肝司阴器”之说。肝主藏血，宗筋的正常勃起，有赖肝血下注于宗筋。若肝血瘀滞或肝血不足不能下达于宗筋，则宗筋勃起不能而致痿。肝主疏泄，肝之疏泄功能正常，气机调畅，男子精液藏泻有度，排泄通畅，气血下达于宗筋，则勃起自如；疏泄不及，气机郁滞，气血不能下达于宗筋，则宗筋失充，勃起不能。疏泄太过，则扰动精室，男子阳事易兴、早泄、遗精等。勃起以宗筋为体，以气血为用，肝血充盈是阴茎勃起的基础，肝气条达充盛是阴茎勃起的动力，宗筋勃起之阳以宗筋之阴血为基础。与此同时，肝之疏泄功能正常，全身气机条达，则情志活动条畅。若肝气郁结、情绪不畅常致性欲低下，所以肝气的疏泄功能正常对保持适度的性欲和阴茎正常勃起发挥着重要作用。

2. 肝主疏泄、胆主决断与功能性阳痿的关系

肝主疏泄，胆主决断，参与情志活动。阴器振奋有赖精神情志活动的调节，故其证与情志变化有关。这与现代医学认为心理性因素是阳痿发病的一个重要原因的观点不谋而合。故肝胆气郁亦能致宗筋失常而发阳痿，如阳痿发生于青壮年者，就多与情志有关[1]。现代社会竞争日益激烈，工作压力加大，饮食作息无规律，酗酒嗜烟，缺乏锻炼，会导致情志不遂或所欲不得，或焦虑过甚，或郁怒不伸等不良情志的产生，日久可影响肝脏的疏泄功能，导致肝胆气郁，气血运行失畅，不能灌溉宗筋而出现阳痿。

从现代医学角度来理解，阳痿分为功能性和器质性两大类。人类性行为是一种神经血管现象，其调节部位有以下丘脑为中心的高级中枢，以脊髓交感、副交感神经为中心的低级中枢及阴茎局部神经调节三个途径。临床上阳痿除部分由于局部解剖病变、神经调节通路阻滞外，大多由神经功能障碍，即神经本身功能降低或神经活动的过度紧张所诱发的高级中枢病理性失调或神经传导内环境改变所致。人的精神因素能部分甚至完全抑制性能力，导致神经功能障碍，引起阳痿。现代医学研究表明，过久的焦虑、抑郁等不良精神刺激可导致大脑皮质、皮质下高级中枢及脊髓低级中枢功能紊乱，失去正常整合、协调作用，大脑皮质对性兴奋抑制加强，导致男性性激素水平下降，引起性欲减退及勃起功能障碍，由心因性阳痿导致器质性阳痿。临床上对于心理性（功能性）阳痿患者的治疗，尤其需要注重心理疏导，健康教育，增强患者信心，消除患者顾虑，而不是仅仅给患者使用药物治疗[2]。因此，阳痿的发病与肝密切相关，若肝气郁结、情绪不畅常致性欲降低。所以，肝气的疏泄功能正常对保持适度的性欲起重要作用。有研究表明，疏肝解郁药物可以有效改善肝郁症状，并可提高肝郁患者性激素水平。疏肝法不但可以改善患者肝郁症状，还可通过提高男性睾酮水平，达到补肾的作用[3]。

《素问·生气通天论》云："湿热不攘，大筋软短，小筋弛长，软短为拘，弛长为痿。"明确指出：由于湿热下注以致宗筋弛纵，阳事不举。《辨证录》云："人有少年之时，因事体未遂，抑郁忧闷，遂致阳事不振，举而不刚。"李博鉴[4]曾撰文指出："阳痿之人，非皆因肾虚而成，肝、胃有热，亦可成阳痿。"提示治疗阳痿，当以其气血和畅条达，阴平阳秘为贵。《杂病源流犀烛》云："又有失志之人，抑郁伤神，肝木不能疏泄，亦致阳痿不起。"应以理气解郁、通阳安神为治疗大法，常用方剂如逍遥散合安神定志丸或启阳娱心丹加减。逍遥散理气解郁，调畅气机。安神定志丸用人参补五脏，益心气，安神志。茯神为多孔菌科真菌茯苓的干燥菌核中带有松根的部分，与人参合用，加强宁心安神之力。石菖蒲、远志涤痰开窍，安神定志。《名医别录》谓远志"定心气，止惊悸"。龙齿镇心神，安魂魄。清代陈士铎将此证归为心火闭塞证[5]，"夫肾为作强之官，技巧出焉，藏精兴志者也……志意不随则阳气不舒……则肾火虽旺而不能应"，遂致阳痿不起。主张予以宣通抑郁，疏泄志意，阳气开而阴痿立起；对于心火闭塞引起的阳痿，强调不可助命门之火，宜宣通其心中之抑郁。方用宣志汤，药用茯苓、石菖蒲、甘草、白术、生酸枣仁、远志、柴胡、当归、人参、山药、巴戟天。方中柴胡、当归、生枣仁等以养心血，疏肝气；人参、白术、茯苓、甘草、菖蒲等以健脾胃达心气以治本；山药、巴戟天、远志等以温肾阳，强肾志以疗标。

王琦教授[6,7]本着"肝主宗筋"的思想，提出"阳痿从肝治"的观点，并从肝与宗筋、肝藏血、情志所伤等生理病理方面阐述了阳痿从肝论治的理论基础。他又补充阐释，认为肝伤所致阳痿可分肝经自病、邪客肝脉和他脏相病，提出阳痿从肝论治九法。在治法上，若肝郁气滞者，常用四逆散加味。气滞血瘀者，加桃仁；肝经湿热下注者，用龙胆泻肝汤加减。

若境遇不佳，初次性交失败，或性交时卒受惊吓，或未婚同居惧怕怀孕，以致伤及心胆之气，肝郁不疏，情欲被抑，宗筋失其所主，平时阴茎尚能勃起，每遇房事则有紧张感，欲性交时阴茎萎软不举之阳痿者。徐福松教授认为，此类患者多见于功能性阳痿[8, 9]，平素心理压力大，性格内向，伴情绪抑郁或焦虑不安或郁郁寡欢、性趣全无、胸胁满闷、上腹饱胀、善太息等，舌质偏暗或正常，舌苔薄白，脉弦细或弦滑。治以疏肝解郁起痿，方选沈氏达郁汤加减。常用药：柴胡、白芍、制香附、青皮、陈皮、当归、广郁金、白蒺藜、山萸肉、五味子、合欢皮等。男子以精为本，以气为用。《辨证录・卷十》中主张“肝气旺而宗筋伸，肝气虚而宗筋缩，肝气寒则阴器缩，肝气热则阴器伸，是阳物之大小，全在肝经盛衰，寒热之故也”。精神心理情绪变化与性活动息息相应，性活动常随心绪波动起伏。若抑郁寡欢，思虑伤神，肝郁气结，食卧不安，日久则神伤精亏，性功能活动紊乱失用。

李海松教授提出阳痿从风论治[10]，阳痿患者由于肝郁贯穿疾病始终，多会出现肝郁日久化热，耗伤肝肾之阴，以致阴虚阳亢，水不涵木，浮阳不潜，久之则阳愈浮而阴愈亏，终致阴不制阳，肝之阳气升而无制，亢而化风。因此，肝郁化热生风的根本病机在于热耗津液，阴虚阳亢，阴不制阳而致肝风内动。刘永年教授主张肝郁气滞已成为阳痿病机的关键[11]，即所谓“因郁而痿”。至于其他病因引起的阳痿，既病之后也常常存在肝郁气滞的病机。再者，肝郁日久，常可导致血随气滞而为瘀；肝郁化火，暗耗元阴，而致肝肾精血亏虚；肝郁克脾，脾失健运，一则气血生化乏源，再者又可酿湿生痰化热，湿热下注，宗筋弛纵而痿，由此提出“达郁兴阳”治疗阳痿，常用药物有柴胡、当归、白芍、郁金、陈皮、合欢皮、景天三七等。

周少虎教授[12]认为阳痿情志因素致病，不单指肝郁气滞，亦包括心虚胆怯，无以振奋阳具，乃致阳痿不用。主张心肾同补、佐以疏肝治疗原则，自拟验方“阳起汤”治疗，药物组成：党参、白术、巴戟天、黄芪、北五味子、熟地、肉桂、远志、柏子仁、山茱萸、柴胡、白芍、枳壳、炙甘草。诸药合用，上补心，下补肾，以水引火，火自难衰；更补脾胃之土以使“气温精厚”；最后疏泄宣发心肝之郁火，使阳气开而阳痿立起。李曰庆教授[13]认为，青年人阳气充沛，单纯肾虚较为少见，多为肝郁、湿热，多为单纯精神性阳痿，治疗以疏肝解郁为主，多在柴胡疏肝散的基础上佐以补肾、活血通络的药物。中年人，阳气始衰，肾虚与肝郁并重，多为混合性阳痿，治疗时肝肾同治，多用柴胡疏肝散合六味地黄丸，佐以活血通络药物，同时兼顾原发病的治疗。老年人阳气衰退，肾虚为主，多为器质性阳痿，治疗以补肾为主，多在右归丸的基础上佐以补肾、活血通络的药物，同时注重对原发病的治疗；李曰庆教授还主张大多数精神性阳痿患者肾虚肝郁的病机，应用补肾助阳、疏肝解郁的方法进行治疗，补肾助阳，在临床上多喜用血肉有情之品，如狗肾、蛤蚧之类，其他如仙灵脾、巴戟天、鹿角胶、菟丝子、山萸肉、雄蚕蛾等，也可随证选用。以上诸药均入肝、肾二经，具有温肾助阳、益肾填精之功效。疏肝解郁常用柴胡、当归、白芍、陈皮等药。柴胡、当归、白芍为逍遥散中之主药，可疏肝解郁、养血柔肝，且当归能行气缓急，尤为治疗肝郁血虚之要药；陈皮疏肝行气，宽胸畅膈。诸药合用，共奏补肾助阳、疏肝养筋、益肾振痿之功。

3. 肝藏血、调节血量与阳痿的关系

《灵枢·经筋》云：“足厥阴……循股阴，入毛中，环阴器，抵小腹……经筋上循股阴，结于阴器，络诸筋……”首次明确指出，肝之经筋结于阴器，并在该部位与诸筋相连。宗筋指筋脉汇聚而成的大筋，有时特指阴器。其功能有三：首先连接和维系骨节；其次主持运动，保护躯体内脏；此外，作为阴器的宗筋还可将精血转输于其他经脉以供给其他脏腑、经络、组织的营养。《证治概要》指出：“阴茎以筋为体，宗筋亦赖气的血涌，而后自强劲有力。”气主煦之，血主濡之，宗筋正常功能的发挥，要靠气血的滋养。肝藏血，主疏泄，肝的疏泄功能正常，则气机调畅、气血和调、经络通利，脏腑组织的活动也就正常协调。由于经济的飞速发展、人们生活节奏明显加快、工作压力大、精神长期处于高度紧张状态等这些因素长期存在，就会压抑人的性欲需求，继而出现阳痿。导致肝失疏泄的因素有六淫侵袭、情志刺激以及饮食、痰饮、瘀血等，其中情志不遂是导致肝郁气滞的主因。这些致病因素作用于肝，引起肝的气机阻滞，失其调畅通达之性，导致“肝气弱”而达不到“肝气至”，产生阳痿。情志不遂，郁怒伤肝，或“思想无穷，所愿不得”，则气机郁结，肝失条达，疏泄不及，血行紊乱，经络失畅，气血不荣阴茎，最终导致阳痿的发生。长期肝郁气滞，郁久则化火，肝火旺盛，灼耗阴血，导致肝肾阴虚。王琦教授[14]提出阴茎以经脉为体，以气血为充，“宗筋经络正常、气血通畅、阴阳调和”是正常勃起的保障。若气血失和，血滞不通，络脉痹阻，宗筋失养，则阴茎痿弱。肝藏血，主疏泄，有调节血量之功能，血液充足则宗筋振奋。现代医学证实：阴茎的勃起程度与阴茎海绵体的充血程度有关，并证明动脉硬化和血栓形成等因素所致的阴茎部供血不足或受阻是产生阳痿不可忽视的原因，尤其是中老年阳痿患者，多归属于血管性阳痿，这与中医从气血入手，采用理气活血治疗阳痿的认识基本一致。

4. 肝肾同源理论与阳痿

“肝肾同源”的哲学思想渊源于《易经》，医学基础根源于《内经》。阳化气，阴成形，阴为阳之基，阳为阴之使。肝肾同居下焦，肝藏血，肾藏精，精血同源，肝血肾精共同起源于先天之精，皆由水谷之精化生和充养。阴精亏损，阳无所依，阴虚及阳，“水去而火亦去”，此阴虚成痿必然之理。《张氏医通》曰：“气不耗，归精于肾而为精，精不泄，归精于肝而为清血。”肝和肾之间存在着十分密切的相互依赖的关系，有“肝肾同源”之说。“肝肾同源”可体现在三个方面[15]：首先是精血同源，因为肝藏血，肾藏精，肝血充盈则肾有所藏，肾精充足则肝有所养，所以精与血之间存在着相互转化、相互滋生的关系；病理上，肝血不足与肾精亏损可相互影响，以致出现头晕目眩、腰膝酸软、阳痿等肝肾两亏之证。其次是藏泄互用，肝主疏泄，肾主封藏，两者存在相互为用、相互制约的关系。再者是阴阳互滋互制，因为肾属水，肝属木，肾水能滋生肝木，肝阴也能下济肾阴，相互化生，维持协调与充盈。若房事不节，亏耗肝肾精血，肝肾阴虚，经筋失于濡养，可导致阴器不用，阳事不举。

张景岳云："宗筋为精血之孔道，精血实宗筋之化源。"精血充则阳道健，精血衰则阳道痿，阴精充足是性功能活动的物质基础，阴精充足肾气旺，阴精不足肾气衰。肝肾阴虚证阳痿，主要因纵欲过度，肝肾阴精亏虚，精血耗伤，虚热内扰，主要表现为阴虚内热之证候。肝肾阴虚证常表现为眩晕目花、目干、易疲劳、肢麻、胁肋隐痛、腰膝酸痛、遗精、耳鸣等症。治疗以滋养肝肾精血为原则。阳痿的发生与肝肾阴虚关系最为密切，则滋阴补肾即为治疗阳痿的治本大法。在临床运用滋阴补肾之法时，应遵循《内经》"急则治其标，缓则治其本"的治疗原则。因此，论治之时，宜注重辨证施治，而并非阳痿一味补肾壮阳[16]。徐福松教授[17]认为，壮阳一法确是一种治疗阳痿的有效方法，但应在辨证论治的基础上，针对肾阳虚患者短期使用，不可长期运用。应遵循"善补阳者，必于阴中求阳，则阳得阴助而生化无穷；善补阴者，必于阳中求阴，则阴得阳升而泉源不竭"的原则，在滋阴补肾的基础上壮阳，不可一见阳痿便投以壮阳之剂。

阳痿的发病是以肝肾两脏为中心，肝肾同源理论揭示肝肾两脏生理病理上密切相关。由于病理上的相互影响，临床治疗阳痿需要兼顾肝与肾：即肝血虚，补养肝血亦当填补肾精；肾精不足，补益肾精亦当滋养肝血。李海松教授认为，肝郁肾虚血瘀为阳痿的基本病机[18]，其中肝郁是主要的病机特点，肾虚是主要的病机趋势，血瘀是终极病机，治疗时以疏肝补肾活血为主。重视肝郁病机特点，身心同治是关键[19]；兼湿热者佐以清热利湿，兼气血亏虚者佐以益气养血，兼寒凝者佐以温阳散寒。同时又要注重年龄因素，中青年时期以肝郁血瘀为主，肾虚次之；老年时期以肾虚血瘀为主，而肝郁次之。

【参考文献】

［1］秦国政．勃起功能障碍（阳痿）中医发病学规律研究（续）［J］．云南中医学院学报，2004，27（1）：6–8，26.

［2］徐福松，赵伟，章茂森．男科疾病临证思辨［J］．江苏中医药，2017，49（10）：1–6.

［3］张春和．从肝论治阳痿的理论基础［J］．云南中医中药杂志，2009，30（8）：69.

［4］王琦，秦国政．现代中医男科荟萃［M］．北京：华夏出版社，1990：154.

［5］王希兰，宋竖旗．陈士铎辨治阳痿浅析［J］．中医杂志，2007，48（3）：283–284.

［6］吴宏东．王琦教授"阳痿从心肝肾同治"的思路与经验［J］．北京中医药大学学报，2007，20（10）：717–718.

［7］王琦．宗筋论［J］．中华中医药杂志，2006，21（10）：579–581.

［8］金保方，李相如，周翔．徐福松教授辨治阳痿经验［J］．南京中医药大学学报，2008，24（5）：292–295.

［9］金保方，黄宇烽，陆晓和．养精胶囊治疗男性性功能障碍的临床观察［J］．中华男科学杂志，2006（3）：272–274+276.

［10］莫旭威，李海松，王彬，等．阳痿从风论治［J］．环球中医药，2014，7（1）：43–46.

［11］吴同启．刘永年达郁兴阳治疗阳痿的经验［J］．浙江中医杂志，2011，46（8）：554–555.

［12］陆泽楷，周少虎，翁治，等．周少虎教授从心肾论治阳痿经验［J］．中国性科学，2018，27（3）：98–100.

[13] 王彬，宣志华，李曰庆．李曰庆从肝肾论治阳痿经验 [J]．中国性科学，2013，22（11）：49-51.

[14] 王琦．宗筋论 [J]．中华中医药杂志，2006，21（10）：579-581.

[15] 林强，胡玉莲，厉岩．从肝论治阳痿 [J]．中华中医药杂志，2007，22（11）：785-786.

[16] 吴宏东．王琦教授"阳痿从心肝肾同治"的思路与经验 [J]．北京中医药大学学报，2007，30（10）：717-718.

[17] 应荐．徐福松治疗阳痿思想探析 [J]．湖北中医杂志，2002，24（6）：12-13.

[18] 李海松，韩亮．阳痿从络论治 [J]．环球中医药，2013，8（2）：143-145.

[19] 莫旭威，王彬，赵冰，等．李海松教授从络论治阳痿经验 [J]．世界中医药，2018，13（5）：1202-1204.

● 胃

【原文】

经谓胃为水谷之海[①]，盖谷食入胃，而五藏六府皆受其精气以为之养。经又谓肾主水，受五藏六府之精而藏之，故五藏盛乃能泻[②]，泻者即能生子[③]之谓。则五藏之精盛由于胃，若胃之精气不足，五藏安得能盛？而肾又何自泻耶？

【译文】

《内经》称胃为水谷之海，这是因为饮食入口，经食道而容纳于胃腑，五脏六腑发挥生理功能依靠的能量都是来源于这些食物转化的精气。《内经》又说肾主水，并接受其他各脏腑的精气加以贮藏，所以五脏功能旺盛，肾脏才能外溢精气，生育后代。而五脏精气旺盛取决于胃腑的功能，如果胃腑的精气不足，五脏的精气怎么能够旺盛，而肾脏又怎能溢泻精气呢？

【注释】

①水谷之海：出自《灵枢·海论》："胃者，水谷之海。"因为胃为受纳、腐熟水谷的器官，故称之。水谷之海为人体四海之一，其他三海为髓海（脑）、血海（冲脉）、气海（胸）。

②五藏盛乃能泻：出自《素问·上古天真论》："肾者主水，受五脏六腑之精而藏之，故五脏盛，乃能泻。"指五脏功能旺盛，肾脏的精气才能外溢。

③泻者即能生子：出自《素问·上古天真论》："二八肾气盛，天癸至，精气溢泻，阴阳和，故能有子。"指肾主生殖，肾中精气充盈溢泻即能生育。

● 胃阴虚

【原文】

俞东扶曰：考宗筋[①]聚于前阴[②]。前阴者，足之三阴及阳明、少阳、冲、任、督、跷，九脉之所会。而九脉之中，阳明为之长[③]。内经云：阳明者，五脏六府之海，主润宗筋。所以胃强善啖[④]之人，其于欲事必强。否则痿。是胃气能为肾气之助，古云精生于谷是也。虚者必见饮食不思，与肌肉消瘦等症。法宜清补甘润。

【译文】

俞东扶说，考证众筋聚集于前阴。前阴是足三阴经、足阳明胃经、足少阳胆经、冲脉、任脉、督脉、跷脉等九脉的会合场所。而九脉之中，阳明经最为重要。《内经》说阳明经是五脏六腑营养的源泉，能濡养全身的筋膜。所以胃功能旺盛、能食的人，性功能必定强盛；而胃功能差、食欲不佳之人，多会阳痿不起。这是因为胃气能够资助肾气，古人所说水谷入胃，化生精微就是这个意思。胃功能虚弱之人，必定有不思饮食、肌肉消瘦等症状。治疗应该以清补甘润为法。

【注释】

①宗筋：诸筋的总汇，包括三阴三阳的经筋。《素问·厥论》曰："前阴者，宗筋之所聚，太阴阳明之所合也。"《素问·痿论》又曰："入房太甚，宗筋弛纵，发为筋痿，及为白淫。"《景岳全书·阳痿》云："宗筋为精血之孔道，而精血实宗筋之化源。"

②前阴：外生殖器，这里主要指男性阴茎。

③阳明为之长：出自《古今医案按·阳痿》，阳明经最为重要。《素问·血气形志》中也云阳明常多气多血。因阳明经为诸经气血之源，主润宗筋，故阳明在九脉之中最为重要。

④胃强善啖：指消化功能强，胃口好，能吃能喝。

【原文】

阳者，气也，即火也。阴者，血也，精也，即水也。人之一身，阳常有余，阴常不足[①]。朱丹溪[②]取譬于天[③]，谓日无盈亏，月有圆缺，确是定论。乃张景岳[④]李士材[⑤]辈，邪说迭出，皆以元阳不足为主，大谬。

【译文】

阴阳者，气血也。阳者，气也，即火也。阴者，血也，即水也。人体阳气常常有余，阴血往往不足。朱丹溪以天喻人，太阳永无盈亏，月亮圆缺有时，确实是这样。但张景岳、李士材这些人谬论迭出，认为人体多以阳气不足为主，真是大错。

【注释】

①阳常有余，阴常不足：为朱震亨《格致余论·阳有余阴不足论》倡导的一种学说。阴是精血，阳是指气火，是精血物质转化出来的能量。他认为精血是生命活动的物质基础，不断消耗，易损难复，故阴常不足。如不注意保养精血，嗜酒纵欲，伤戕过度，则阳气易亢，虚火妄动，故阳常有余。阴虚阳亢，则百病丛生。故主张保重精血以维持身体阴阳的相对平衡，这是他在临床上偏重滋阴法的理论根据。

②朱丹溪（1281—1358），名震亨，字彦修，浙江义乌市赤岸镇人，元代著名医家，滋阴学派的创始人。初从许谦学理学，后因母病自学《素问》，弃儒从医。师从刘完素的再传弟子罗知悌，尽得刘完素、李杲、张从正的精髓，而有所创新。援理入医，提出“阳常有余，阴常不足”，善用滋阴降火法，故称滋阴派。后世将其与刘完素、张从正、李东垣并称“金元四大家”。著有《格致余论》《局方发挥》《丹溪心法》《金匮钩玄》《本草衍义补遗》等。门人甚众，戴思恭、王履尤负盛名。

③取譬于天：取譬，寻取别的事物作比喻。取譬于天，指以天（大自然）比喻人。

④张景岳（1563—1640），名介宾，字景岳、会卿，号景岳，别号通一子。明末会稽（浙江绍兴）人，明代著名医学家。年轻时随名医金英学医，他用三十多年编成《类经》一书，对《内经》系统分类。又编有《类经图翼》《类经附翼》等书，晚年辑成《景岳全书》。他先尊崇朱震亨学说，后又有不同看法，提出“阳非有余”及“真阴不足”“人体虚多实少”等理论，主张补益真阴元阳，慎用寒凉和攻伐方药，临证擅用温补方剂。于后世有重大影响，人多赞誉其说，虽则亦有反对其见解者。

⑤李士材：明末清初著名医学家。初习儒，为诸生，有文名。后因多病，自学医术。博览群经，考诸家之说，受张仲景、张元素学说影响尤深。潜心医学近50年，临证常获奇效，求治者甚众。常与王肯堂、施笠泽、秦昌遇、喻嘉言等名医交往。学以平正不偏见长。

提出“气血俱要，而补气在补血之先；阴阳并需，而养阳在滋阴之上”思想。

【原文】

盖人之先天，非阴不成。内经所谓生之来谓之精[①]，又云常先身生[②]是谓精者是也。至于有生之后，必以食为天。食者味也[③]，味者阴也。其为精为血，而气即化乎其中。

【译文】

没有阴精就无法形成胚胎，《内经》所说的人之生命的来源为精，又说在胚胎形成之前叫作精，就是这个意思。至于人出生以后，必定以食物为根本。食物是有味道的，食之味属阴。其为精血，是化气的原料（脏腑的功能即来源于此）。

【注释】

①生之来谓之精：出自《灵枢·本神》：“故生之来谓之精；两精相搏谓之神。”指人的生命原始物质为精，此处特指先天之精。

②常先身生：出自《灵枢·决气》：“两神相搏，合而成形，常先身生，是谓精。”指在形体出现以前。

③食者味也：《素问·阴阳应象大论》中对药食的气味做了阴阳属性的划分：药食之气相对无形，属阳，而药食之味则属阴。

【原文】

如内经所谓人受气于谷，又谓五味[①]之精微，先出于胃之两焦[②]，以溉五藏。又谓食入于胃，淫[③]精于脉，脉气流经[④]，经气归于肺，肺朝百脉，输精于皮毛，毛脉合精[⑤]，行气于腑之类，皆不外乎经中精化为气之一言也。

【译文】

如《内经》所述人体精气来源于谷物（粮食），又说粮食所含的精微，先由胃输出于上中两焦，以灌注、滋养五脏。又谓饮食入胃，其所化生的精微之气散布于血脉，血气流行在经脉之中，到达于肺，肺又将血气输送到全身百脉中去，最后把精气输送到皮毛。皮毛和经脉的精气汇合，行于各脏腑等，都不外乎是说经脉中精化为气。

【注释】

①五味:《灵枢》云:“谷气有五味，其入五脏。五味各走其所喜，谷味酸，先走肝；谷味苦，先走心；谷味甘，先走脾；谷味辛，先走肺；谷味咸，先走肾。”此处五味指五谷，泛指食物。

②胃之两焦：出自《灵枢·五味》:“谷始入于胃，其精微者，先出于胃之两焦，以溉五脏，别出两行，营卫之道。”之，即到，由胃到上中两焦。

③淫：输注、布散。

④脉气流经：出自《素问·经脉别论》:“脉气流经，经气归于肺，肺朝百脉，输精于皮毛。”血气流行在经脉之中。

⑤毛脉合精：出自《素问·经脉别论》:“毛脉合精，行气于腑，腑精神明，留于四藏。”皮毛和经脉的精气汇合。

【原文】

五常正大论[①]曰：阴精所奉其人寿。阴之于人顾不重哉[②]？古圣言不惮烦[③]，率重夫阴[④]，而阴之易见不足，又不言而可喻矣。吾故曰阳痿一病，因于阳虚者少，因于阴虚者多，非臆说也。夫痿者非不欲举之谓，乃不能举之谓。欲火虽动，而精气已虚，不能随其火以煦之濡之，故阴茎无由自主耳。

【译文】

《素问·五常政大论》论述阴精上承的地方，阳气坚固，故其人长寿。阴精对人体来说不重要么？古圣人不厌其烦地强调阴精的重要性，遵循重视阴精。而阴精容易出现损耗，自然是不言而喻的。因此，我说阳痿一病，因阳虚发病者少，因阴虚发病者多，并非毫无根据。阳痿患者并不是不欲勃起，而是不能勃起。情欲之火虽然启动，但精气已虚，不能随欲火以温煦濡养阴茎，故阴茎没有办法自主勃起。

【注释】

①正：通“政”，指《素问·五常政大论》。

②顾不重哉：顾，为而，表示转折。顾不重哉，反而不重要么？为反问句式。

③不惮烦：惮，畏惧。不惮烦，不畏惧麻烦。

④率重夫阴：率，遵行、遵循。率重夫阴，遵循重视阴精的规律。

【述评】

《内经》有云：“前阴者，宗筋之所聚，太阴、阳明之所合也。”宗筋为众筋之所聚，如足之三阴、阳明、少阳及冲、任、督、跷，筋脉皆聚于此，故曰“宗筋”。此独言太阴、阳明之合者，重水谷之脏也。盖胃为水谷气血之海，主润宗筋，又阴阳总宗筋之会，会于气街，而阳明为之长，故特言之。且后天之精可补先天之精，胃气可助肾气。胃气充足，生化有源，补养先天，则肾精充盛，作强可施；胃气不足，生化乏源，先天失养，则肾精亏虚，输泄无本，阳痿不起。韩氏在本条重点强调了脾胃的受纳与消化功能对阳痿的影响，主张治疗阳痿要从多思路、多角度入手，切忌一味地补肾壮阳。应根据临床接诊的真实个人，寻求病因，辨证施治，制订个体化治疗方案。临床上，阳痿患者表现出脾胃功能异常，包括胃脘隐痛、腹胀纳少、头身困重、面色晦黄、大便异常、舌苔白腻等症状。治疗上须从脾胃着手，常可取得起痿功效。

《景岳全书·阳痿》曰:“凡思虑焦劳忧郁太过者，多致阳痿，盖阳明总宗筋之会……若以忧思太过，抑损心脾则病及阳明冲脉，宗筋为精血之孔道，阳明实宗筋之化源，阳明衰则宗筋不振……气血亏而阳道斯不振矣。”《临证指南医案·阳痿》曰:“又有阳明虚则宗筋纵，盖胃为水谷之海，纳食不旺，精气必虚，况男子外肾，其名为势，若谷气不充，欲求其势之雄壮坚举不亦难乎？唯通补阳明而已。”

现代学者认为，脾胃功能与阳痿的发病和治疗密切相关。当代中医男科学家徐福松教授认为，百病以胃气为本，性事亦当以胃气为本[1]。在临床中阳痿与脾胃关系较为密切者，可表现为热灼胃阴、湿热伤脾、饮食伤胃、肝强胃弱、脾虚及肾等证型。李曰庆教授认为[2]，脾为后天之本，主运化；胃为仓廪之官，主收纳腐熟水谷；气血生化有赖脾升胃降。前阴为宗筋会聚之处，需要阴阳气血温煦濡养，而后才能强劲有力，得行正常。阴器虽以筋为本，但以气血为用。阳事之用，以气血为本，而气血之盛衰则受阳明脾胃功能强弱之影响。脾胃功能强健，水谷化源充足，气血旺盛，如是则阴茎得以濡养而能行房事。如脾胃功能障碍，则宗筋瘛疭，痿软不举。王琦教授认为[3]，阴器以筋为体，以气血为用，宗筋得脾胃之气血温煦濡养，才能强劲有力，得行正常功能。指出从阳明治痿需把握三点：其一，脾气虚弱，故补气健脾，脾运健则化源足，化源足则宗筋充润。古人治阳痿以起阳汤、宣志汤、交感丹等，方中均用茯苓、白术、黄芪、山药以补益脾气。其二，阳明虚，脾失健运，痰浊阻遏宗筋，症见形体肥胖、胸闷心悸、目窠微浮、胃脘痞满、舌胖大、苔白腻、脉滑等症，则当注意健脾化痰，如茯苓、橘红、郁金、威灵仙、远志、浙贝母等。其三，由于宗筋为太阴阳明之所合，故治疗时应心脾两顾。李松贤[4]认为，临证对阳痿从脾胃论治，可达到化生气血以补肾，升清降浊以起阳功效。阳明为多气多血之乡，阳明血气不足，无以施于阴筋。食盛则阳道强，食少则阳道弱；纳谷不旺，精气必虚；若谷气不足，欲求其势雄壮坚举，不亦难乎！孙伯青[5]认为，阴器为宗筋之汇，与脾胃关系密切，且阴器之勃举，既赖命火之升腾，亦须心火之下煦。而脾胃位居中焦，润燥相济，通连上下，是升降出入的运动枢纽，脾胃升降正常，出入有序，方能心肾相交。若脾胃虚弱，升降无权，则命火不能升腾，心火不能下煦，阴器难举或举而不坚。整个房事过程，既是体力活动，也是精神活动。《内经》有“脾藏意”之说，意者意念也，脾气健旺才能意念丰富。反之，意念缺乏，欲望淡漠，则阳事难兴。洪寅[6]也认同阳痿之病，虽以肾虚火衰者居多，然因脾胃病致痿者亦屡见不鲜。对于因脾胃病致痿者，治疗重在调理脾胃功能，要从脾胃虚实两方面来辨证论治。虚证多为思虑劳倦，或久病体虚，致脾胃受损，后天乏源，宗筋失养成痿，此证多伴有纳差肢倦、少气懒言、面色无华、大便失常、脉虚等脾胃虚弱，气血不足诸症。实证多因久嗜肥甘，饮食无节，或感受湿邪，致脾失健运，痰湿内生，阻遏宗筋脉络；或聚湿化热，灼伤宗筋而致痿。此证形体多丰，常兼身重困倦、胸脘痞满、阴部潮湿、苔腻脉实等脾胃实证，多服壮阳药无效或加重。虚证当培补脾胃，资生化源，以养宗筋。脾虚阳陷者，用补中益气汤化裁；心脾两虚者，用归脾汤增损；脾胃阴亏者，用益胃汤加减。同时，注意佐以益肾之品，如补骨脂、杜仲、续断、沙苑子、女贞子等，以起后天养先天、先天促后天之功。实证宜理脾化湿，宣化痰浊，以畅达宗筋。脾胃痰湿者，用平胃散、二陈汤等；脾胃湿热者，用三仁汤、龙胆泻肝汤等；脾胃酒湿热毒者，用葛花解酲汤、清震汤等。同时，辅以通络之品，如蜈蚣、水蛭、蛄蝼、穿山甲、丝瓜络等，以行疏通宗筋脉络之效。张宗礼[7]主张性事当以胃气为本，根据临床经验，将脾胃因素所致阳痿分为脾胃虚弱、湿热伤脾、痰湿壅脾、肝强胃弱、心脾两虚、脾虚及肾等六种证型论治。常建国[8]从脾胃论治阳痿35例，其中痊愈22例，好转10例，无效3例，总有效率可达94.2%。

现代基础研究也表明[9, 10]，脊髓胃泌素释放肽（gastrin releasing peptide，GRP）系统在调节大鼠阴茎勃起及射精过程中发挥着重要作用，而GRP可以促进胃泌素释放，调控胃肠道细胞的增殖和分泌功能。脾胃虚弱模型大鼠的血清胃泌素和阴茎组织一氧化氮合酶（nitric oxide synthase，NOS）活性均下降，四君子汤不仅能够改善脾胃虚弱症状，还可提升大鼠血清胃泌素和阴茎组织 NOS 活性[11]。这都提示脾胃功能可能与阴茎勃起功能密切相关。

韩氏同时指出，对于阳痿而言，阴虚居多，阳虚者少。这不仅与人居住的自然环境（日盈月亏）相对应，在临床中也常可见到阴虚阳痿患者。比如糖尿病继发阳痿的患者，多伴有口干多饮、舌红少津等阴虚症状。大样本流行病学调查也表明[12]，阳痿患者的中医证型中阴虚比例（14.92%）显著高于阳虚比例（2.51%）。徐福松教授认为[13]，当今太平盛世，"阴虚者十有八九"。切莫一见阳痿，便妄投鹿茸、驴鞭等壮阳药。临床每见越壮阳，越阳痿者，犹禾苗缺水（阴虚）则痿软（阳痿），只宜添水（滋阴），不宜烈日曝晒（壮阳）一样，常用其自拟方"二地鳖甲煎"。方中以滋阴降火为主，少佐壮阳药物一二味，每奏良效。王琦教授也认为临床阴虚所致阳痿并非少见，其特点是阴茎举而不坚，形软而疲，不能正常性交，其治当以滋阴充形为法[14]。

韩氏宗《内经》之大论，丹溪之学术思想，强调阴精的重要性，主张使用清补甘润、养阴之品治疗阳痿。而反对张介宾、李中梓之"温补"学说，忌滥用温补之品。但需要说明的是，张介宾、李中梓之温补学说主要是针对当时乱用寒凉下药之风，强调阳气的重要性"阳非有余"，并非忽视真阴，一味地使用温补之药。张氏创立了左归丸、左归饮填补真阴，玉女煎、一阴煎滋阴降火。"善补阳者，必欲阴中求阳，则阳得阴助而生化无穷；善补阴者，必欲阳中求阴，则阴得阳升而泉源不竭"，都充分说明张介宾对阴阳关系的重视。李中梓对"硝、黄入口畏攻，神即飘扬"的劣习加以批判，医案中多处使用"硝、黄、栀、连、柏、石膏"，甚则一次使用石膏达一斤之多。这就说明李中梓也并非固执的"温补坚守者"。据临床统计[12]，阳痿致病因素中虚证（25.10%）比例明显低于实证（38.49%），其中肝气郁结、湿热下注、痰湿内生都是常见病因。纵观全文，韩氏反复强调“阴虚”并非只是重视补阴治法，而是在治病过程中时刻注意保护阴液，这包括清热以救阴，化水以存阴，养神以安阴等。对于当时温补成风的恶习，却犹如一股清流，发人深省，大有裨益，对现代阳痿的治疗仍具有借鉴意义。值得注意的是，随着近些年人们生活方式的变化，冷气、冷饮、熬夜等损耗阳气的因素逐渐增加，阳气虚弱、寒湿内盛的阳痿患者日趋增多。因此，我们在临床中诊治阳痿，应时刻注意鉴别寒热虚实，从个案本身出发，辨证求因，切忌偏执一法，墨守成规。

【金评】

世人皆知后天可补先天，但在临床治疗阳痿中，健脾以补肾者鲜少。韩氏多次强调脾胃在治疗阳痿中的作用，发人深省，非临诊高手者不知。而对于阳痿切勿一味补肾壮阳，应注重补阴精的重要性，在养阴的同时不要忽略补胃阴。笔者的前期研究也证实，通过滋阴法增加精液（促进前列腺和精囊分泌）的分泌，可以增强性欲，改善阴茎勃起功能。这其实也是符合“阳化气、阴成形”理论的。因此，临证治阳痿者，切忌画地为牢。要善于整体辨证，辨证结合辨病，灵活变通，随证治之。

【参考文献】

［1］徐福松．从脾胃论治男子性功能障碍［J］．上海中医药杂志，1991（10）：14-15.

［2］周春宇，杨阿民，李斌，等．李曰庆教授治疗阳痿经验及验案举隅［J］．中国性科学，2014，23（11）：71-74.

［3］王琦．宗筋论［J］．中华中医药杂志，2006，21（10）：579-581.

［4］李松贤．阳痿从脾胃论治［J］．江西中医药，1994，25（4）：18.

［5］孙伯青 . 浅议从脾胃论治阳痿［J］. 甘肃中医，1995，8（6）：30–31.

［6］洪寅 . 阳痿从脾胃论治心得［J］. 中医药学报，1998（4）：21–22.

［7］张宗礼，司福全 . 阳痿从脾胃论治［J］. 吉林中医药，2002，22（3）：7–8.

［8］常建国，梁煜，李逊，等 . 阳痿也可从脾胃论治［J］. 福建中医药，1998，29（6）：13.

［9］Sakamoto H，Kawata M.Gastrin–releasing peptide system in the spinal cord controls male sexual behaviour［J］. J Neuroendocrinol，2009，21（4）：432–435.

［10］Sakamoto H，Matsuda K，Zuloaga DG，et al.Stress affects a gastrin–releasing peptide system in the spinal cord that mediates sexual function：Implications for psychogenic erectile dysfunction［J］. Plos one，2009，4（1）：e4276.

［11］喻小明，赵敏，徐安莉，等 . 脾气虚对雄性大鼠阴茎组织 NOS 活性影响的实验研究［J］. 中国中医药科技，2014，21（1）：1–3.

［12］秦国政 . 阳痿中医发病学和证候学规律新探——附 717 例流行病学调查分析［J］. 中国医药学报，1999，14（6）：33–37.

［13］徐福松 . 阳痿治疗须全面辨证［J］. 湖北中医杂志，1994，16（4）：9–10.

［14］王琦，秦国政 . 中医诊治阳痿述评［J］. 江苏中医，1989（8）：41–44.

● 烦劳

【原文】

经云：烦劳则张①，精绝②。张者，阳气弛张也，谓阳气张则阴精受劫而绝也。盖烦劳

阳痿，皆由神思曲运[③]，君火[④]时动，肝肾之火翕然[⑤]而起，阴津受灼而成。其症虚烦不寐，掌中干热，口苦咽干，或口舌糜烂者是也。宜安神养荣法[⑥]。

【译文】

《内经》说到，身心过度劳累会使阳气浮越不能内敛，阴精就会耗竭。张是指阳气的亢盛，阳气亢盛则会消耗阴精，导致阴精耗竭。烦劳所导致的阳痿，都是由于神志和思维运用过度，君火不能够受控制而妄动，肝肾之火悄然燃起，阴精被火热烧灼消耗而成。其症状常表现为虚烦失眠，手心干燥而发热，口苦咽干，或口舌糜烂。治疗此类阳痿，应该用安神养荣的方法。

【注释】

①烦劳则张：出自《素问・生气通天论》："阳气者，烦劳则张，精绝。"烦劳，劳作太过。张，涨之意，高涨、亢盛之意。烦劳引起阳气的亢盛，阳胜则热，消耗阴精，久则精绝。

②精绝：指阴精耗竭。

③神思曲运：指思虑过度。叶香岩《种福堂公选良方》提及："烦劳曲运神思，形与神交伤，阳气旋动，络血何以宁静。"

④君火：指心火。因心为君主之官，故名。君火居于上焦，主宰全身。

⑤翕然：表示……的样子。类似的用法有翕翕汗出，如《伤寒论・太阳病上》："太阳中风……啬啬恶寒，淅淅恶风，翕翕发热。"翕翕，形容出汗的样子或症状。朱丹溪在《格致余论・阳有余阴不足论》写道："主闭藏者肾也，主疏泄者肝也，二脏皆有相火，而其系上属于心。心君火也，为物所感则易动，心动则相火亦动，动则精自走，相火翕然而起，

虽不交会，亦暗流而疏泄矣。”

⑥安神养荣法：指养心安神、补养营血的治法，文中主要用于治疗烦劳阳痿。

【述评】

中医认为心主神明，为情欲之府，人的精神意识、思维活动，莫不由心主宰，当然也包括人的生殖功能在内，如性欲、性行为，即喻嘉言《医门法律》所说“心为情欲之府”。肾主藏精，司作强，出伎巧，主阴器之功能。心位于上焦，属火，以阳为主，肾居下焦，属水，以阴为主。心与肾有上下相交，阴阳相济的关系，相互协调，相互制约，保持相对平衡。若思虑过度，心神受伤，所愿不遂，君火内动，暗耗肾阴，宗筋失养而阳事不举。原文写到“君火时动，肝肾之火翕然而起，阴津受灼而成”，多见于烦劳者，症见虚热烦躁而失眠、手心干燥而发热、口苦咽干或口舌糜烂，治宜安神养荣法，方选远志丸（远志、菖蒲、茯苓、茯神、人参、龙齿、辰砂）。韩按：加柏子仁、枣仁、麦冬、熟地更妙，王孟英以川连、肉桂交通心肾，颇有巧思[1]。

本段主要讨论烦劳引起的阳痿，即心理因素导致的勃起功能障碍。因工作或生活压力增大，出现的焦虑、抑郁、紧张等不良情绪，会导致勃起功能障碍。因此，临床上对勃起功能障碍患者，进行精神心理评估具有重要意义[2]。勃起功能障碍患者可以通过专业量表进行评估，对疾病的诊疗有重要的作用。抑郁自评量表（self-rating depression scale，SDS）与焦虑自评量表（self-rating anxiety scale，SAS）是常用而且简单高效的自评工具。

【参考文献】

[1] 徐福松．韩善徵的《阳痿论》（未刻本）[J]．江苏中医杂志，1987（1）：40-42.

[2] Capogrosso P，Colicchia M，Ventimiglia E，et al. One patient out of four with newly

diagnosed erectile dysfunction is a young man-worrisome picture from the everyday clinical practice [J]. The Journal of Sexual Medicine，2013，10（7）：1833-1841.

● 郁结

【原文】

气郁则火郁，津液因此耗，精血因此枯，无以渗诸阳，灌诸络，故阳痿。凡此症每兼心脾，盖曲意不伸，是为心疾。又经云思伤脾，思则气结①也，多怒乃其本症。此外，若惊惋怔忡②，夜寐不安，及腹痛泄泻，泻出色黄而热，皆兼症。

【译文】

气郁则火郁，津液因此而消耗，精血因此而枯竭。津液精血不能渗透润泽诸阳（与阴相对，人体属阳的部位或功能），不能灌溉脉络，所以出现阳痿。大凡这种病症都会兼夹有心脾的问题。自己的心意不能随愿，这就成了心病。《内经》中也说思虑过度则伤脾，思虑过度则会使气机郁结不行，经常发怒是其基本症状。除此之外，若出现惊慌恐怖、心中惕惕不宁、夜间睡眠不安，以及腹痛腹泻、排泄物色黄而热，这些都是气火郁结所致阳痿的兼症。

【注释】

①思则气结：思虑则会使气机郁结。气结，指脾气郁结。脾主运化，忧思过度，则脾气郁结，运化失常，出现胸脘痞满、食减纳呆、大便溏泄等症状。

②惊惋怔忡：惊惋，即惊恐惋惧也，恐亦惧也；怔忡，即心中惕惕不安，不能自控的

一种病证。

【原文】

前条胆阳虚即是因郁所致，但彼因郁遏而生阳委顿[①]，此因郁结而壮火炽盛。一为阳衰，一为阳亢。因不同，症自异，故特分列以尽病情之变。

【译文】

前面一条的胆阳虚证就是因郁导致，但那是因为郁遏导致阳气生发无力，这里是因为郁结导致火热炽盛。一个是阳气虚衰的表现，一个是阳气亢盛的表现，病因不同，症状自然也不同。所以特地分门别类，详尽地论述病情变化的特点。

【注释】

①生阳委顿：生阳，生理学名词，出自《素问·阴阳别论》，指五脏相生而传，得其生气，如肝传心，为木生火。委顿，指精神不振，困倦。生阳委顿即阳气生发乏力。

【述评】

本段主要写到气郁则火郁而导致阳痿。当今男人多郁证，心理障碍者司空见惯，失恋失意，思虑过度，或夫妻不和睦，精神紧张，或性欲不一致，同房不协调，均可导致阳痿。肝主疏泄，调畅气机，司阴器之活动。若心情抑郁，所愿不遂，忧思郁怒，烦躁易怒，致肝失调达，疏泄不利，肝气郁结，气郁日久化火，耗伤津液，精血枯竭，宗筋所聚无能，遂致阳痿。治疗可考虑沈氏达郁汤加牡丹皮、山栀以疏肝解郁，清肝泻火。方中川芎、香附疏肝养血，理气行滞；柴胡疏肝，合升麻以升清气而解郁结；刺蒺藜，辛、苦，微温，归肝经，功能疏肝化瘀，通络荣筋。研究发现，蒺藜皂苷具有改善动脉血液循环、促进供血、降血脂和促进性欲作用[1]。徐福松教授、何映教授[2-3]皆有运用沈氏达郁饮治愈肝郁气滞型阳痿的报道。

此外，在勃起功能障碍的治疗过程中，要注意患者情绪，尽量安抚，对疑有抑郁或其他精神疾患时，建议到精神科咨询。积极进行心理疏导，改善或消除焦虑抑郁等精神因素，避免过度关注疾病，转移注意力，帮助患者夫妻进行有效沟通，树立夫妻双方信心，鼓励多尝试，学习性技巧等。

【参考文献】

［1］褚书地，瞿伟菁，李穆，等．蒺藜化学成分及其药理作用研究进展［J］．中国野生植物资源，2003（4）：4-7.

［2］金保方，李相如，周翔．徐福松教授辨治阳痿经验［J］．南京中医药大学学报，2008（5）：292-295.

［3］夏文生，何映．何映从“郁”调治心因性阳痿经验解析［J］．江苏中医药，2016，48（4）：29-31.

● 惊恐

【原文】

因惊恐①而阳痿者，有实有虚。经云惊则伤胆，又云惊则气乱②。气乱者，火气乱之也，清火必效。若讲元气，则肝胆之火更亢矣。叶香岩谓惊恐之人阳痿，火炎于上，不能下降是也。张石顽③曰：惊则气乱，郁而生火生涎。又曰：惊则神出于舍，舍空则痰饮乘虚袭入。

【译文】

因为惊恐而导致的阳痿，有实症也有虚症。《内经》说惊则伤人胆腑，又说惊则使人气机紊乱。气乱，即气火紊乱，清热降火必然有效。如果是指元气（元阳）紊乱，则肝胆之火就会更加亢盛。叶香岩说惊恐的人出现阳痿，是因为火气上炎，不能下降所致。张石顽说惊会导致气机紊乱，气郁则化火生痰涎。又说惊则心神出窍，心窍空虚，痰涎水饮会乘虚而入。

【注释】

①惊恐：人们常常把惊和恐合并在一起说“惊恐”，但从严格的意义上来看，惊和恐是两回事儿，即惊多自外来，而恐则常由内生。惊是对不期而至的事件的不良心理应激；恐是对预期事件的担心，可以持续较长时间，类似担心，恐与惊密切相关，而且多先有惊继而出现恐。中医认为，惊则气乱，恐则气下。

②惊则气乱：指突然受惊，使心气紊乱，以致心无所倚，神无所归，虑无所定，惊慌失措，心悸心慌等。

③张石顽：即张路玉。其在《张氏医通·神志门》中提到关于因受惊吓所致的疾病的描述：“惊则气乱，郁而生火生涎，涎与气搏，变生诸证，或短气，或自汗，或眠多异梦，随即惊觉。”治有温胆汤加熟枣仁，或选用远志丸、妙香散、平补正心丹、龙齿清魂散等方。又描述：“大抵惊则神出于舍，舍空则痰饮乘虚袭入，其神不得归焉。”

【原文】

是惊恐阳痿，有因痰与火者。盖气乱则火升，痰随之上逆，气机阻遏，不得下降，故阳痿。系实症，最忌峻补，宜清火涤痰。若夫虚者，经云恐则伤肾。

又云，恐惧不解则伤精，精伤则骨酸痿厥[①]，精时自下，此言因惊恐而精却[②]，以致肾阴大亏，故阳痿，即经所谓恐则气下[③]也。昔人用温补固谬，华岫云谓升阳亦不妥[④]，法宜固摄真元。

【译文】

因此，惊恐导致阳痿，有的是因为痰和火所造成。由于气机逆乱，则火气升而不降，痰随火气向上逆行，气机阻滞，不能下降，因此阳痿。这种情况属于实证，最忌峻补，应该清火涤痰。至于惊恐引起的阳痿虚证，《内经》说恐则伤肾，又说长期惊恐则伤人精血，精血伤则筋骨酸痛而痿，时有滑精。这是由于惊恐而肾精损伤，以致肾阴严重亏虚，所以出现阳痿，这就是《内经》所说的“恐则气下”。治疗此类阳痿，过去人们都用温补的方法固然是错误的，（然而）华岫云说用升提阳气的方法也是不妥当的，治法应该固摄先天元气。

【注释】

①痿厥：痿指身体某部分萎缩或失去机能，如下痿、阳痿；厥，指气闭，昏倒，又指逆冷，如昏厥、痰厥。痿厥，这里为偏义复词，即“痿”“痿病”。《素问·四气调神大论》曰：“逆之则伤肾，春为痿厥。”《素问·阴阳别论》曰：“三阳为病发寒热，下为痈肿，及为痿厥腨。”

②精却：精气衰退，肾精受损。《素问·举痛论》曰：“恐则精却，却则上焦闭，闭则气还，还则下焦胀，故气不行矣。”张景岳云：“恐惧伤肾则伤精，故致精却。却者，退也。”

③恐则气下：指过度恐惧伤肾，致使肾气失固，气陷于下的病机变化。

④华岫云谓升阳亦不妥：华岫云在《临证指南医案·阳痿》的按语中指出："阳痿……亦有因恐惧而得者，盖恐则伤肾，恐则气下，治宜固精，稍佐升阳。"

【述评】

本段就各家关于惊恐引起阳痿的观点进行了论述。胆既是六腑之一，又是奇恒之腑，胆主决断，是指胆具有判断事物，并作出决定的作用。胆的这一功能对防御和消除精神刺激因素造成的不良影响，以维持和控制气血的正常运行，确保各脏腑之间的关系协调具有重要作用。肝胆相互依附，互为表里，肝主谋虑，胆主决断，所以肝胆的相互协调，共同调节着精神思维活动的正常进行。临床上常见胆气不足之人，多易惊善恐，惊恐则伤及肾精，肾气失助，难充其力，故临时不兴、痿弱不举。对于恐惧阳痿者，多有房事受惊吓病史，或仓促野合，境界不佳，卒受惊吓，以致阳痿。每临房事，心存恐惧，临门而痿，胆怯多虑，心悸易惊，夜寐不安，遗精早泄，舌淡苔薄。治以补肾宁神，方选桂枝龙骨牡蛎汤加减。方中桂枝汤平补阴阳，调和营卫；龙骨、牡蛎益肾潜镇，收敛精气；山茱萸、枸杞子、楮实子补肾填精；潼蒺藜、川断补肾气；炒白芍、酸枣仁、钩藤敛阴镇静。诸药合用，共奏平补阴阳、益肾起痿、潜镇安神之效。病案举隅[1]：石某，男，40岁，1982年4月8日就诊。述某晚夫妻交合，将至射精，孩子推门而入，难堪羞愧惊恐，遂致阳痿，数月不起，寐不安宁，精神不振，头昏，自汗，腰酸腿软，脉弱无力。辨证：夫妻交合，阳旺之时，卒遇惊恐，惊则气乱，恐则伤肾，寐不安，自汗出数月，致阴阳两虚。治宜补益心肾，潜镇固摄。予以桂枝加龙骨牡蛎汤加味：桂枝12g，龙骨、牡蛎各25g，白芍15g，党参、山药、枸杞子、菟丝子各12g，生姜2片，大枣3枚，水煎服。服药6剂而愈。

所谓"心病还须心药医"，在药物治疗的同时，必须重视精神心理治疗，帮助患者了解自己的病因，排除忧虑，恢复信心。

【参考文献】

［1］孙东健，康凯．桂枝加龙骨牡蛎汤应用举隅［J］．山东中医杂志，1995（10）：454-455.

● 痰

【原文】

自来论阳痿者，动①云命门真火虚衰，例②进温热。而论阴虚者，已属罕觏③。至于因痰而痿，则千古未经人道。惟徐洄溪曰：阳升而不降，用涤痰法。王孟英④因而畅之曰：阳气上升，为痰所阻，不能下降。发前人所未及，为后世法，厥功⑤伟焉。盖此病多于体丰气旺者得之，必兼见痰凝气逆，或胸膈痞塞，或脘疼、呕吐、咳嗽等症。宜清火涤痰。

【译文】

历来论及阳痿病，常常说是命门火衰引起，治疗上一概使用温热药物。而认为是阴虚导致阳痿的，就已经非常少见了。至于因痰导致阳痿的，就从来没有人提及。只有徐洄溪谈到，阳气上升而不能下降所致的阳痿，应当用祛痰的方法。王孟英以此进一步畅说，阳气上升，被痰阻滞，不能下降，从而导致阳痿。他们阐述了前人未能谈及的阳痿病因，可以为后世所效法，其功劳是十分伟大的。此类阳痿多见于形体壮实，阳火偏旺之人，必然兼见痰凝气逆的症状，或有胸膈痞塞不通，或有胃脘疼痛、呕吐、咳嗽等症状，治疗上应该清火涤痰。

【注释】

①动：常常。

②例：一概。或者解释为按条例规定的；或者照成规进行的。

③罕觏：罕，少。觏：读音，gòu，遇见。

④王孟英：王士雄（1808—1868？），字孟英，号梦隐（一作梦影），又号潜斋，别号半痴山人、睡乡散人、随息居隐士、海昌野云氏（又作野云氏）。祖籍浙江海宁盐官，迁居钱塘（杭州），中医温病学家。其毕生致力于中医临床和理论研究，对温病学说的发展做出了承前启后的贡献，尤其对霍乱的辨证和治疗有独到的见解。其子王聚奎曾在太医院任御医。王士雄一生勤于著述，给后人留下了大量富有学术价值的医学文献，其中《随息居重订霍乱论》《温热经纬》《随息居饮食谱》《归砚录》《潜斋医话》和《王氏医案》是他的主要著作。

⑤厥功：厥，他的。功，功劳、功勋。

【述评】

"徐洄溪曰：阳升而不降，用涤痰法。王孟英因而畅之曰：阳气上升，为痰所阻，不能下降。"出自徐大椿的《洄溪医案》，书中卷三论"痰"篇云："嘉兴朱宗周，以阳盛阴亏之体，又兼痰凝气逆，医者以温补治之，胸膈痞塞，而阳道痿。群医谓脾肾两亏，将恐无治，就余于山中。余视其体丰而气旺，阳升而不降，诸窍皆闭，笑谓之曰：此为肝肾双实证。先用清润之品，加石膏以降其逆气；后以消痰开胃之药，涤其中宫；更以滋肾强阴之味，镇其元气。阳事即通。五月以后，妾即怀孕，得一女。又一年，复得一子。惟觉周身火太旺，更以养阴清火膏丸为常馔，一或间断，则火旺随发，委顿如往日之情形矣。而世人乃以热药治阳痿，岂不谬哉。[雄按：今秋藩库吏孙位申，积劳善怒，陡然自汗凛寒，脘疼咳逆，呕吐苦水，延余诊之，脉弦软而滑，形瘦面黧，苔黄不渴，溲赤便难。以二陈去甘草，加沙参、竹茹、枇杷叶、竹叶、黄连、蒌仁为剂。渠云阳痿已匝（满）月类，恐不可服此凉药。余曰：此阳气上升，为痰所阻，而不能下降耳。一服逆平痛定，呕罢汗止，即能安谷。原方加人参，旬日阳事即通，诸恙若失。]”

徐洄溪案中，患者阴亏于下，阳盛于上，身体肥硕，痰浊阻于中，阻滞气机，阳气不得降，水火不得既济，故生阳痿。病机在于痰湿中阻，前医以脾肾两亏，治以温补之剂，故罔效。后者以消痰开胃，涤其中宫，气机调畅，阳气得降，阳事复，故而收效。

王孟英案中，患者痰热阻滞，阳气不降，发为阳痿。脉弦滑、舌苔黄为痰热之象；痰热阻滞，气逆不降，见脘疼咳逆、呕吐苦水。治宜清热化痰，痰热去则气机畅，阳气降，则阳事通。

本部分主要论述因痰而致的阳痿。男科大家徐福松教授[1]认为，痰浊阻滞是阳痿发生的重要病机。临床主要症状为：口黏、口中有痰、咽喉异物感、胸闷、脘痞、性欲淡漠、苔白腻、脉滑[2]。然痰浊日久，郁而化热，即为痰热，临床主要症状为：心烦、口苦、胃灼热、呃逆呕恶、胸骨后不适、脉弦滑、苔黄厚腻。究其原因：当代人们的生活水平、生活质量的提高的同时，其饮食和生活习惯也随之改变，逐渐养成了久坐熬夜、吸烟酗酒、辛辣饮食、肥甘厚味、起居失宜等习惯，加之环境质量下降、气候变化、工作压力增加等，这些均会伤害脾胃，进而化生痰浊，日久化为痰热。

小结：两案皆为痰作祟，但一为痰浊，一为痰热，临床治阳痿遇体丰肥硕之人，治疗在于化痰通阳；遇苔黄脉弦滑之人，治疗在于清热化痰，切忌一味温补。

【金评】

痰痿之见，古人识者甚少。韩氏从徐氏和王氏医案中总结出因痰而痿的病机，为后世医家治疗阳痿开辟了一条新的思路，实属“厥功伟焉”。当今生活富足，膏粱厚味，易化痰生热。所以，当下临床见体丰肥硕之人，大多有高血脂高血压，苔见厚腻而黄，切忌温补，可考虑从痰热论治。

【参考文献】

［1］金保方，李相如，周翔．徐福松教授辨治阳痿经验［J］．南京中医药大学学报，2008，24（5）：292-295.

［2］赵伟，孙志兴，章茂森，等．徐福松阳痿分型证候标准量化研究［J］．中华男科学杂志，2018，24（10）：911-915.

● 湿

【原文】

王肯堂云：运气[1]阴痿[2]，皆属湿土制肾[3]。经云：太阴司天[4]，湿气下临，肾气上从，阴痿气衰而不举是也。又曰：阴痿弱，两丸[5]冷，阴汗如水，小便后有余滴臊气，尻臀[6]并前阴冷，恶寒而喜热，膝亦冷，此肝经湿热也。盖因湿而痿，皆因湿热耗其真阴所致，断无寒湿为患。

【译文】

王肯堂说："运气（时令）所致的阳痿，都是因为湿土克制肾水导致的。"《内经》说："太阴湿土司天的年份，湿气下趋，肾气上行，耗伤肾气，故肾气虚衰，继而阳痿不举。"王肯堂又说："阳痿，但见两睾丸发冷，阴汗如水，小便后点滴不尽，有臊气，臀部及前阴发冷，恶寒喜热，膝盖发冷，此为肝经湿热。"湿邪导致的阳痿，都是因为湿热耗伤真阴，绝无寒湿为患。

【注释】

①运气：五运六气学说。五运指木、火、土、金、水；六气指厥阴风木、少阴君火、少阳相火、太阴湿土、阳明燥金、太阳寒水。

②阴痿：即指阳痿。

③湿土制肾：根据五行相克理论，肾属水，土克水，故湿土制肾。

④太阴司天：太阴，太阴湿土；司天，运气术语，象征在上，主上半年的气运情况。太阴司天：逢丑、未之年就是太阴湿土司天。

⑤两丸：两睾丸。

⑥尻臀：尻，指屁股，也指脊骨的末端。臀，屁股。

【原文】

吾乡林羲桐[①]先生云：湿热伤及肝肾，致宗筋弛纵，为阳痿者，如筋角近火则软，得寒则坚。就眼前取譬，恰有至理，勿轻视之。其辨法，以舌苔黄厚，渴而不引饮，小便不清，或身重、胸痞等症，兼参可也。法宜清肝肾湿热。

【译文】

我的同乡林羲桐先生说：湿热下注耗伤肝肾，导致宗筋松弛不用，因此而发生的阳痿，就好比动物的筋角一样，靠近火热就变软，遇到寒冷就变得坚硬。从这就能领悟，阳痿的发生也是这个道理，千万不要忽略这个原因。它的辨证要点是舌苔黄厚，渴而不欲饮水，小便浑浊，或有身体沉重，胸脘痞满等其他兼症一起参考辨证。治法应该清肝肾湿热。

【注释】

①林羲桐：即林珮琴（1771—1839），字云和，号羲桐，丹阳后松卜村人。幼年随父

读书，勤奋好学。清嘉庆十三年（1808）中举人。翌年进京（北京）应试进士，未取，后弃儒学医，潜心研读《灵枢》《素问》等名家经典著作，以擅长治疗温病闻名，著有《类证治裁》。

【述评】

“经云：太阴司天，湿气下临，肾气上从，阴痿气衰而不举是也”出自《素问·五常政大论》。太阴司天，湿气下临，肾气上从，黑起水变，埃冒云雨，胸中不利，阴痿气大衰而不起不用。当其时反腰椎痛，动转不便也，厥逆。太阴湿土司天的年份，则湿气偏胜。湿性下趋，属土克水，格逆肾气，故肾气上从。湿邪耗伤肾气，故气衰而不举。

“王肯堂云：运气阴痿，皆属湿土制肾。又曰：阴痿弱，两丸冷，阴汗如水，小便后有余滴臊气，尻臀并前阴冷，恶寒而喜热，膝亦冷，此肝经湿热也”出自王肯堂的《证治准绳·杂病·前阴诸疾》。阴痿，皆耗散过度，伤于肝筋所致。经云：足厥阴之经，其病伤于内，则不起是也。肾脉大甚为阴痿。运气阴痿，皆属湿土制肾。仲景八味丸治阳事多痿不振。今根据前方，夏减桂、附一半，春秋三停减一，疾去精足，全减桂、附，只根据六味地黄丸（此法可治伤于内者）。阴痿弱，两丸冷，阴汗如水，小便后有余滴臊气，尻臀并前阴冷，恶寒而喜热，膝亦冷。此肝经湿热。宜固真汤、柴胡胜湿汤（此法可治湿气制肾者）。肾脉大，右尺尤甚，此相火盛而反痿。宜滋肾丸，或封髓丹。湿邪下注，耗伤肾气，肾气虚衰故阳痿不举。“凡冷，阴汗如水，尻臀并前阴冷，恶寒而喜热，膝亦冷”，虽是一派寒湿之象，但“小便后有余滴臊气”，提示此证为湿热下注肝肾。

“湿热伤及肝肾，致宗筋弛纵，为阳痿者，如筋角近火则软，得寒则坚”出自林珮琴的《类证治裁·阳痿论治》。其湿热伤及肝肾，致宗筋弛纵，为阳痿者，如筋角近火则软，得寒则坚，宜滋阴八味丸，或龙胆泻肝汤。湿热下注，伤及肝肾，肝主筋，故宗筋弛纵，发为阳痿。

湿热阳痿，是阳痿主要证型之一。现代男科大家徐福松教授[1]、王琦教授[2]等都把湿热下注作为阳痿发病的主要病机之一。尤其是在现代生活条件下，饮食条件改善，醇甘不节，过食醇酒厚味，积滞不化，戕伤脾胃，导致运化失常，聚湿生热，湿热下注而致宗筋弛纵，阳事不举[3]；或滥用温热补剂，湿热内生或感受湿热之邪，流注下焦，气机阻滞，下焦失于宣泄，宗筋弛纵而致阳痿；素体湿盛，偏嗜辛辣炙煿，而致湿热内蕴；或强力入房，忍精不泄，而致败精瘀滞精道，酿为湿热；或交合不洁，湿热毒邪盘踞肝脉；或热病后湿热未清，下注肝经等均可致湿热下注，伤及肝肾，宗筋痿废不用[4]。其主要症状表现为口苦咽干、阴囊潮湿、小便短赤、大便溏臭，舌质红、苔白腻或黄腻、脉滑数或濡数[5]。然《湿热论》有云：湿热之邪，不自表而入，故无表里之分，而未尝无三焦可辨[6]。故徐福松强调临证时仍当分清上、中、下三焦，分而治之[7]，临床可参。

【金评】

湿热体质，分布甚广。湿热阳痿，临床多见。然“盖因湿而痿，皆因湿热耗其真阴所致，断无寒湿为患”，是否太过绝对？寒湿闭阻，血脉不通，发为阳痿，临床也不少见。临诊时应望闻问切，四诊合参。

【参考文献】

［1］应荐，徐福松．诊治阳痿八法［J］．中国中医药信息杂志，1999，6（9）：52.

［2］王琦，曹开镛．中医男科学［M］．天津：天津科学技术出版社，1988：45.

［3］秦国政．现代中医从病因论治阳痿研究现状述评［J］．中医药学刊，2001，19（5）：

435-437.

[4] 陈子华.阳痿的中医辨治[J].中国社区医师杂志，2001，(11)：29-30.

[5] 卫闯，黄晓军，刘超，等.湿热型阳痿病辨治的现代文献研究[J].中华中医药学刊，2017，35(4)：3.

[6] 薛雪.湿热论[M].北京：人民卫生出版社，2007：52.

[7] 赵伟，孙志兴，章茂森，等.徐福松阳痿分型证候标准量化研究[J].中华男科学杂志，2018，24(10)：911-915.

● 暑

【原文】

因暑①而痿②者，古今方书，汗牛充栋，尽属茫然。我朝周禹载③始言之，其曰：膏粱富贵④之人，暑月阳事⑤痿顿，医以温热进之，误也。湿热交蒸，石金渗润⑥，草木流膏⑦。精神亏乏之人，时令应之⑧，金风一鼓⑨，万类肃然⑩，宜黄连解毒合生脉散⑪。

【译文】

因感受暑热之邪而导致的阳痿，尽管古今方书众多，汗牛充栋，但都语焉不详，论述不清。我（清）朝周禹载先生首先提出“日常进食肥甘厚味的富贵之人，于盛夏时节感受暑热，出现阴茎萎弱疲软，医生却用温热的药物治疗”，这是错误的。酷暑时节，湿热交互蒸腾，金石像被晒化，表面润泽，草木像被炙烤一样，流出油脂。人生天地间，素来精神困乏之人，感受暑湿（时令应之），委顿疲软，若秋风一起，万物萧降，暑气尽消，人也会变得神清气爽，疾病得愈。按照取类比相的道理，治疗暑热阳痿应该用黄连解毒汤合生脉散。

【注释】

①暑：暑，热也。本意是指炎热，此处指中医六淫之一，暑热之邪。

②痿：痿弱不用，因暑邪之气所致气血津液亏虚，筋脉肌肉失其濡养，这里特指阳痿。

③周禹载：周扬俊，清代医家，字禹载，苏州府（今江苏苏州）人。少攻举子业，屡试不第，年近四十，乃弃儒习医，钻研仲景书十余年。撰《温热暑疫全书》四卷（1679），依次论温、热暑、疫诸病，选辑《伤寒论》《温疫论》原文，详加阐释。康熙十六年（1677）取《伤寒论条辨》《尚论篇》，附以己见，编成《伤寒论三注》十六卷。又补注《金匮方论衍义》而成《金匮玉函经二注》二十二卷（1687）。

④膏粱富贵：饮食精细肥美的富甲权贵；或形容吃喝穿戴奢侈华贵之人。

⑤阳事：阳，指的男性生殖器。事，是动词，指男性生殖器官的性功能活动。

⑥石金渗润：石金即金石，泛指金石矿物等。石金渗润，形容天气炎热潮湿，金石像被晒化了，表面一层润泽。

⑦草木流膏：流膏为流脂，流出油脂。宋·梅尧臣《和蔡仲谋苦热》有云："大热曝万物，万物不可逃；燥者欲出火，液者欲流膏。"草木流膏是形容草木被晒得像流出油脂一样。

⑧时令应之：时令：令节或月令。《后汉书·明帝纪》有云："班时令，敕群后。"李贤注："时令谓月令也，四时各有令。"应之：对应之意。

⑨金风一鼓：金风一词出自《文选·张协》："金风扇素节，丹霞启阴期。"李善注："西方为秋而主金，故秋风曰金风也。"五行中金主秋，金风也指开始西北风刮起的时节。这里

是指秋季的到来。一鼓，这里指的始做之意。

⑩万类肃然：金属阳明燥经，气机升降运动中阳明主右降，主万物肃杀之气，阳气开始敛降潜藏于地下。这里指秋天的气息特点，万物开始凋零，一片肃杀之象。

⑪ 黄连解毒汤合生脉散：黄连解毒汤出自《肘后备急方》，主治三焦火毒证。组成：黄连、黄柏、黄芩、栀子。生脉散出自《医学启源》，人参补中益气生津，麦冬填补肺胃之精，五味子酸涩补虚、酸甘化阴。

【原文】

虽寥寥数行，足以开往古而示来兹①矣。若在夏月阳痿，而有壮热心烦、口渴欲饮、蒸蒸自汗、喘咳、面垢、齿燥②等症，切勿例③用温热峻补，以效前人之尤④。

【译文】

虽然寥寥数言，足以揭开（揭示）既往的错误思想，同时启示后人。如果在夏天罹患阳痿，且伴有高热、心烦，口渴欲饮，蒸蒸自汗出，咳喘吁吁，面有垢色，牙齿干燥等症状，千万不要墨守成规，使用温热峻补之药，去仿效前人错误的做法。

【注释】

①开往古而示来兹：开，打开、揭示。来兹，来年或者泛指今后。

②喘咳、面垢、齿燥：喘：是阳明腑实证症状之一，由大便不通肠道内压高，压迫膈膜导致喘。咳：黄元御《四圣心源》曰："肺主气，肺气清降，呼吸静顺，故不咳，肺金不降，胸膈壅阻，逆气冲激，则咳嗽生焉。"面垢：指脸色灰暗，如蒙尘土污垢，洗之不去的表现。见《伤寒论·辨阳明病脉证并治》多因感受暑邪或胃热熏蒸所致。《秘传证治要

诀·伤暑》云："伤暑以自汗、背寒、面垢。"齿燥：牙齿表面干燥不润泽。

③例：按条例规定的，照成规进行的。

④效前人之尤：效：仿效，效法。尤：过失。仿效前人错误的做法。

【述评】

现代社会居住条件大为改善，消暑降温措施广泛普及。暑热诱发阳痿的情况较为少见。山西王金亮[1]曾详细记录一例其父亲治疗暑日阳痿的医案，现录之以飨读者。

1999年盛夏，暑热绵绵，有一男性患者求诊于家父。自诉新婚不久，阳痿不举，甚为苦恼，观其病历，已用肾气汤、五子衍宗丸、赞育丹等方，可谓是肾阴肾阳同治，滋阴补肾，温阳起痿，应有尽有，但疗效不显。

家父详问病情，观其病情：患者精神不振，自汗淋漓，食欲不振，口黏不爽，大便溏薄，舌苔黄腻，脉滑数。家父思虑再三，即以处方：炒杏仁12g，白蔻仁9g，川厚朴9g，薏苡仁30g，半夏9g，通草5g，滑石粉12g，竹叶9g，石菖蒲9g。水煎服，每日1剂。

余观其方，赫然一"三仁汤"也，余甚是不解，向父求因。父云："患者患痿，时值盛夏暑期，暑热连天，人在气交之中，焉能不受四时气候之影响。此案虽为阳痿，但为湿所困，然此大热季节，亦不可过用温补，即使用之，因湿热遏伏，亦属枉然。前贤医家常说：'湿热酝酿，大筋软短，小筋弛长则痿。'三仁汤虽为湿温病所设，但其清暑利湿，不妨一用，以图良效。"余听后，疑虑顿失。

患者服药后果然饮食增加，精神好转，每于夜间，阴茎有勃起之象。又加藿香、佩兰清暑醒湿，再进10剂后，一切正常。入秋后嘱服金匮肾气丸调理，后知病愈，爱人已怀孕。

本案与韩氏所述"暑日阳痿"如出一辙，尽管未用黄连解毒合生脉散类药物，而是用

“三仁汤”药到病除，究其医理，降气化痰，清热利湿，殊途同归。

尽管暑邪致痿比较少见，但文中提到的平素肥甘厚腻之人，出现口渴欲饮、蒸蒸自汗出、面垢、齿燥等阳明腑实的症状则较为常见。当今社会物质极度丰盛，许多人营养过剩，再加上夏日啤酒宵夜、烧烤撸串，阳明腑实之人大有人在，这类人罹患阳痿，切忌补肾壮阳，理应清暑利湿、下气降逆，采用韩氏之法治之，理当速效！

【参考文献】

［1］王金亮．三仁汤起痿［N］．中国中医药报，2012-10-25（004）．

不内外因[①]

● 跌扑[②]

【原文】

经云[③]：人有堕坠，恶血留内，腹中胀满，不得前后，先饮利药。盖跌扑则血妄行，每有瘀滞精窍[④]，真阳[⑤]之气难达阴茎，势遂不举。法宜通瘀利窍。

【译文】

《内经》说有堕坠跌伤的人，瘀血内停，腹部胀满，大小便不通，要先服通便导瘀的药物。因为跌扑外伤，致使血液不能正常循行于脉管中，血行于外而形成瘀血，常有瘀血阻滞精窍，元阳之气不能通达阴茎，导致阴茎不能勃起。治疗此类阳痿应该用化瘀通窍的方法。

【注释】

①不内外因："三因学说"是宋代陈言在《内经》《金匮要略》的基础上，根据"千般疢难，不越三条"为主导思想，撰写《三因极一病证方论》中提出的。《三因极一病证方

论·卷之二·三因论》曰："六淫，天之常气，冒之则先从经络流入，内合于脏腑，为外所因；七情，人之常性，动之则先自脏腑郁发，外形于形体，为内所因；其如饮食饥饱，叫呼伤气，尽神度量，疲极筋力，阴阳违逆，及至虎狼毒虫，金疮踒折，疰忤附着，畏压缢溺，有背常理，为不内外因。"陈氏"三因学说"传承仲景之"三因学说"而有所发挥，明确了内外之别并指导辨证，对后世产生深远的影响。

②跌扑：跌指摔落，扑指倾倒。泛指各种外伤、扭挫伤。

③经云：出自《素问·缪刺论》。

④精窍：精血出入的之所。

⑤真阳：真阳寓于命门之中，为先天之真火元阳，人的生命原动力。

【述评】

跌扑外伤导致阳痿临床并不少见，主要见于骨盆骨折、脑外伤、脊柱损伤以及阴茎损伤等。跌扑外伤（除外阴茎损伤）致痿往往被患家及医家所忽视，究其原因，跌扑刚刚发生时，疼痛、肿胀、出血或者运动机能丧失，均需要重点关注及处理，暂时无暇顾及跌扑对性功能的影响。

骨盆骨折所致勃起功能障碍最为常见，缘由是骨盆骨折可能造成支配阴茎的血管和神经的损伤，从而导致 ED。此外，骨盆骨折损伤动脉可能导致尿道远端缺血坏死，尿道重建手术造成的二次损伤也是造成 ED 的常见医源性病因之一。孙利明[1]将骨盆骨折致阴茎勃起功能障碍分为神经源性、血管性、心因性及混合性 4 种类型。对于明确有血管或神经损伤的患者，可采取手术重建的方法治疗。对于血管性或心因性 ED 患者，可以采用血管活性药物[2]（如 PDE-5 抑制剂）或者中医中药进行治疗[3]。

男性脊柱或脊髓损伤患者，其勃起和射精功能也常常受到损害，其原因在于腰骶段脊髓存在勃起反射的低级中枢。我们知道，反射性勃起起源于脊髓的 S2 ～ S4 节段，其有效刺激是直接对阴茎的触摸，如摩擦龟头或阴茎；精神性勃起的冲动从大脑发出后必须经过T11~ L2节段的脊髓处理，其反射通路还包括腹下神经、交感神经和盆神经，其有效刺激是性幻想和色情刺激。无论是反射性勃起，还是精神性勃起，均需要脊柱脊髓的参与。研究表明，脊髓损伤患者性功能障碍的发生率为28%~60%[4]。此外，腰椎问题尤其是与临床比较常见的腰椎间盘突出疾病与男性性功能障碍的发生密切相关。关于这个问题，金保方教授有较为深入的认识，他认为腰椎间盘突出可以造成早泄、阳痿、异常勃起以及频繁遗精等男性性功能异常，还可以导致尿频、睾丸疼痛等男科疾病。[5]

《阳痿论》所述跌扑阳痿，主要从瘀血立论，认为瘀血内停，腹部胀满，致使血液不能正常循行于脉管中，常有瘀血阻滞精窍，使气血不能通达阴茎，从而导致阳痿。治疗上主张化瘀通窍。金保方教授曾运用活血化瘀加理气法治疗腰椎骨折阳痿患者，取到了较好的效果。现选录1例供读者赏析。

方某，男，39岁，2011年5月12日初诊。患者年前不慎从高处坠地致腰椎骨折，经南京某三甲医院手术及住院治疗4个月后，腰痛已不明显，惟阴雨天略为加重。但是，从此阳事不举，或勃而不坚，不能正常同房，性欲基本正常。患者自行服用西地那非，疗效不显后辗转至南京某医院男科门诊，服用大剂活血化瘀中药2个月未见寸功。现患者时有头晕，其他无明显不适，舌质紫黯有瘀点，苔薄白，脉弦细而涩。结合病史及舌脉，当属气滞血瘀证，前医予活血化瘀当属对证之方。细思患者既已久病，非独血瘀，当兼气虚气滞，遂以桃红四物汤合补阳还五汤加减：桃仁10g，红芪10g，当归10g，川芎6g，赤芍10g，白芍10g，生黄芪30g，川牛膝10g，蜈蚣2条，地龙10g，柴胡10g，青皮10g，陈皮10g，郁金10g，水煎服。28剂后，勃起功能改善，已有成功性生活，继予上方加鸡血藤15g，服用2个月后告愈。

赏析：创伤性阳痿，临床上一般采用用活血化瘀法治疗，但或效或不效。究其原因，新伤以瘀血为主，久病必血瘀夹虚，在活血化瘀的同时要补气理气，气行则血行，故以益气活血之补阳还五汤加柴胡、青陈皮、广郁金、蜈蚣施治。方中重用黄芪大补元气，既可补气活血，又能补气以生血；当归、川芎、芍药、桃仁、红花活血化瘀；地龙、蜈蚣搜剔经络瘀滞；然经络瘀滞，未有气机不闭郁者，而致血流更涩，故加柴胡、郁金、青陈皮疏理肝气以助血行。服药 3 个月，正气得复，瘀滞渐开，宗筋得养，故而顽疾可瘥。

【参考文献】

[1] 孙利明，郭庆翔 . 173 例骨盆骨折致阴茎勃起功能障碍的临床分析 [J] . 齐齐哈尔医学院学报，2016，37（11）：1472–1473.

[2] 苗建华，吾路汗·马汗，等 . 骨盆骨折合并后尿道损伤与单纯骨盆骨折对男性性功能影响的对比研究 [J] . 中国骨与关节损伤杂志，2016，31（4）：337–340.

[3] 周兴明 . 骨盆骨折所致阳痿治验 [J] . 吉林中医药，2000（4）：56.

[4] 贺石生，侯铁胜，李明，等 . 男性脊柱骨折合并不完全性脊髓损伤患者性功能障碍分析 [J] . 中华创伤杂志，2003（5）：14–16.

[5] 谷亚龙，张新东，金保方 . 腰椎病变与男科疾病医案 6 则 [J] . 中国性科学，2015，24（5）：85–88.

● 阻逆

【原文】

欲火大动，欲交媾①，或因事中止，或因女子拂其意，精阳内窍②，气不下通，是以阳痿。宜用秃笔灰③法。

【译文】

男子在欲火中烧的状态下，阴茎勃起准备性交，或因突发事情而终止，或因女子拒绝同房而终止，则败精阻于精道，气血不能下达阴茎，从而导致阳痿。此类阳痿应该用秃笔灰法治疗。

【注释】

①交媾：阴阳交合，这里指男女房事。《后汉书·周举传》曰："二仪交构，乃生万物。"

②内窍：此处指生殖管道。

③秃笔灰：用坏的毛笔头烧灰。

【述评】

前面从内因（肾、肝胆、胃、烦劳、郁结、惊恐、痰）、外因（湿、暑）的角度论述阳痿，本段主要论述了不内外因之一的阻逆引起阳痿病的病因病机及治法。依据《三因极一病证方论·三因论》分法，外因指六淫，感之则邪从外入，内合于脏腑。内因指病自脏腑郁发，如脏腑功能失调、七情内伤等。阻逆非六淫袭体，也非脏腑内伤，故将其归为不内外因。

男子欲同房，阴茎已勃起，或因突发有事而终止性交，或因女子拒绝而未能性交，导致败精阻窍，气血不能下达阴茎，所以阳痿。治疗此类阳痿，宜用秃笔头[③]烧灰，酒服。具体见于俞震《古今医案按·阳痿》，原文如下："一少年新婚，欲交媾，女子阻之，乃逆其意，遂阴痿不举者七日。以秃笔头烧灰，酒下二钱而起。"

● 劳伤

【原文】

作劳[①]过甚，有伤宗筋[②]，阳弱不用，宜补血荣筋。

【译文】

劳作太过，损伤阴茎，导致阴茎痿软不能勃起，宜用补血荣筋的方法。

【注释】

①作劳：劳作，劳动。

②宗筋：此处指男性外生殖器，具体见前注。

【述评】

适度的劳作可以增强体质，提高身体机能，但过度的劳作对身体来说是一种损耗，久而久之会导致阴茎疲软，勃起障碍。在农业社会的旧中国，九成以上的人口都是面朝黄土背朝天的农民，部分农民终日劳作都不一定能填饱肚子，如碰上战乱、灾荒之年，不要谈温饱，就是生命都不一定得到保障，在过度的劳作中，身体极度消耗，生存压力巨大，性需求和性能力就自然下降了。

那么，过度的劳作和阳痿之间存在着什么样的联系？首先要明白性欲是如何唤起的，引起性欲大致有两种方式：其一为心理性。即与性兴奋有关的视、听、嗅等刺激传入大脑皮层的高级神经中枢，再将信号传至胸腰处的低级神经中枢，引起相应的神经组织兴奋，最终使阴茎动脉扩张，血流量增多，引起阴茎勃起，此种勃起无生殖器接触。其二为接触性，外生殖器受到直接触摸、走路摩擦等局部刺激可引起反射性勃起，这是通过刺激腰骶髓的低级中枢的性兴奋后实现勃起。

过度劳作导致阳痿的原因之一在于干扰了性欲唤起，包括大脑功能受到抑制，大脑皮层边缘情感中枢的兴奋性降低，以及垂体促性腺激素和睾丸雄激素的分泌减少导致性兴奋降低[1]。此外，阴茎不举或举而不坚反过来给当事人以强烈的挫败感。对于性问题，人们常常给予过度关注，神经质的人尤甚，多次性交失败引起的窘迫和焦虑往往是巨大的。不断累加的强烈的心理障碍进而成为阳痿的始动因素，如不及时纠正，将使阳痿的程度越来越重。

如果长期保持高强度的劳动，还会引起生殖系统器质性的改变。现代研究表明，过度的劳动会导致自由基水平剧增，引起代谢失常和免疫功能降低，从而诱发阳痿。自由基是一种具有强氧化作用的化学物质，当与细胞膜上脂质相互作用时，产生过氧化脂质（lipid peroxidase，LPO），破坏细胞膜的完整性、通透性和流动性，损伤阴茎的血管平滑肌和内皮细胞功能，影响阴茎的血供，久而久之对生殖系统造成不可逆的病理损害，引起器质性改变。广泛存在于机体细胞的超氧化物歧化酶（superoxide dismutase，SOD）可以通过歧化反应消除氧自由基，并且降低 LPO 的形成。但在过度劳作的情况下，一方面局部组织内乳酸生成增多，使胞浆烟酰胺腺嘌呤二核苷酸浓度下降，抑制 SOD 等自由基清除酶的活性；另一方面自由基大量产生，超过机体的分解能力时，SOD 等酶类被大量消耗，无法阻止脂质过氧化过程，使 LPO 大量生成[2]。

治疗过度劳作造成的阳痿，中医常采用补血荣筋法，《医略六书》曰："肝气虚衰，生阳不振，故肝血不能荣筋，筋痿不得自收持焉。"肝藏血，主筋，乃罢极之本，足厥阴肝经绕阴器，结于宗筋。若病者先天禀受不足，或过于戕伐，致令精血亏损，水不涵木；或大病久病，久劳虚损，内伐肝阴，宗筋脉络失与濡养，而致筋痿。《杏苑生春》载有补血荣筋丸，由肉苁蓉、牛膝、天麻、木瓜、鹿茸、熟地、菟丝子、五味子组成。熟地补阴滋肾以生肝血，鹿茸暖肾补阳以振生气，菟丝子补肾荣木，肉苁蓉润燥温肝，怀牛膝补肝肾壮筋骨，天麻散风湿发肝阳，肉五味子固津液以养肝，木瓜舒筋络以醒脾也。丸以白蜜之润下，以参汤之补使血气得力则精髓内充，而肝藏受荫，筋络得养，筋痿无不健旺矣。

【参考文献】

［1］Sytsma TT, McCoy RG. 37–Year–Old Man With Fatigue and Erectile Dysfunction［J］. Mayo Clin Proc，2019，94（7）：e85–e90.

［2］左亮，蔡红花，陈丽艳．黄芩苷对运动小鼠超氧化物歧化酶及脂质过氧化的影响［J］．时珍国医国药，2008，19（11）：2766–2767.

阳痿论　卷下

● 周慎斋[1]

【原文】

一人年二十七八，奇贫，鳏[2]居，郁郁不乐，遂患阳痿，终年不举。温补之药不绝，症日甚，火升于头，不可俯。清之降之，皆不效，服建中汤[3]稍安。一日读本草见蒺藜[4]，一名旱草，得火气而生，能通人身真阳，解心经之火郁。因[5]用斤余，炒香，去刺，成末，服之效，月余诸症皆愈。

【译文】

一男子，二十七八岁，非常贫穷，没有妻子，独自生活，郁郁寡欢，于是阳痿，终年不能勃起。不断服用温补药物，阳痿症状日趋严重。火邪升于头部，导致不能低头。使用清火、降火的方法治疗，都没有效果，服用建中汤后，略微缓解。一日（周慎斋）读本草书籍时，看到蒺藜这一药物，蒺藜（应是白蒺藜）又名旱草，禀火热之气而生，能够通调人体元阳，疏解心经郁滞的火邪。于是用白蒺藜一斤有余，炒至有香味溢出，去掉蒺藜的刺，碾成末，服用后立刻见效。一个多月后，所有的病症都治愈了。

【注释】

①周慎斋：周之干（1508—1586），字慎斋。明代安徽太平县西隅人（今安徽黄山黟县一带）。中年患中满疾，遍访名医无效，后广搜方书，精研岐黄，自疗而愈。其为医，务究阴阳五行之理，意在扶阳抑阴；精通脉学，长于内伤，活人甚众。另著有《慎斋三书》《脉法解》，并由后人记录整理为《慎斋遗书》《慎斋医案》《医家秘奥》等传于世。《慎斋遗书》约成书于明万历元年（1573），当时书未成刊。清乾隆三十九年（1774）由王琦（字载韩，号琢涯，晚号胥山老人）得勾吴逋人（即清代医家姚球）删订本，并获张东扶、钱登谷诸藏本互参补正，惜校刻未竟便辞世，后由其外孙赵树元终成之，首刊于乾隆四十一年（1776）。

②鳏（guān）：无妻或丧妻的男人。

③建中汤：一般指小建中汤而言。小建中汤：桂枝三两（去皮），甘草二两（炙），大枣十二枚（擘），芍药六两，生姜三两（切），胶饴一升。主治因中焦脾胃不足引起的悸而烦的症状，用小建中汤温养中脏，则悸烦自除。

④蒺藜：有潼蒺藜（又名沙苑子）、白蒺藜之分。因潼蒺藜无刺，而白蒺藜有刺，后文又有“炒香”“去刺”之说，故此处指白蒺藜。本品由 5 个分果瓣组成，呈放射状排列，直径 7 ～ 12mm。常裂为单一的分果瓣，分果瓣呈斧状，长 3 ～ 6mm；背部黄绿色，隆起，有纵棱及多数小刺，并有对称的长刺和短刺各 1 对，两侧面粗糙，有网纹，灰白色。质坚硬。无臭，味苦、辛。以颗粒均匀、饱满坚实，灰白色者为佳。

⑤因：于是。

【原文】

善按：郁郁不乐，遂成阳痿。是类然因郁久而气凝血滞，不得流通所致，法宜开郁解结为主。夫郁久则肝阳必炽，施以温补，用火济火，固属大谬。所云服建中汤稍安，亦未

可尽信。至于服蒺藜一法，恰中病情，盖白蒺藜性升而散，能入肝经泻气破血，气舒血行，则郁结开而病自愈。即案中解火郁三字，可以括①蒺藜之用矣。乃必援②通真阳之说，以强合阳虚圈子③内，是亦未免支离④耳。

【译文】

韩善徵按：郁闷不乐，遂成阳痿，这一类的阳痿是因为抑郁太久，导致气机郁结，血液凝滞，不能够流转通达所致。治法应以开郁散结为主。正所谓忧郁时间太久必然导致肝阳炽盛，此时再用温补的治法，无异于火上浇油，是极其错误的做法。医案中所说的服用建中汤后稍微好转，不可以全信。至于服用白蒺藜这一方法，的确是正中病情。因为白蒺藜药性升散，能够入肝经舒畅郁结的气机，疏通凝滞的血脉，待到气机舒畅，血脉运行，则郁结开而阳痿病愈。医案中解火郁三个字，可以概括白蒺藜的功效。至于医案中非要引用前人的说法，认为白蒺藜通真阳，生硬地将本病强加到阳虚证的范畴，就未免太过于不切实际了。

【注释】

①括：包容，如包括、概括、总括、囊括。

②援：引用，如援用、援引、援据。

③圈子：泛指环形的东西；集体的范围或活动的范围。语出《朱子语类》卷六五："龟山取一张纸，画个圈子，用墨涂其半。"此处指范围、范畴讲。

④支离：离奇，虚妄。

【述评】

该医案出自《慎斋遗书》，主要描述心情抑郁致痿，即肝郁致痿。

主要症状表现：情志抑郁，郁郁寡欢而阳痿。迭服温补药物，阳痿日趋加重，且出现头部火热（可能面红、起溃疡疔疮等），不能低头等上火表现。给予清火、降火的方药治疗，都没有效果，服用建中汤后，症状略微缓解。

辨证：郁久气凝血滞，即肝郁气滞血瘀且久郁化火。

证候分析：肝主筋，过阴器，且肝为刚脏，喜调达而恶抑郁，肝郁日久，气机郁结，血液凝滞，气血不能通达于阴茎，故阳痿。此时治法应以开郁散结为主，给予疏肝理气、散结活血之品（如柴胡疏肝散、血府逐瘀汤等），阳痿可疗。肝郁日久易化火，此时却使用温补的药物治疗，无异于火上浇油，故而阳痿加重，又增头部火热诸症。医案中所说的服用建中汤后稍微好转，不可以全部相信。

治则治法：开郁解结，清解郁火为主。

方药：蒺藜一味，斤余，炒香，去刺，成末。

肝郁是目前比较普遍认可的阳痿病因之一，本书也多有提及，在此不展开讨论。韩善徵认为“郁久则肝阳必炽”，若施以温补，用火济火，是非常错误的，所以症状日趋严重。暗含之意：此类阳痿应该养肝阴，疏肝气为治。同时，子病及母，应辅以滋阴补肾之药方能周全。徐福松教授曾记录一个医案，与此案颇为相合，现录之，以补本案有“药”无方之憾。

徐福松医案[1]：患者武某，44 岁，2001 年 5 月 20 日初诊。因心情郁闷，与妻不和半年余。近月来阴茎勃起困难，性欲低下，伴胸闷不畅、两胁胀满、时有嗳气、食欲减退、二便调畅。舌苔薄白，舌质略红，脉象细弦。辨证：肝郁不舒，肾阴亏虚，宗筋不畅。立法：疏肝解郁，滋阴补肾，调畅气机。处方：沈氏达郁饮加减。药用醋柴胡 10g，制香附 10g，广郁金 12g，白芍药 15g，合欢皮 15g，青皮 10g，陈皮 10g，白蒺藜 30g，山萸肉 15g，五味子 3g，生甘草 6g。水煎服，每日 1 剂，连服 7 天。

患者于 2 个月后来诊，诉服上药 7 剂后病已痊愈，未再服药。

徐老按:《杂病源流犀烛》云:“又有失志之人,抑郁伤肝,肝木不能疏泄,亦致阴痿不起。”肝为刚脏,主疏泄,性喜条达,可能包括阴茎勃起和射精功能在内。当今男人多郁证,心理障碍者司空见惯,似与肝气郁悒不舒,疏泄功能失常有关。故阳痿常有从肝论治者,非从肾治疗所能奏效。沈氏达郁饮为常用治痿名方,白蒺藜治阳痿源出于此。《古今医案按》白蒺藜用量竟达 1 斤之巨,可见本品非多用重用不足取效。

本案出彩之处是白蒺藜的应用。白蒺藜一药,各家本草均有提及。《神仙秘旨》云:“蒺藜子一硕,七八月熟时收取,日晒令干,舂去刺,杵为末。每服二钱,新汲水调下,日三服,勿令中绝,断谷长生。服之一年以后,冬不寒,夏不热。二年,老者复少,发白复黑,齿落更生。服之三年,身轻长生。”《神农本草经》记载:“蒺藜子,味苦温,主恶血,破癥结积聚,喉痹,乳难,久服长肌肉,明目轻身。一名旁通,一名屈人,一名止行,一名犲羽,一名升推。生平泽,或道旁。”《本草汇言》记载:“刺蒺藜,去风下气,行水化癥之药也。其性宣通快便,能运能消,行肝脾滞气,多服久服,有去滞之功。”《本经逢原》云:“白蒺藜为治风明目要药。”《本草纲目》云:“白蒺藜,甘温无毒,补肾,治肾痛泄精,虚损劳乏。”《名医别录》谓之:“主身体风痒,燥涩顽痹,一切眼目翳障等疾。”《本草正》记载:“白蒺藜,凉血养血,亦善补阴。用补宜炒熟去刺,用凉宜连刺生捣。去风解毒,白者良。”《本草新编》云:“蒺藜子,沙苑者为上,白蒺藜次之,种类虽异,而明目去风则一。但白蒺藜善破癥结,而沙苑蒺藜则不能也;沙苑蒺藜善止遗精溺,治白带,喉痹,消阴汗,而白蒺藜则不能也。”《本草便读》云:“白蒺藜,善行善破,专入肺、肝,宣肺之滞,疏肝之瘀,故能治风痹目疾,乳痈积聚等症。温苦辛散之品,以祛逐为用,无补药之功也。”《药性论》云:“治诸风疬疡,破宿血,疗吐脓,主难产,去燥热。”《日华子本草》云:“治奔豚肾气,肺气胸膈满,催生并堕胎。”《本草图经》云:“主痔漏,阴汗,及妇人发乳,带下。”《会约医镜》云:“泻肺气而散肝风,除目赤翳膜,肺痈,乳岩,湿疮。”《本草再新》谓之:“镇肝风,泻肝火,益气化痰,散湿破血,消痈疽,散疮毒。”《中药学》教材关于白蒺藜的性味归经及功效有描述如下：苦、辛，平，归肝经。效可平肝，疏肝，祛风明目、止痒。

白蒺藜功效各执一词，总结起来主要有以下几个方面：补益、疏肝、明目、息风解毒以及破癥结积聚等。观其功效，总与肝经相关。白蒺藜一味药，独入肝经，味苦可泻肝经之火，味辛可行肝经之气，其单品之性味归经，恰合本病肝郁阳痿的病机。但终归因为其药味单一，清泻肝火之力有限，但本病肝火因肝郁而起，故疏肝即可使肝火渐降。或许是服用白蒺藜一个月后，方才治愈本证的原因。

至于文中讲白蒺藜能“通人身真阳，解心经之火郁”之说，历代本草均未做相关描述，韩氏本人讲“即案中解火郁三字，可以括蒺藜之用矣。乃必援通真阳之说，以强合阳虚圈子内，是亦未免支离耳”颇为恰当。一针见血地指出不能把所有的阳痿归到阳虚的范畴里来，即使“解火郁”有效，也要强行纳入“阳虚”范畴，做派实在离奇古怪。笔者对于“通人身真阳”之说，亦不敢苟同。至于解心经火郁，亦无从谈起，如果论述为解肝经火郁，似乎更为恰当。

现代药理研究表明，白蒺藜治疗勃起功能的机制与其调控血管内皮细胞（vascularendo-thelial cell，VEC）的功能有关。阴茎实质上是一个结构复杂遍布血管的器官，来源于髂内动脉的阴茎深动脉发出螺旋动脉支，分布于阴茎海绵体内形成海绵窦，窦间隙表面覆盖有 VEC。VEC 在阴茎勃起过程中扮演了十分重要的角色，其功能障碍是 ED 的病理基础之一[2]。VEC 直接与血液和组织液接触，起着调节血管状态、细胞黏附、凝血、炎症和渗透的作用。VEC 能分泌多种活性物质，主要有 NO、前列腺素（PGI2、PGE2、PGF2a）、内皮素（cndothelin，ET）、血管紧张素（angiotonin，ANG）、血栓素 A2（thromboxane，TXA2）、组织纤溶酶原激活剂（tissue-plasminogen activator，tPA）、血小板聚集抑制剂（platelet assemble inhibitor，PAI）以及血管性假血友病因子（von Willebrand factor，vWf）等，它们共同调节血管及海绵体平滑肌的舒缩，并有对抗血栓形成的功能。生理情况下，NO、PGI2（两者统称为内皮源性舒张因子，endothelium derived relaxing factor，EDRF）发挥血管舒张效应，而ET、血管紧张素Ⅱ、TXA2、PGF2a具有血管收缩作用。血管舒张因子和血管收缩因子相互协调，共同调控血流，以保证合理的组织血液灌注。生理情况下，大脑或阴茎局部接受性刺激，从下丘脑或骶髓低级中枢发出冲动，神经冲动传至阴茎海绵体，副交感神经末梢及血管内皮细胞在一氧化氮合酶（NOS）的作用下，合成并释放一氧化氮（NO），NO进入平滑肌细胞内，激活鸟苷酸环化酶（GC），使平滑肌细胞内的cGMP增多，后者激活蛋白酶K，作用于钙离子通道，使细胞内钙离子浓度降低，平滑肌细胞舒张，阴茎血液灌注增加，发生勃起[3]。

白蒺藜的化学成分主要有蒺藜皂苷、蒺藜多糖、生物碱和黄酮等，其中蒺藜皂苷是其改善勃起的主要有效成分。李红[4]等发现，蒺藜皂苷能够升高血管内皮中NO含量，从而升高cGMP含量，舒张血管并抑制血管平滑肌增殖。

综上所述，白蒺藜刺激阴茎血管内皮细胞释放NO增加，上调cGMP，激活K^{+}、Ca^{2+}通道，使得阴茎海绵体扩张充血，这是白蒺藜治疗勃起功能障碍的分子生物学机制之一。

【参考文献】

［1］金保方，李相如，周翔．徐福松教授辨治阳痿经验［J］．南京中医药大学学报，2008（5）：292-295.

［2］Costa C，Virag R. The endothelial-erectile dysfunction connection：an essential update［J］. J Sex Med，2009，6（9）：2390-2404.

［3］Burnett A L. Novel nitric oxide signaling mechanisms regulate the erectile response［J］. Int J Impot Res，2004，16 Suppl 1：S15-S19.

[4] 李红，冯彩霞，关凤英，等. 蒺藜皂苷对大鼠心肌缺血再灌注损伤的保护作用[J]. 吉林大学学报（医学版），2009，35（5）：794-797.

徐洄溪

【原文】

嘉兴朱宗周，以阳盛阴亏之体，又兼痰凝气逆，医者治以温补，胸膈痞塞①而阳道②痿。群医谓脾肾两亏，将恐无治。就余于山中③，余视其体丰而气旺，阳升而不降，诸窍④皆闭，笑谓之曰：此为肝肾双实证。先用清润之品加石膏以降逆气，后以消痰开胃之药涤中宫⑤，更以滋肾强阴之味镇元气，阳事即通。五月以后，妾即怀孕，得一女。又一年，复得一子。惟觉周身火太旺，更以养阴清火膏丸为常馔⑥，一或间断，则火旺随发，委顿⑦如往日之情形矣。而世人乃以热药治阳痿，岂不谬哉。

【译文】

浙江嘉兴的朱宗周，平素为阳盛阴亏的体质，又有痰凝气逆的症状。前医用温补方法治疗，结果出现了胸膈痞塞及阳痿不起的症状。许多大夫都认为这是脾肾两亏，恐怕无药可治了。（无奈之下）来洄溪草堂找我就诊。我看他体态丰盈而气火旺盛，阳气但升不降，导致诸窍闭塞，便笑着对他说：此为肝肾双实证。治疗上先用清火润降之品加生石膏清热降逆，随着热清气降，然后用消痰开胃之品涤荡中焦痰浊，最后再用滋阴补肾之药来充实机体真阴以收敛阳气，阳痿就这样治好了。五个月后，他的妻妾就怀孕了，后来生了一女儿，而第二年又生一儿子。他时常感觉全身火气太大，于是嘱其经常服用养阴清火类的膏滋或者丸药。然而一旦间断未服，则火气立刻发作，像既往一样，发生阳痿。但是现在的医生都以温热药物治疗阳痿，这是多么错误啊！

【注释】

①痞塞：痞，指胸腹间气机阻塞不舒的一种自觉症状，有的仅有胀满的感觉，称“痞块”“痞积”。塞，填塞；充满。如《黄生借书说》云：“汗牛塞屋，富贵家之书。”痞塞指胸腹间郁结，阻滞不通。例如《史载之方・为医总论》曰：“故善为医者，一病之生，必先考其根源……忽隔绝痞塞不通，忽空虚微弱失守，可针可灸，可下可汗。”

②阳道：指男性生殖器。如宋沈括《梦溪笔谈・药议》云：“此骨之至强者，所以能补骨血，坚阳道，强精髓也。”

③就余于山中：就，就诊，接受治疗之意。山中，据考证应指洄溪草堂，即徐大椿看病的地方。洄溪草堂，俗称老江北园，系清乾隆时江苏吴江名医徐大椿晚年隐居之地。徐大椿于乾隆二十六年奉旨赴京为大学士蒋溥、大司农李元亮等重臣、中贵人治病。后因病返回故里，结庐于吴县七子山南麓深坞野林之中（即为山中来由），乃以号命其居为“洄溪草堂”。

④诸窍：窟窿，孔洞。这里指人体九窍（双耳、双目、口、双鼻孔、前阴尿道、后阴肛门）。

⑤中宫：指中焦。《黄庭外景经・下部经》：“脾中之神主中宫。”

⑥常馔：馔，食用。如《论语・为政》曰“有酒食，先生馔”。常馔，经常服用。做名词讲，为日常的膳食。

⑦委顿：此处指阳道痿，即阳痿。

【原文】

善按：此症初起，不过痰凝气逆而已。乃误用温补，助纣为虐，以致痰火壅塞，气

道[①]不通，故见胸膈痞塞而阳道痿。群医尚谓脾肾两亏，其亦知何者为实证耶？徐氏笑之，诚无足怪。其用清火消痰滋肾之法，虽未明示后世以方，而学者亦思过半[②]矣。如此等医案启人慧悟，垂[③]作典型，洵[④]无愧焉。

【译文】

韩善徵按：此病刚开始的时候，不过就是痰浊凝滞，气机上逆而已。竟误用温补药物治疗，助纣为虐，导致痰火壅盛，气机运行道路阻滞不通，故而见到胸膈痞闷胀塞；痰浊内阻，气血不能下达宗筋，宗筋失养，故而出现阳痿。许多医生都说此为脾肾两虚证，他们又怎么会知道什么是实证阳痿呢？徐灵胎笑他们胶柱鼓瑟，就没有什么好奇怪的了。徐氏治疗此病用清火、消痰、滋肾的方法，虽然没有明确列出所用方剂，而后学者对他的治疗思路已经领悟大半了。像这种医案能启发人的聪明颖悟，作为典型案例流传后世，确实无愧于世人。

【注释】

①气道：气机运行的通路。

②思过半：指已领悟大半。如《周易·系辞下》曰："知者观其彖辞，则思过半矣。"

③垂：传下去，传流后世。

④洵：诚然，确实。

【述评】

韩善徵非常推崇徐大椿，徐大椿在《徐批临证指南医案》中言："阳痿之病，其症多端，更仆难数，非专论数千言不明，容当另详。"然韩善徵"考之徐氏各种书中，并无阳痿专论”，于是“爰不揣愚昧，窃取徐氏之义散见于各书而诸贤之偶及者，皆罗而致之”而作《阳痿论》。此案即为韩善徵辑录徐大椿《洄溪医案》中的一则从痰论治阳痿的验案。

主要症状表现：患者可能有体胖、面红、语声洪亮、口干、精神不振、身乏体倦（阳盛阴亏），伴有咳嗽咳痰、干呕气逆（兼痰凝气逆）等。误用温补之药后又出现胸膈痞塞，阳痿，二便不利（诸窍皆闭）等症。

辨证：阳盛阴亏，痰凝气逆，痰火闭窍。

症候分析：体胖阳旺之人多有痰火湿热之证，而阴虚之体又多见精神不振、体倦身乏等症。关于本例患者，徐氏虽未言及舌脉，亦未提及相关辨证过程，但从“群医谓脾肾两虚”“委顿”等语句推测，可能患者刚开始并无明显的痰火湿热证表现，而是以精神不振、身体困乏为主。故前医辨为脾肾两虚，而用温补之药治疗。然而对于阳旺阴虚兼痰凝气逆之人误服温补，则会助火、伤阴、闭窍。助火则易伤阴，误补则中焦痰浊湿热阻滞，气机升降失调。痰火壅塞，气机不通，故见胸膈痞闷胀塞、二便不利等症。痰火内阻，阳气不降，气血不能下达宗筋，宗筋失养，故出现阳痿。痰火壅盛，阴精进一步耗伤于下，故而精神不振、身乏体倦加重。

治法方药：徐氏对此制定了三步走的治疗方法，也即韩氏评说的清火、消痰、滋肾三法。第一步用清润之药加石膏以降逆气（如麦门冬汤、沙参麦冬汤之类），火清气降，气机恢复，则痰火易调，正如《丹溪心法》云：“善治痰者，不治痰而治气，气顺则一身之津液亦随气而顺矣。一顺则津液流动，决无痰饮之患。”《神农本草经》云：“石膏，味辛，微寒。主中风寒热，心下逆气惊喘，口干，苦焦，不能息，腹中坚痛，除邪鬼，产乳，金创。”《药性切用》云：“生石膏，甘淡微辛，大寒而入足阳明，兼入手太阴、少阳，质重降火，气清泄热，为伤寒、温热表里不解，热郁烦渴专药。”可见石膏的确为清热降逆之良药。待热清气降，第二步以消痰开胃之药涤中焦痰浊湿阻（如二陈、温胆、清气化痰丸之类），中焦痰热湿阻得除，则气机升降进一步通畅，加之脾胃功能恢复，则气血生化有源，阳明气血主润宗筋，则宗筋得养，阳道可通。然痰火久居，可伤阴耗液，且患者平素阳盛阴虚，故仍需调其本，也即第三步用滋肾强阴之药（如二地鳖甲煎、六味地黄汤、大补阴丸等），达到“壮水之主，以制阳光”的效果，以镇元气。

显然徐大椿认为对于此类阳痿论治要讲究用药次第。其中有急则治标，调畅气机先与导涤痰湿等有形之邪，而后用滋阴补肾、调体治本之法。如果治疗次第有误，也会加重或者延误病情。如有痰火湿阻之时，先用滋补则会助湿增痰，加重中焦气机阻滞，不利于病情恢复。此外，徐大椿也指出临床医生治疗阳痿的通病——“补肾壮阳”类温热药治疗阳痿。徐氏认为，不是所有的阳痿都需以温热药物治疗，对于阳旺阴虚、痰凝气逆的阳痿，用温热药治疗是错误的。因此，中医临床辨治阳痿仍需实事求是，准确辨证，因证用药，方能取得好的疗效。

笔者在临床上也常遇到痰湿热邪壅盛之人，受伤寒大家胡希恕用四逆散、大柴胡汤加减治疗阳痿病启发，常以四妙散合大柴胡汤或四逆散清利湿热痰火，引火下行；酌加草果、菖蒲、蜈蚣以化湿通阳、通窍开闭，待痰火湿热消除殆尽，改用徐福松教授二地鳖甲煎，疗效较好，以供大家参考。

笔者还注意到，痰热湿热较重的阳痿患者往往病程较长，许多人伴随有肥胖、高血压、高血糖、高血脂等“代谢综合征”表现。研究显示[1-2]高血压、高血糖、高 TG 以及低 HDL，可以通过 RhoA /Rho-Kinase 途径抑制内皮一氧化氮合酶（NOS）活性，引起内皮细胞功能障碍，在血管性 ED 的形成过程中起重要作用；而中心性肥胖与胰岛素抵抗、内脏脂肪堆积有关，脂肪细胞释放的促炎症因子可以增加氧自由基，损伤内皮细胞，缩短 NO 半衰期；高血压、糖尿病、低 HDL 是阴茎海绵体血管病变的独立预测因子。因此，在这种情况下，一定要关注基础疾病的治疗，尽量选择对性功能影响较小的药物。如兼血压偏高者，尽量选择如缬沙坦[3-5]之类既能降压又能保护男性性功能的药物。在用中医中药治疗的同时，可酌情加用 PDE-5 抑制剂治疗，既能相对快地改善临床症状，又能在一定程度上修复阴茎血管内皮功能，缩短治疗时间。

【金评】：阳痿一症，病因繁多，切不可胶柱鼓瑟，一味温补脾肾，应观其脉证，知犯何逆，随证治之。

【参考文献】

[1] 丁杰，马合苏提，奚迪，等．154 例中青年男性器质性勃起功能障碍患者与代谢综合征关联分析［J］．中华男科学杂志，2014，20（11）：999-1003.

[2] Schipilliti M，Caretta N，Palego P，et al. Metabolic syndrome and erectile dysfunction：The ultrasound evaluation of cavernosal atherosclerosi［J］. Diabetes Care，2011，34（8）：1875-1877.

[3] Vertkin A L，Vilkovyskiĭ F A，Skotnikov A S，et al. Medical and social implications of sexual dysfunction and safety of antihypertensive therapy in hypertensive patients［J］. Kardiologiia，2011（51）：46-52.

[4] Fogari R，Zoppi A，Poletti L，et al. Sexual activity in hypertensive men treated with valsartan or carvedilol：a crossover study［J］. Am. J. Hypertens，2001（14）：27-31.

[5] Fogari R，Preti P，Derosa G，et al. Effect of antihypertensive treatment with valsartan or atenolol on sexual activity and plasma testosterone in hypertensive men［J］. Eur. J. Clin. Pharmacol，2002（58）：177-80.

● 王孟英

【原文】

藩库[①]吏[②]孙位申，积劳善怒，陡然自汗，凛寒，脘疼，咳逆[③]，呕吐苦水，延余诊之。脉弦软而滑，形瘦面黧[④]，苔黄不渴，溲赤便难。以二陈去甘草，加沙参、竹茹、枇杷叶、竹叶、黄连、蒌仁为剂，渠[⑤]云：阳痿已匝月[⑥]矣，恐不可服此凉药。余曰：此阳气上升，为痰所阻，不能下降耳。一服逆平痛定，呕罢汗止，即能安谷[⑦]。原方加人参，旬日[⑧]阳事[⑨]即通，诸恙若失。

【译文】

清朝布政司的仓库管理员孙位申，长期劳累，情绪易怒，突然出现自汗，怕冷，胃脘疼痛，气逆咳嗽，呕吐苦水，于是请我来诊治。诊脉发现，其脉弦软而滑，望诊见其身体瘦削，面色黑中带黄，舌苔黄，但口不渴，小便短赤，大便难解。治疗上我用二陈汤去甘草（陈皮、半夏、茯苓、生姜、乌梅），加沙参、竹茹、枇杷叶、竹叶、黄连、瓜蒌仁为方。他说："我阳痿已经满一个月了，恐怕不可以服这种药性偏凉的药物。"我说："此为阳气上逆，为痰所阻滞，不能下降所致。"患者服一次药后，咳嗽气逆、胃脘疼痛得以平定，呕吐、自汗消失，随即能正常进食。原方加人参，继续用药 10 天，阴茎已能正常勃起，其他伴随症状竟也消失。

【注释】

①藩库：清代布政司所属的钱粮储库。

②吏：古代的"官"和"吏"是有严格区别的。简单说，"官"就是朝廷或者国家的治

理者，其职责是根据自己施政理念发号施令，治理辖区。而“吏”只是各级官员从属，既是朝廷或者国家的服务者，也是官员们的服务者，其任务则是用自己的专业知识来为自己顶头上司服务。或者在本质上来说，也就是一个“民”，社会地位较低。

③咳逆：咳嗽病的一种，因气逆而作咳。《医宗金鉴·痰饮咳嗽病脉证·泽泻汤》：“咳逆倚息不得卧，小青龙汤主之。”注：“咳逆，古咳嗽名也。”

④面黧：黧，黑里带黄的颜色。指面色黑中带黄。

⑤渠：方言，他。本文中指患者本人。渠云，也就是“他说”的意思。“渠”指患者本人的提法在王孟英的医案里面很常见，如《回春录新诠》湿温案“顾竹如效廉令爱，患感十余日……投一剂即谵语涛涛，渠父母疑药不对病。孟英曰：不语者欲其能语，是转机也。再投之，大渴而喜极热之饮。渠父母又疑凉药非宜……”又如《王孟英医案绎注》卷六风温案“许母仲春之杪，偶患微感，医予温散，热已渐退。孟英偶过，诊右寸脉促数不调。因谓曰：此风温证。其误表乎，恐有骤变。渠复质之前医，以为妄论，仍用温燥。越二日，即见鼾睡……”

⑥匝月：匝，满，环绕。此指满一个月。

⑦安谷：正常进食。

⑧旬日：一旬为十日，旬日就是十天。

⑨阳事：指男子性功能或性生活。

【述评】

此段为韩善徵辑录王孟英的一则治疗阳痿的验案，这则医案最早见于清·徐大椿的《洄溪医案》中[1, 2]。全书辑徐氏治案九十一则，王孟英选按二十五条，颇多阐发[3]。此案即是王孟英在《洄溪医案·痰》中第一案（因痰所致阳痿案）后的按语内容。

主要症状表现：阳痿一月，突然出现自汗，怕冷，胃脘疼痛，气逆咳嗽，呕吐苦水。平素工作劳累，情绪易怒，体型瘦削，面色黑中带黄，脉弦软而滑，舌苔黄，口不渴，小便短赤，大便难解。

辨证：此为阳气上逆，为痰所阻滞，导致气机不能下降所致。也即痰热内阻中焦，气机逆乱。

证候分析：患者平素多劳，长期情志不遂，肝胆失于疏泄，肝郁化火，故易怒。胆郁生痰，郁久化热，痰火内扰，而致胆胃不和。痰热内阻，气机逆乱，伤及胃络，故胃脘疼痛。痰热内阻，胆胃不降，痰火气逆，故呕吐胆汁、胃液等。痰火上逆犯于肺，则肺气上逆，上气咳嗽。痰火上升，壅阻于肺，肺气宣肃失司，表卫失固，汗液外泄，故自汗。朱丹溪谓："自汗属气虚、血虚、湿、阳虚、痰。"痰湿自汗的特点：自汗呈阵发性，汗出发作时较多，缓解时较少。常有痰饮咳喘等兼症，如咳嗽、胸闷、短气、喘息，气逆痰壅而汗出，气平痰少则汗收。本案中患者也是突然出现自汗之症，且伴有咳嗽气逆，符合因痰所致自汗。汗出腠理开，卫气外泄，卫阳失去温煦，故恶寒怕冷。面色黑中带黄，脉弦软而滑，舌苔黄，口不渴，小便短赤，大便难解，为痰热内阻中焦的表现。痰火上逆，气机阻滞不达于阴茎，故阳痿。但患者平素长期劳累，劳则气耗，久则体虚。其身形瘦削、面色暗黄、脉软力弱也是体虚气弱的表现，且阳痿早于痰火上逆诸症，提示阳痿患者也有体虚气弱的因素。但目前以痰火上逆为急，急则当先治其标。

综上可知，本病病机为素体体虚气弱，肝胆气郁生痰，郁久化火而上升，为痰所阻，痰火上逆，而胆胃之气不能下降。病性为虚实夹杂，标实为主。

治则治法：急者治标，以清热、化痰、降逆为法。

方药：二陈去甘草，加沙参、竹茹、枇杷叶、竹叶、黄连、蒌仁。

方中陈皮、半夏、茯苓燥湿化痰，理气降逆；竹茹清胆胃之热，降胆胃之逆；沙参甘寒，清降肺胃之热而化痰热；枇杷叶清肺止咳，降肺胃气逆而止呕吐；黄连清热降火，瓜蒌仁清热涤痰、宽胸散结、润肠通便；黄连、半夏、瓜蒌为小陷胸汤，具有清热化痰、宽胸散结之功效。竹叶味甘、淡，性寒。归心、肺、胃经。功效清热除烦，生津，利尿。用于咳逆吐衄，小便短赤。诸药合用，共具清热化痰降逆之效，使痰火俱去，气机得调，诸症向愈。

药后逆平痛定，呕罢汗止，即能安谷，表明气机升降恢复。考虑患者身形瘦削，面色暗黄，长期劳累，劳则气耗，而出现阳痿之症，确应属精气不足的虚体。缓则顾其本，故加人参大补元气，合清热涤痰降气药同用，为标本兼治之法。精气足则阳道升举有力，继续用药 10 天，阴茎已能正常勃起，其他伴随的不适也均消失。

徐灵胎在《神农本草经百种录》中评述："凡补气之药皆属阳，惟人参能补气，而体质属阴，故无刚燥之病，而又能入于阴分，最为可贵。然力大而峻，用之失宜，其害亦甚于他药也……人参长于补虚，而短于攻疾……仲景伤寒方中病未去而用参者不少，如小柴胡、新加汤之类，何也？曰：此则以补为泻之法也。古人曲审病情至精至密，知病有分有合。合者邪正并居，当专于攻散；分者邪正相离，有虚有实。实处宜泻，虚处宜补。一方之中，兼用无碍，且能相济……若邪气尚盛而未分，必从专治，无用参之法也……人参亦草根耳，与人殊体，何以能骤益人之精血。盖人参乃升提元气之药，元气下陷，不能与精血流贯，人参能提之使起……"叶天士在《临证指南医案・阳痿》中曰："又有阳明虚则宗筋纵，盖胃为水谷之海，纳食不旺，精气必虚，况男子外肾，其名为势，若谷气不充，欲求其势之雄壮坚举，不亦难乎？"治唯有通补阳明而已，患者体虚气弱为本，人参可大补元气，补阴养血，是通补阳明的首选。参考本案，二诊开始加入人参，升补元气与清热涤痰同用，补泻同用，标本兼治，则痰热除，气机复，气血生化有源，精血流贯，故阳痿诸疾十日得愈。此处也体现出王孟英辨治时因证论治、因人论治，兼顾标本的治疗原则。

人参治疗阳痿，自古就有记载，如清代陈士铎在《辨证录·阴痿门》共载治疗阳痿方10首，论述阳痿证型5个，每个药方均不离人参，主要归因于人参对元气亏损、阴器不举诸症有良效。现代药理研究表明，人参皂苷Rg1可以抑制PDE5活性，从而阻断cGMP的水解，提高cGMP水平[4]。人参皂苷单体Rb1小鼠腹腔注射后，阴茎海绵体组织中cGMP及NO水平显著升高[5]。通过增加NO释放，人参皂苷对兔阴茎海绵体平滑肌具有舒张作用，且呈剂量相关[6]。此外，海绵体内皮细胞与周围血管神经均含有NOS，在人参的作用下，内皮细胞与周围血管神经释放内源性NO，从而引起大鼠海绵体平滑肌松弛[7]。NO还可以抑制离体大鼠垂体前叶泌乳素释放，从而提高性欲[8]。高泌乳素异常增高可以抑制下丘脑-垂体-性腺轴，抑制下丘脑脉冲式释放促性腺激素释放激素，抑制性激素的分泌，从而降低性欲[9]。由此可见，人参通过提高NO水平，并不是仅仅引起血管扩张和阴茎海绵体松弛，人参也可以对中枢神经系统产生作用，增强对勃起行为的神经控制[10]。

【参考文献】

［1］清·徐灵胎著，赵蕴坤等校勘.徐灵胎医书全集［M］.太原：山西科学技术出版社，1999：747-748.

［2］清·徐大椿著，鲍艳举等点校.洄溪医案［M］.北京：学苑出版社，2008：19.

［3］盛燮荪.王孟英医著精华［M］.上海：上海科学技术文献出版社，1992：19.

［4］郝顺祖，孙晓春，钱晖，等.人参皂苷Rg1对体外磷酸二酯酶5活性的影响［J］.江苏大学学报：医学版，2004，14（1）：11-12.

［5］王晓英，张均田. 人参皂苷Rb1对小鼠性功能的改善作用及其机制探讨［J］. 药

学学报，2000，35（7）：492–495.

［6］Kim H J，Woo D S，Lee G，et al.The relaxation effects of ginseng saponin in rabbit corporal smooth muscle：is it a nitric oxide donor?［J］. Br J Urol，1998，82（5）：744–748.

［7］De Andrade E，De Mesquita A A，Claro Jde A，et al.Study of the efficacy of Korean Red Ginseng in the treatment of erectile dysfunction［J］. Asian J Androl，2007，9（2）：241–244.

［8］Duvilanski B H，Zambruno C，Seilicovich A，et al.Role of nitric oxide in control of prolactin release by the adenohypophysis［J］. Proc Natl Acad Sci USA，1995，92（1）：170–174.

［9］Kandeel F，Koussa V，Swerdloff R. Male erectile function and its disorders：physiology pathophysiology clinical investigation and treatment［J］. Endocr Rev，2001，3（22）：342.

［10］陈琳琳 . 人参用于治疗勃起功能障碍的最新机制及临床研究［J］. 现代药物与临床，2010，25（2）：116–120.

【原文】

善按：孟英先生著作流行于世，已数十年矣。其学问根柢古书，而尤服膺[①]叶氏香岩，博古通今，毫无拘执。此案又法宗徐氏，是真可谓善读书者矣。迩来医家犹轻视之，诚笨伯[②]也。

【译文】

韩善徵按：王孟英先生的著作流行于世，已有几十年了。他的学问根源于古代医书，而且尤其信服叶天士的学问（医术）。孟英先生博古通今，知识渊博，但一点都不拘泥固执，临证灵活变通。此案又法宗徐大椿，是真正算得上会读书的人。近来医家还轻视王孟英，他们实在是愚笨啊。

【注释】

①服膺：衷心信服。

②笨伯：身体肥大、行动不灵巧的人，泛指愚笨者。

【述评】

显然韩善徵也非常推崇王孟英及其医术，王孟英此案为徐大椿因痰所致阳痿案下的按语内容，其治则治法与徐氏有相似之处，故韩善徵说王氏此案法宗徐大椿。正如前文韩氏所说："至于因痰而痿，则千古未经人道。惟徐洄溪曰：阳升而不降，用涤痰法。王孟英因而畅之曰：阳气上升，为痰所阻，不能下降。"韩善徵对此高度评价，他认为徐大椿和王孟英从痰论治阳痿，"发前人所未及，为后世法，厥功伟焉"。

徐福松教授评[1]韩氏于《阳痿论》中谈及痰痿，他引用徐灵胎阳升而不降，用涤痰法。王孟英提出阳气上升，为痰所阻，不能下降，而成阳痿之说。指出此证多见于体丰气旺之人，必兼见痰凝气逆之候，如胸膈痞塞或脘疼呕吐、咳嗽等。即使惊恐阳痿，亦有因痰与火者，盖气乱而火升，痰随之上逆，气机阻遏，不得下降。故阳痿属痰证者，最忌峻补，宜乎清火涤痰，方有清气化痰丸（半夏、胆星、橘红、枳实、杏仁、瓜蒌、茯苓、姜汁糊丸）。由上可知，阳痿从痰辨治，疗效确切。那么现代中医从痰论治阳痿的现状如何？

秦国政教授总结现代中医从病因论治阳痿现状[2]：现代医家从痰论治阳痿至今只有30余年左右的历史，首倡此论者当推朱曾柏。朱氏将阳痿归为疑难杂症而从痰治，但未对其生理病理基础及治法做系统阐述。20世纪80年代末，石志超对痰湿体质之人所患阳痿以化痰利湿通阳法治疗；侯天印等在《痰证论》中专例“痰阻阳痿”节，对其病机及治疗进行简要介绍。其后，从痰湿论治阳痿的报道增多。至 90 年代中期以后，一些学者对阳痿论治的生理基础、病理基础、临床特征、具体治法及方药进行了比较深入的探讨，使阳痿从痰论治的理论基本系统化。

1. 痰痿的病因病机

痰湿是脏腑功能失调的病理产物，既成之后又成为一种常见的致病因素（或为因，或为果）。痰湿之源，是各种致病因素导致的五脏及气血功能失调。痰湿既成，则贮留体内；或痰湿过盛，湿浊下注；或痰浊随气之升降，无处不到，均可阻遏阳道，而阳气不能伸达阴器，血液不能充养阳道，气不至则无以令阴器振兴，血不充则难求其势壮，是故阳痿生矣。然人之阳阴有盛衰之别，脏腑功能有强弱之分。阳盛脏腑功能强者，痰湿易从热化；阴盛脏腑功能弱者，痰湿易从寒化，故痰湿为患又有寒热之分。痰湿与瘀血同源，二者致病常相互凝结，使经脉阻滞，阳气不能通达阴器，气血不能荣养宗筋也易形成阳痿[3]。

2. 痰痿的临床表现

痰湿阻滞发生阳痿，辨证要点是多无肾虚之证。多见头重头昏，肢体困倦，口中多痰，病虽久但体不衰，皮肤脂垢明显，阴处多汗，形体较胖，掌厚指短，神情抑郁，胸闷恶心，眼神滞涩不流利或眼眶周围略呈晦暗，口腻不爽，舌苔白腻，或黄白相兼，舌质胖厚淡白，脉滑或沉弦有力等症。或受补后头晕加重，全身困倦无力，或屡用补肾壮阳、滋阴填精方药而不效[4, 5]。

3. 痰痿治则治法用药

痰痿以化痰祛湿，利窍通络为总的治疗原则，同时根据患者的临床症状辨证用药：①体胖，胸闷纳呆，头昏重，苔白腻，脉伏，属痰湿内阻，治以燥湿化痰法，多见于脑力劳动者静多动少或荤食过多，药用二陈汤、平胃散、导痰汤等，偏寒者可合理中汤等。②皮肤油垢，前阴、腋窝泌液渗津，心烦口苦，口甜，口中黏，尿黄，大便不爽，肢困，痰黄稠，舌红苔黄腻，属痰热型，治以清热化痰法，多见于青年人或嗜好烟酒之辈，药用芩连温胆汤、清金化痰汤、滚痰汤等（王孟英和徐大椿痰痿的病案证型应属痰热型）。③对于久病不愈者，精神苦闷，胸脘痞闷不舒症明显者，属痰郁气阻，治以疏肝理气化痰法，药用苍附导痰汤、二陈合逍遥散等。④如患者面色晦暗或眼眶周围发青，胁肋或小腹有刺痛感，则是痰瘀相兼之症，以化痰为主兼以祛瘀，药用苍附导痰汤加丹参、川芎、香附、蜈蚣，芩连温胆汤合丹参饮，柴芩温胆汤合亢痿灵（此为验方，笔者临床常用，确有良效）等。此外，在辨证选方用药的基础上适当配以通络兴阳之品，如蜈蚣、地龙、水蛭等。

总之，阳痿从痰论治，是以中医学的整体观念和辨证论治为准绳，以谨守病机为前提，紧紧抓住痰浊病邪阻滞宗筋这一主要病机关键，分清寒热虚实。同时应把握痰与气（疏肝理气、清火降气）、痰与血的相互影响关系配合用药，且在辨证选方用药的基础上适当配以通络兴阳之品，则可使痰浊消，痰瘀化，经络通，气血濡，阳道振，故阳痿自可痊愈[3-5]。

4. 痰痿可能的现代医学机制

在近现代研究中，将高脂血症视为“痰”的病理特性；将血液的高黏性改变与“瘀”病理变化视为呈一致性，所以脂质代谢和血液流变学改变类似反映痰瘀病理特征。现代医学认为，动脉粥样硬化过程是动脉内膜先有脂质沉着，继而有纤维组织的增生，甚至形成斑块。这就是痰邪留滞于脉，留驻而不去，血滞不行，痰瘀互结的形成过程，可以阐释痰瘀本质[6]。高脂血症、血液的高黏度状态及动脉粥样硬化均可影响动脉的血流灌注，且对于直径小的动脉功能影响肯定先于直径大的动脉。阴茎动脉的血管直径相对较小，故高脂血症、血液的高黏度状态或动脉粥样硬化时可能会较早出现阳痿。

5. 从痰论治阳痿应受重视

随着社会的不断发展，生活水平的不断提高，因痰所致阳痿的因素逐渐增多[7, 8]。如从社会、心理因素角度看，现代人生活工作压力大，长期忧思焦虑，导致气郁痰阻；从生活方式、饮食结构的改变角度看，嗜食肥甘、烟酒不节，滥服温补壮阳之品，以致痰火交结；“办公室一族”长期缺少运动，或素体脾胃虚弱，嗜好肥甘厚味，致脾胃受损，痰湿内盛；血糖、血脂等代谢异常疾病逐渐增多，日久则膏脂堆积，痰凝血瘀。以上因素均会导致气血不能濡养宗筋，而致阳痿发生。因此，从痰辨治阳痿应受重视。

【参考文献】

［1］徐福松．韩善徵的《阳痿论》未刻本［J］．江苏中医杂志，1987（1）：40–42.

［2］秦国政．现代中医从病因论治阳痿研究现状述评［J］．中华中医药学刊，2001，19（5）：435–437.

［3］陈金荣，候思理．阳痿从痰湿论治试探［J］．陕西中医，1997（2）：71–73.

［4］沈霖．朱曾柏从痰论治男科疾病经验［J］．实用中医内科杂志，1987（1）：12–14.

［5］马定品．痰湿与阳痿［J］．湖北中医杂志，1996（6）：19–20.

［6］贾海骅，姜琳，韩学杰．阳痿“痰瘀互结、毒损宗筋”理论思维与创新［J］．中国中医基础医学杂志，2013，19（4）：381–382.

［7］蓝海，曾伟权．从“痰”论治阳痿的机理浅识［J］．中华中医药学刊，2003，21（5）：798–798.

［8］李海松，李曰庆．勃起功能障碍中医病因病机探析［J］．中国性科学，2005，14（4）：13–14.

● 俞东扶

【原文】

一少年新婚，欲交媾，女子阻之，乃逆其意，遂阴痿不举者七日。以秃笔头烧灰，酒下二钱而起。

【译文】

一新婚的青年男性，想要进行交合，被女方阻止，这违背了他的意愿，于是出现阳痿，现已七日。以秃笔头烧成灰，用酒服下二钱，阴茎即恢复正常勃起。

【原文】

善按:《本草纲目》曰：笔头灰气味微寒无毒，酒服二钱，治男子交媾之夕茎痿。俞氏用此，本是古法，但未能明其所以然之理，以示后人。余窃论之，欲交媾则阳已举，而肾火已动，精气将聚于前阴，逆之则气凝精积而不得泄，阻塞于内。虽欲再举，而新运之精气因旧结之精气所遏，无以真达于下，故阳痿。兔毛治小便不利①。李时珍曰：秦蒙氏②以兔毫作笔，后世复以羊鼠诸毛为之，惟兔毫入药用。又败笔沾濡③胶墨④，能利小便，是方无非滑利精窍而已。然用笔者，盖取其形相似，能直趋阴茎，是又古人象形之义也夫。

【译文】

韩善徵按:《本草纲目》记载:“笔头灰气味微寒无毒，用酒服二钱，治疗男子性交之时阳痿。”俞东扶用笔头灰治阳痿，本是古法，但他没有说明其中的道理以示后人。我私下（谦词）分析说明一下，男子在想要性交的时候阴茎勃起，这时肾火（相火）已动，将精气运聚于阴茎，违背其意则精气凝积而不得外泄，阻塞在里面。虽然想再勃起，新运的精气因被旧结的精气所阻碍，无法直达于阴茎，故阳痿。兔毛可以用治小便不利。李时珍记载，秦朝蒙恬以兔毛做笔用，后世又以羊鼠等毛做笔，只有兔毛可以入药用。再者，用坏了的毛笔长期浸润胶墨，胶墨也能通利小便，所以此方无非是起滑利精窍的作用而已。然而用笔者，可能是取其形状与阴茎相似，能直趋阴茎，这又是古人象形之义也。

【注释】

①兔毛治小便不利:《本草纲目》记载：兔毛灰，治小便不利。余见败笔下（时珍）。

②秦蒙氏：指秦朝的蒙恬。在秦朝之前，毛笔叫作“聿”和“不律”等，秦始皇统一中国以后才有了“笔”这个名称，蒙恬奉命对毛笔进行了集中生产和改良，所以有秦大将蒙恬造笔之说。

③沾濡：浸湿濡润。

④墨:《本草纲目》记载墨具有止血、利小便、治痈肿等作用。《圣济总录》中的“墨金散”，可治浊淋不通。

【述评】

乍看本案像是肝郁阳痿，但是本案治疗所用的药物笔头灰无疏肝之功。韩善徵分析其病机可能为“男子在想要性交的时候阴茎勃起，此时肾火（相火）已动，将精气运聚于阴茎，违背其意则精气凝积而不得外泄，阻塞在里面。虽然想再勃起，新运的精气因被旧结的精气所阻碍，无法真达于阴茎，故阳痿”，其重点是“精气凝积于内，不得外泄”。古人认为（参考《谢映庐医案・败精阻窍》）在性交之时，阴茎充血勃起，意欲同房，则精血离位，此时若不能同房射精，则其离位之精泄而不出，败精阻窍，日久必聚为腐秽胶浊，会出现淋浊等症。这类似现代医学的泌尿生殖道炎症，如前列腺炎、精囊炎等。本案中患者阳痿病程短，可能尚未出现明显的泌尿生殖道炎症表现，但不能排除局部炎症反应。

现代医学认为，生殖道局部炎症（如前列腺炎）等可以引起勃起功能障碍。生理解剖学上阴茎勃起相关的血管及神经与前列腺有着紧密的毗邻关系。前列腺前面与耻骨联合之间充满疏松结缔组织。这些组织中有阴茎动脉、静脉及神经穿过，其中阴茎的背深静脉穿过此处进入盆腔，分成两根主干注入膀胱、前列腺周围静脉丛，再沿前列腺的前侧面上升，注入髂内静脉。支配阴茎的躯体神经主要来自骶丛的会阴神经，它含有运动和感觉两种成分，由会阴部穿过会阴横纹肌，然后从耻骨弓状韧带和阴茎悬韧带之间到达阴茎背部。植物性神经位于直肠两侧的前列腺水平处，其中交感神经的节后纤维起自腰骶交感节和肠系膜下神经节，经盆丛、前列腺丛到生殖器，其功能为支配盆部生殖器平滑肌收缩，配合射精，同时膀胱三角肌收缩关闭尿道内口，防止精液逆流。副交感神经的节前纤维经骶神经、盆丛到前列腺丛。节后纤维起自盆丛和前列腺丛的神经节到前列腺和海绵体血管，功能为促进海绵体血管舒张，与会阴神经配合，使阴茎勃起[1]。

在前列腺的炎症进展期间，由于炎症细胞浸入，从而造成前列腺管周围间质组织渗出、水肿、充血，进而造成前列腺管的狭窄，甚至封堵。同时炎症反应造成的如黏膜损伤、释放黏膜因子等，可形成前列腺管内外的小型脓肿，因其有致使前列腺小管膨胀的可能，故也对阴茎的勃起产生影响。如炎症进一步发展，侵入前列腺实质及腺体逐渐增多时（累及如输精管、射精管、精囊腺、尿道等），影响支配勃起功能的血管和神经结构，进而可能对阴茎的正常勃起和射精产生影响[2]。在临床实践中，发现慢性前列腺炎得到对症治疗后，部分性功能障碍症状得到改善也反证了慢性前列腺炎对性功能障碍的影响作用[3]。

因此，笔者推测本案以酒下笔头灰治愈阳痿可能与其清热利湿、活血消肿，促进前列腺等生殖道炎症的消除，从而恢复正常的神经、血管调节功能有关。

【参考文献】

［1］玄绪军，李建军．前列腺炎与男子性功能障碍［J］．山东医药，2000，40（18）：50.

［2］刘巧斌，李保红．慢性前列腺炎与勃起功能障碍相关性研究进展［J］．白求恩医学杂志，2007，5（6）：360-361.

［3］莫晓彬，林友进，黄健初．慢性前列腺炎伴勃起功能障碍的治疗［J］．广东医学，2006，27（3）：396-398.

方

● 内因门方

【原文】

二至丸，补肾阴。

冬青子，旱莲草，为末，临卧酒服。

善按：酒服不宜，用白汤下可也。

【译文】

二至丸，补肾阴。

女贞子、旱莲草研成细末，临睡前以酒服之。

韩善徵按：不宜酒服，用白米汤送服即可。

【方剂来源】

一说：二至丸出自《医便》（明·王三才辑，刊于1587年）。女贞子、旱莲草各等分。女贞子冬至时采，阴干，蜜酒拌蒸，过一夜，粗袋擦去皮，晒干为末；旱莲草夏至时采，捣汁熬膏和前药为丸（一方加桑椹为丸，或桑椹熬膏为丸）。每服三钱，临卧酒送下。功能补肝益肾。治肝肾不足，头目昏花，须发早白，腰背酸痛，下肢痿软等[1]。王浩等人证实，二至丸方名出自明代·吴旻辑的《扶寿精方》（刊于1530年）[2]。

【方剂释义】

二至丸，治肝肾阴虚之痿证。肾藏精，肝藏血；肝主筋，肾主骨，故肝肾阴虚证见眩晕耳鸣，须发早白，腰膝酸软，下肢痿软；阴津不足，虚热内生，热扰心神，迫血妄行，证见失眠多梦，月经量多。“二至”皆为甘凉之品，皆能滋养肝肾之阴。方中女贞子甘苦而凉，擅滋补肝肾之阴；旱莲草甘酸而寒，擅敛养肝肾之阴，兼能凉血止血。方中女贞子于冬至日采收者为佳，旱莲草以夏至日采收者最优，故名“二至丸”。方中女贞子，须以蜜酒拌蒸方可入药，酒女贞子可改变其寒滑之性，增强补肝肾作用。同时古代一方加桑椹为丸，或桑椹熬膏为丸，更增强其补血敛阴之功，为肝肾阴虚之阳痿常用方。

复方研究：有研究表明，二至丸及其有效组分具有明显的保肝、护肝作用，其可能的作用机制是提高肝细胞抗氧化能力，对抗细胞膜脂质过氧化，保持细胞结构和功能的完整性，从而达到拮抗损害、保护肝脏的作用。二至丸具有调控免疫功能、调节血脂的功效，亦可改善缺铁性贫血、抗骨质疏松，通过抗氧化达到抗衰老，抑制肿瘤生长及植物雌激素样作用[3]。

【单味药释义】

①冬青子：即女贞子，味甘、苦，性凉，归肝、肾经，具有滋补肝肾、明目乌发之功效。用于肝肾阴虚，眩晕耳鸣，腰膝酸软，须发早白，目暗不明，内热消渴，骨蒸潮热。《本草再新》中记载女贞子可以“养阴益肝，补气疏肝”。《本草正》曰：“养阴气，平阴火，解烦热骨蒸，止虚汗，消渴，及淋浊，崩漏，便血，尿血，阴疮，痔漏疼痛。亦清肝火，

可以明目止泪。”本方中女贞子主要发挥滋补肝肾之效。

现代药理研究发现，女贞子及其活性成分红景天苷具有提高运动耐力和抗疲劳作用，具有抗氧化应激和保护骨骼肌、心、肝、肾、肺、脑的作用。女贞子可以降血脂、降血糖、抑制动脉硬化、抗炎作用、保护肝脏、升高外周血白细胞数、对红系造血也具有促进作用，女贞子对Ⅰ、Ⅱ、Ⅳ型变态反应具有明显抑制作用，还具有强心、扩血管、利尿止渴等多种作用[4]。

②旱莲草：即墨旱莲。味甘、酸，性寒。归肾、肝经。具有滋补肝肾，凉血止血之功效。用于肝肾阴虚，牙齿松动，须发早白，眩晕耳鸣，腰膝酸软，阴虚血热致吐血、衄血、尿血、血痢、崩漏下血及外伤出血。本方中旱莲草主要发挥滋补肝肾的功效。

现代药理研究发现，旱莲草对免疫系统具有双向调节，水提物具有明显止血作用，还可以增加冠脉流量、抗衰老、抗氧化，对小白鼠的镇静及镇痛作用非常显著，对金黄色葡萄球菌、伤寒杆菌、宋氏痢疾杆菌、绿脓杆菌有抑菌作用，墨旱莲的乙醇提取物对肝功能有明显保护作用，墨旱莲还具有抗诱变作用[5]。

【原文】

聚精丸，补肾固精。

黄鱼鳔胶，蛤粉炒；沙苑蒺藜，马乳浸，隔汤煮一炷香，为末，炼蜜丸，白汤下。

【译文】

聚精丸，补肾固精。

黄鱼鳔胶，蛤粉炒（炮制方法）；沙苑子，马乳浸泡，隔汤蒸一炷香。上药为末，炼蜜为丸，白米汤送服。

【方剂来源】

聚精丸方名出自《证治准绳·女科》卷四。

【方剂释义】

聚精丸具有补益肝肾，涩精止遗功效。主治肾虚封藏不周，梦遗滑精，阳痿无子。

《医略六书》："鳔胶膏液之属，大滋肾脏脂膏，而脏腑咸受；其益沙藜秘涩之属，大封精气蛰藏，而诸窍无不秘密矣。炼蜜以润之，使肾脏内充则精气自固，而蓄泄有权，精滑有不止者乎。此聚精摄液之剂，洵为肾虚封藏不固之专方。"

《本草新编》："鱼鳔胶稠，入肾补精，恐性腻滞，加入人参，以气行于其中，则精更益生，而无胶结之弊也。"古人强调黄鱼鳔胶为血肉有情之品，虽补肾养血功效卓著但太过于滋腻，须配伍补气之品，使气行精生而无滋腻碍胃，阻滞气机之弊。故聚精丸以黄鱼鳔胶配伍沙苑子，一君一臣，一补一行，生化无穷，可用于治疗肾精不足型阳痿。

同时，古人重视药材炮制方法，黄鱼鳔胶滋腻，制丸时先将其切成小块，用蛤粉炒制（方法同阿胶珠制法）。蛤粉炒制后，可降低黄鱼鳔胶的黏性，使其补而不腻，且能去除鱼鳔胶固有的鱼腥味，质地变得酥脆，利于粉碎。

沙苑子用马乳制，现今炮制规范中已不多见，少数民族炮制规范中可以见到。传统炮制理论认为乳制入肾，增强药物补肾的作用。马乳制沙苑子，取净沙苑子，用文火炒至有爆裂声时，加入马乳浸泡，隔水蒸，再烘干即得。

复方研究：聚精丸可用于治疗性功能减退，精液异常症，男子不育症，遗精等病症[6]。

顺便说明一下，江苏省中医院院内制剂聚精丸是根据徐福松教授经验方聚精汤制作而成，功效滋肾填精、补脾助运，主治肝肾不足之男性不育症。成分有生熟地、制首乌、枸杞子、紫河车、仙灵脾、生苡仁、黄精、茯苓、沙苑子、当归、牡蛎、五味子、川断等。

【单味药释义】

①黄鱼鳔胶：又名鱼肚、鱼鳔、白花胶。味甘，性平。归肾、肝经。具有补肾，养血，止血，消肿功效。主治肾虚遗精滑精，带下清稀，血虚筋挛，产后风痉，破伤风，吐血，崩漏，外伤出血，痈肿，溃疡，痔疮。《本草汇言》曰："鱼胶，暖子脏，益精道之药也。周士和曰，鱼胶，系石首鱼之鳔。甘咸而寒，乘夏令而出，得水土平和之气，甘能养脾，咸能归肾，故方书用之。善种子安胎，生精补肾，治妇人临产艰涩不下，及产后一切血崩溃乱，血晕风搐[7]。"本方中鱼鳔胶主要起到补肾之功效。

现代药理研究发现，鱼鳔胶可以促进海绵体内血液充盈，从而引起并加强阴茎勃起。鱼鳔对胃溃疡、肺结核及妇女崩中漏下等出血病症，均有较好疗效。鱼鳔又可促进精囊分泌果糖，为精子提供能量[8]。

②蛤蜊：味咸，性寒，归胃、肝、膀胱经。具有滋阴，利水，化痰，软坚之功效。蛤粉炒鱼鳔胶可去其滋腻之性。

③沙苑子：又名潼蒺藜。味甘，性温。归肝、肾经。具有补肾助阳，固精缩尿，养肝明目之功效。用于肾虚腰痛，遗精早泄，遗尿尿频，白浊带下，眩晕，目暗昏花[9]。本方中沙苑子主要起补肾助阳之功效。

现代药理研究发现，沙苑子中总黄酮可以提高血流速度，降低全血比黏度和全血还原度，具有抗癌和抗突变作用，可以抑制肿瘤的形成，同时可以降血脂，降血压。沙苑子还具有保肝、提高免疫力，镇痛抗疲劳等作用[10]。

④马乳：味甘，性凉，归心脾经，为沙苑子炮制辅料。

【原文】

龟鹿二仙膏，补气血。

鹿角、龟板、枸杞、人参。先将鹿角龟板锯截，刮净，水浸，桑火熬炼成膏，再将人

参、枸杞熬膏和入。每晨酒服三钱。

徐洄溪曰：精不足者，补之以味。而龟、鹿又能通督任，填补之法，此为最稳。

【译文】

龟鹿二仙膏，补气血。

鹿角、龟板、枸杞、人参。先将鹿角龟板锯截刮净，用水浸泡，桑火熬炼成膏，再将人参、枸杞熬膏和入，每晨以酒送服三钱。

徐洄溪曰："精不足的人，辅以厚味补之，并且龟鹿二仙膏又能通督任，补益之法中，此法最稳。"（徐灵胎《兰台轨范》）

【方剂来源】

龟鹿二仙胶，出自《医便》卷一。龟鹿二仙最守真，补人三宝精气神，人参枸杞和龟鹿，益寿延年实可珍。

别名龟鹿二仙膏（《摄生秘剖》卷四）。

【方剂释义】

龟鹿二仙膏为气血阴阳同补之剂也。《中医大辞典》载：又名二仙胶，龟鹿二仙膏。鹿角十斤，败龟板五斤，枸杞子三十两，人参十五两。前二味熬膏，慢火熬炼成胶，每服一钱五分至二钱，空腹酒化下。功能大补精髓，益气养神。治肾气衰弱，腰背酸痛，遗精目眩。原方用药考究，不用壮阳大热之品鹿茸，而用温肾行血之鹿角，是《内经》"少火生气，壮火食气"思想的体现。同时，鹿角用量倍于龟板，肾阳为先天之根本，故重用温肾阳之鹿角，同时配合使用资肾阴之龟板，阴阳同补，生化无穷。正如张景岳所说："善补阳者，必阴中求阳，则阳得阴助而生化无穷；善补阴者，必于阳中求阴，则阴得阳升而泉源不竭。"枸杞子用量倍于人参，体现了气血关系。枸杞子善补精血，然精血来源于脾胃运化之精气，也需要气的推动，是对中医传统气血理论“气能生血，气能行血”的体现，故龟鹿二仙膏为气血阴阳同补之剂也，可用于治疗阴阳俱虚型阳痿。

复方研究：龟鹿二仙膏可以改善男性精子异常，治疗男性勃起功能障碍，高浓度龟鹿二仙膏能够显著促进人子宫内膜基质细胞增殖，改善围绝经期妇女骨质疏松[11]。龟鹿二仙膏可能通过调节细胞因子 TGF-β，促进Ⅰ型胶原的表达，达到治疗骨质疏松的作用[12]；龟鹿二仙膏还可以抵抗化疗后造血干细胞的衰亡及淋巴细胞凋亡[13]。

山东广育堂的非遗产品二仙膏是在本方基础上加减而成。功效平补阴阳，气血双补，强腰壮肾，宁心安神。其组方除了鹿角胶、龟板胶、人参、枸杞子外，又增加了牛鞭、黄芪、熟地黄、制何首乌、五味子、沙苑子、牛膝、核桃仁、黑芝麻、山药、远志、丹参等。

【单味药释义】

①鹿角：味咸，性温。归肾、肝经。具有温肾阳，强筋骨，行血消肿功效。用于肾阳不足，阳痿遗精，腰脊冷痛，阴疽疮疡，乳痈初起，瘀血肿痛。本方中主要发挥鹿角温肾助阳之功效。

现代药理研究发现，鹿角中鹿角多肽可以提高性功能，鹿角还可以抗骨质疏松，增强机体免疫力，抑制肿瘤细胞的生长。鹿角中的鹿角盘多糖具有抗炎、抗病毒、抑菌、镇痛及胃黏膜保护等作用，还可以增强机体的抗疲劳能力、免疫力，以及降血糖，提高机体抗氧化能力的作用[14]。

②龟板：味咸、甘，性微寒。归肝、肾、心经。具有滋阴潜阳，益肾强骨，养血补心，固经止崩功效。用于阴虚潮热，骨蒸盗汗，头晕目眩，虚风内动，筋骨痿软，心虚健忘，崩漏经多。本方中龟板主要发挥其滋阴潜阳之功效。

现代药理研究发现，龟板可以调节能量代谢，龟板煎剂可以使甲亢型阴虚大鼠恢复正常或接近正常水平。此外，龟板还具有补血，增强免疫，抗衰老，促进小鼠性器官发育。龟板还具有抗骨质疏松，抗氧化等作用[15]。

③枸杞子：味甘，性平。归肝、肾经。具有滋补肝肾，益精明目功效。用于虚劳精亏，腰膝酸痛，眩晕耳鸣，阳痿遗精，内热消渴，血虚萎黄，目昏不明。本方中枸杞子主要发挥其益精补血之功效。

现代药理研究发现，枸杞子可以提高机体免疫力，还具有抗衰老、抗疲劳的作用。此外，枸杞中的枸杞多糖具有抗辐射损伤、调节血脂、降血糖、降血压、保护生殖系统、增强机体造血功能等作用[16]。

④人参：味甘、微苦，性微温。归脾、肺、心、肾经。具有大补元气，复脉固脱，补脾益肺，生津养血，安神益智功效。用于体虚欲脱，肢冷脉微，脾虚食少，肺虚喘咳，津伤口渴，内热消渴，气血亏虚，久病虚羸，惊悸失眠，阳痿宫冷。《本草新编》赞之"可升可降，阳中有阴，乃补气之圣药，活人之灵苗也。能入五脏六腑，无经不到"，论之"遇肝肾之病，必须多用之于补血补精之中，助山茱、熟地纯阴之药，使阴中有阳，反能生血生精之易也"。现代药理研究表明，人参有提升免疫力、抗肿瘤、改善心血管、提升免疫力、抗肿瘤、改善心血管等作用。本方中其主要发挥其补气行血，健脾益肺之功效。

现代药理研究发现，人参具有扩张血管、降血压、刺激骨髓造血功能、增强肾上腺皮质激素分泌活性等作用。人参皂苷对中枢的影响为小剂量兴奋，大剂量抑制，亦有镇静安定及镇痛、肌松和降温作用。人参还可以降血脂，抗动脉粥样硬化，抗休克，保护肝脏。人参皂苷保护脑皮层神经元的超微结构免受缺氧损害作用，同时抗疲劳，提高机体适应能力。对心脏的作用与强心苷相似，能提高心肌收缩力，大剂量则减弱收缩力并减慢心率，亦可保护心肌细胞[17]。

【原文】

三才封髓丹，治肾阴虚。

天冬、熟地、人参、黄柏、砂仁、甘草。面糊丸，用苁蓉半两，切作片，酒浸一宿，

次日煎三四沸，空心，食前送下。

徐洄溪曰：此补阴气之方。

【译文】

三才封髓丹，治肾阴虚。

天冬、熟地、人参、黄柏、砂仁、甘草，面糊丸。用肉苁蓉半两，切成片，以酒浸泡一夜，次日煎煮三四遍，空腹，饭前送服。

徐洄溪曰："这是补阴气之方。"（徐灵胎《兰台轨范》）

【方剂来源】

三才封髓丹出自元·罗天益的《卫生宝鉴》。

【方剂释义】

三才封髓丹具有益气养阴，降火涩精之功效。主治气阴亏虚引起的遗精，体倦神疲，头晕耳鸣，腰腿酸软，苔薄舌红，脉细无力者。

三才封髓丹，此手足太阴、足少阴药也。天冬以补肺生水，人参以补脾益气，熟地以补肾滋阴，以药有天地人之名，而补亦在上中下之分，使天地位育，参赞居中，故曰三才也。本方除后三味外，等分煎，名三才汤，治脾肺虚劳咳嗽。本方除前三味，名封髓丹。封髓丹出自清代医家郑钦安《医理真传》，由黄柏、砂仁、甘草组成。郑氏认为，黄柏味苦入心，禀天冬寒水之气而入肾。甘草调和上下，又能伏火，真火伏藏。黄柏之苦和甘草之甘，苦甘能化阴。砂仁之辛合甘草之甘，辛甘能化阳。阴阳化合，交会中宫，则水火既济，心肾相交。诸药配伍，共奏益气养阴、泻火固精，可用于气阴两虚型阳痿。

徐福松教授及金保方教授善用三才封髓丹加减治疗气阴两虚型早泄，也取得较好的临床效果。

复方研究：三才封髓丹可用于治疗阴虚火旺、虚火上炎所致的遗精、早泄等男科疾病；可以增强免疫功能，增强人体造血功能，治疗口腔溃疡、牙痛、贫血、痤疮等症[18]。

【单味药释义】

①天冬：又名天门冬，味甘、苦，性寒。归肺、肾经。具有养阴润燥，清肺生津之功效。用于肺燥干咳，顿咳痰黏，腰膝酸痛，骨蒸潮热，内热消渴，热病津伤，咽干口渴，肠燥便秘。《本草纲目》谓其："润燥滋阴，清金降火。"《长沙药解》称其："清金化水，止渴生津。"本方中天冬主要发挥养阴润燥，清肺生津功效。

现代药理研究发现，天冬具有镇咳、祛痰平喘的作用，天冬水煎剂有一定的抑菌作用。天冬对白血病具有一定的抑制作用，还可以增强机体免疫力，具有抗肿瘤、抗衰老、抗炎和免疫调节等作用[19]。

②熟地：即熟地黄，味甘，性微温，入肝、肾经。具有补血滋阴，益精填髓之功效。用于血虚萎黄，心悸怔忡，月经不调，崩漏下血，肝肾阴虚，腰膝酸软，骨蒸潮热，盗汗遗精，内热消渴，眩晕，耳鸣，须发早白。本方中其主要发挥补血滋阴、益精填髓之功效。

药理作用：熟地水煎剂促进贫血动物红细胞、血红蛋白的恢复，加快多能造血干细胞（CFU-S）、骨髓红系造血祖细胞（CFU-E）的增殖、分化作用。熟地可以抑制肝脏出血性坏死灶及单纯性坏死，同时具有抗血栓形成的作用。熟地还具有降血压，调节甲状腺激素，提高机体免疫力，抗氧化的作用[20]。

③人参：药性功效及现代药理详见"内因门方——龟鹿二仙膏④"。本方中人参主要发挥补脾益肺之功效。

④黄柏：味苦，性寒。归肾、膀胱经。有清热燥湿，泻火除蒸，解毒疗疮的功效。用于湿热泻痢，黄疸尿赤，带下阴痒，热淋涩痛，脚气痿躄，骨蒸劳热，盗汗，遗精，疮疡

肿毒，湿疹湿疮。临床上多用盐炒炙后使用。盐黄柏滋阴降火，用于阴虚火旺，盗汗骨蒸。《药性论》谓其："治男子阴痿。""泻火，利湿，坚阴，凉肠。"《日华子》谓其："安心除劳，洗肝、明目。"《脾胃论》谓其："除湿热为痿，救足膝无力，亦除阴汗、阴痿。"本方中黄柏主要发挥苦寒之性，有清热泻火之功效。

现代药理研究发现，黄柏中的小檗碱对金黄色葡萄球菌、白色葡萄球菌、溶血性链球菌、肺炎双球菌等多种菌类具有抑制作用。此外，黄柏对心血管方面具有抗心力衰竭，调节血脂，抗血小板凝集，抗血栓，抑制肿瘤新生血管形成，抗血管炎症，保护血管内皮，调节血压等作用。黄柏还具有抑制细胞免疫反应，抗肿瘤，抗消化道溃疡的作用[21]。

⑤砂仁：味辛，性温。归脾、胃、肾经。具有化湿开胃，温脾止泻，理气安胎之功效。用于湿浊中阻，脘痞不饥，脾胃虚寒，呕吐泄泻，妊娠恶阻，胎动不安。本方中砂仁主要发挥温脾和胃之功效。

现代药理研究发现，砂仁中乙酸龙脑酯可以排除消化管内积气，修复胃黏膜损伤。另外砂仁还具有抗炎与镇痛的作用，同时可以增强机体免疫力，砂仁可以通过扩张血管，改善微循环来产生抗凝血作用。砂仁还具有利胆、祛痰的作用[22]。

⑥甘草：味甘，性平。归心、肺、脾、胃经。具有补脾益气，清热解毒，祛痰止咳，缓急止痛，调和诸药之功效。常用于脾胃虚弱，倦怠乏力，心悸气短，咳嗽痰多，脘腹、四肢挛急疼痛，痈肿疮毒，缓解药物毒性、烈性。本方中主要发挥补脾益气，调和诸药之功效。

甘草是中医临床极常用药。现代药理研究表明，甘草中甘草甜素和甘草次酸具有肾上腺皮质激素样作用，可提高机体对外界刺激的适应性并能起到保护机体作用；黄酮类成分具有抗氧化活性，可以作为自由基清除剂，从而降低血脂、抗动脉粥样硬化，还具有抗菌作用，对革兰阳性菌具有较强的抑制活性，同时有抑制幽门螺杆菌的活性的作用[23]。

⑦苁蓉：即肉苁蓉，又名大芸，因常用淡盐水炮制，故又称淡大芸。味甘咸，性温。

归肾、大肠经。具有补肾阳，益精血，润肠通便功效。用于肾阳不足，精血亏虚，阳痿不孕，腰膝酸软，筋骨无力，肠燥便秘。《神农本草经》曰：“主五劳七伤，补中，除茎中寒热痛，养五脏，强阴，益精气，多子。”《医林纂要》称其：“暖水脏，泻邪湿，敛精气，壮阳事。”本方中主要发挥补火助阳之功效，酒制更增其活血通络之性。

现代药理研究发现，肉苁蓉有激活肾上腺、释放皮质激素的作用，也促进代谢。肉苁蓉对男性肾、睾丸、阴茎等性器官都有极大的补益效果，可以改善阳痿、早泄，也可有效提高精子活力和质量。肉苁蓉可抗疲劳，抗衰老，保护肝脏、心脑血管。肉苁蓉还有润肠排毒之功[24]。

【原文】

填充髓海方

牛骨髓、羊骨髓、猪脊髓、鹿角胶、熟地、人参、萸肉、杞子、芡实、湖莲、山药、茯神、胶髓丸。

善按：此叶氏香岩法也。

【译文】

填充髓海方

牛骨髓、羊骨髓、猪脊髓、鹿角胶、熟地、人参、山萸肉、枸杞子、芡实、莲子、山药、茯神、胶髓丸。

韩善徵按：这是叶天士的方法。

【方剂来源】

叶桂临证指南医案中出现过类似方：牛骨髓、猪脊髓、羊脊髓、鹿角胶、熟地、人参、萸肉、五味子、芡实、湖莲、山药、茯神、金樱膏、胶髓丸。此少壮精气未旺，致奇脉网维失护。经云形不足者，温之以气；精不足者，补之以味。今纳谷如昔，血肉充养，补之以味，莫若以饮食补之（叶桂《临证指南医案》）。

【方剂释义】

此方用牛骨髓、羊骨髓、猪脊髓、鹿角胶等血肉有情之品以补之味；再以人参、熟地、山萸肉、枸杞子、山药、芡实等药补肝强肾，补脾健胃，温之气，使脾胃得以运化，肝肾得以充养；再以茯神、湖莲入方，有宁心、安神、利水祛湿之功。诸药合用，填精益髓，补气益精，可用于肾精不足型阳痿。

【单味药释义】

①牛骨髓：味甘，性温。归肾、心、脾经。具有补肾填髓、润肺、止血、止带功效。主治精血亏损，虚痨羸瘦，消渴，吐衄，便血，崩漏，带下[25]。本方中其主要发挥补肾填髓之功效。

现代药理研究发现，牛骨髓能够促进人体的发育及受损细胞的修复与更新，对病后体虚及营养不良有很好的帮助。牛骨髓中脂肪、硫胺素、核黄素等成分可润泽皮肤，可增强免疫力，增强造血机能，降血脂，软化血管，增加骨骼密度，治疗口角炎、脚气、止痛等。

②羊骨髓：味甘，性温，无毒。具有益阴填髓，润肺泽肌，清热解毒功效。主治虚劳羸瘦，骨蒸劳热，消渴，皮毛憔悴，目赤，目翳，痈疽疮疡[26]。本方中其主要发挥益阴填髓之功效。

现代药理研究发现，羊骨髓中蛋白质含量较高，具有较好的营养价值，羊骨髓来源的低分子活性物质可以明显促进大鼠骨髓基质细胞的成骨分化，羊骨髓来源间充质干细胞具有较强的遗传稳定性和增殖能力，可向成骨细胞定向分化[27]。

③猪脊髓：味甘、性寒。归肾经。具有滋阴益髓，生肌功效。用于骨蒸劳热，遗精，带浊，消渴，疮疡。本方中其主要发挥滋阴益髓之功效。

现代药理研究发现，猪脊髓中的活性肽具有降血压，镇痛的作用。猪脊髓亦可调节血脂，补充钙质，改善睡眠，增强免疫力，促进骨质形成[27]。

④鹿角胶：味甘咸，性温。归肾、肝经。具有温补肝肾，益精养血功效。用于肝肾不足所致的腰膝酸冷，阳痿遗精，虚劳羸瘦，崩漏下血，便血尿血，阴疽肿痛。本方中主要发挥其补肾益精之功效。

现代药理研究发现，鹿角胶具有增强男性勃起功能的作用，还有抗炎镇痛、抗乳腺增生、预防淋巴癌、保护胃黏膜等作用。鹿角胶还可以促进血液中的红细胞、白细胞、血小板的增加，促进钙的吸收，提高毛细血管通透性，抗老年痴呆，改善新陈代谢等作用[28]。

⑤熟地：药性功效及现代药理详见“内因门方——三才封髓丹②”。本方中其主要发挥补血滋阴，益精填髓之功效。

⑥人参：药性功效及现代药理详见“内因门方——龟鹿二仙膏④”。本方中其主要发挥补脾益肺，生津养血之功效。

⑦萸肉：即山萸肉，又名山茱萸，为山茱萸科植物山茱萸的干燥成熟果肉，味酸、涩，性微温。归肝、肾经。具有补益肝肾，收涩固脱。用于眩晕耳鸣，腰膝酸痛，阳痿遗精，遗尿尿频，崩漏带下，大汗虚脱，内热消渴。本方中其主要发挥补益肝肾之功效。

现代药理研究发现，山茱萸具有明显的调节免疫反应作用，亦可镇痛，抑制慢性炎症，抑制毛细血管通透性。山萸肉提取液对部分细菌和酵母菌具有抑制作用，亦可以降血糖，还具有抗心律失常、抗氧化、抗衰老、抗肿瘤，保肝等作用[29]。

⑧枸杞子：药性功效及现代药理详见“内因门方——龟鹿二仙膏③”。本方中主要发挥补肾益精之功效。

⑨芡实：性味甘、涩，性平。归脾、肾经。具有益肾固精，补脾止泻，除湿止带功效。用于遗精滑精，遗尿尿频，脾虚久泻，白浊，带下。

现代药理研究发现，芡实的提取物具有抗氧化，抗心肌缺血，延缓衰老，抗疲劳等作用。芡实中的硒含量较高，可以阻止过氧化物形成，具有抗癌作用；芡实还具有调节血糖的作用[30]。

⑩湖莲：即莲子，味甘、涩，性平。归脾、肾、心经。具有补脾止泻，止带，益肾涩精，养心安神功效。用于脾虚泄泻，带下，遗精，心悸失眠。《神农本草经》谓之："主补中、养神、益气力。"本方中主要发挥补脾益肾，安神之功效。

现代药理研究发现，莲子有较好的抗心律失常作用，可以降压、降血糖、免疫抑制和抑菌等。莲子中甲基莲心碱具有与地西泮一样的中枢抑制作用，能显著增加硫喷妥钠诱导的睡眠时间，而且没有地西泮相应的副作用[31]。

⑪ 山药：味甘，性平。归脾、肺、肾经。具有补脾养胃，生津益肺，补肾涩精功效。用于脾虚食少，久泻不止，肺虚喘咳，肾虚遗精，带下，尿频，虚热消渴。《本草经解》谓之："主伤中，补虚羸，除寒热邪气，补中，益气力，长肌肉，强阴。"本方中主要发挥补脾养胃，补肾固精之功效。

现代药理研究表明，山药能增强小肠吸收功能，抑制血清淀粉酶的分泌，改善消化功能；山药多糖具有增强淋巴细胞增殖能力，提高脾指数、胸腺指数，改善胸腺、脾脏的组织结构。巨噬细胞吞噬功能和正常小鼠的淋巴细胞转化[32]。

⑫ 茯神：味甘、淡，性平。归心、脾经。具有宁心，安神，利水功效。主治惊悸，怔忡，健忘失眠，惊痫，小便不利。《本草再新》谓之"治心虚气短，健脾利湿"。本方中主要发挥宁心安神之功效。

现代药理研究发现，茯神有抗肿瘤、镇静、利水消肿、调节免疫、抗炎、抑菌、保肝、抗氧化、降血糖等作用。茯神中羧甲基多糖具有较好的镇静作用，可以抑制中枢神经兴奋；显著提高巨噬细胞的吞噬能力，能刺激T淋巴细胞与B淋巴细胞增殖，提高机体的免疫机能[33]。

【原文】

八味地黄丸

附子、肉桂、熟地、萸肉、山药、茯苓、丹皮、泽泻。蜜丸。

善按：前人皆以此方扶阳，但利水之品宜酌用，人参、鹿茸、杞子可随病加入。

徐洄溪曰：八味为利水之剂，盖肾为水脏，凡水病皆归之，故用山药、茯苓、泽泻制土驱湿之品。而水为阴类，故用附子温之，肉桂通之。但肾虚恶燥，故又用地萸等药以保肾阴也。此说本金匮中症治立言，固非全补真阳之方，乃世人俱以此方治阳虚，则利水之品在所酌用明矣。

【译文】

八味地黄丸

附子、肉桂、熟地、山萸肉、山药、茯苓、丹皮、泽泻，为蜜丸。

韩善徵按：前人都以此方温火助阳，但利水之药应斟酌使用，人参鹿茸枸杞子可随诊加减。

徐洄溪曰：八味地黄丸为利水之方（《兰台轨范・通治方》），而肾为水脏，凡是与水有关的病皆因归之肾，故用山药、茯苓、泽泻补脾利水祛湿之类的药。而水属阴，所以用附子温之，肉桂通之。但肾虚怕燥邪，因此又用熟地、山萸肉等药以保护肾阴。这种解释是针对《金匮要略》中八味肾气丸的症状治法而言，本来就不是完全用来补益真阳的方子。所以现在的人都用此方来治疗阳虚证，利水的药物酌情加减使用就可以理解了。

【方剂来源】

此八味地黄丸，为徐灵胎《兰台轨范》中提到崔氏八味丸，始见东汉・张仲景《金匮要略》，清代吴谦在《医宗金鉴》中将金匮肾气丸中的干地黄易为熟地黄，桂枝易为肉桂，名八味地黄丸，即今之桂附地黄丸。

【方剂释义】

桂附地黄丸以六味地黄丸为基础滋补肝肾之阴，又配以肉桂、附子温补肾中阳气，以达到“益火之源，以消阴翳”的目的。诸药配合，既补肾阴，又补肾阳，阴阳互生，阴中求阳，对于肾阳亏虚所致之疾患极为适宜。

桂附地黄丸来源于张仲景《金匮要略》肾气丸方，而桂附地黄丸则在金匮肾气丸的基础上易桂枝为肉桂而成。其功效不仅具有六味地黄丸滋阴补肾的作用，而且还能在补阴中生火助阳，使之达到温补肾阳的目的。主治肾阳虚所致的腰膝酸痛，肢冷，浮肿，小腹胀满，小便不利，小便频数，痰饮喘咳，舌淡，脉细无力等症。可治疗肾阳不足型阳痿。

复方研究：桂附地黄丸可用于糖尿病、甲状腺功能低下、性神经衰弱、慢性肾炎、肾上腺皮质功能减退、慢性支气管哮喘、老年性白内障、前列腺肥大等症。桂附地黄丸对肾阳虚引起的水肿、尿频有较满意的疗效。桂附地黄丸能使外周血管扩张，血压下降，对肾阳虚引起的高血压有明显的降压作用。桂附地黄丸可提高药物性高催乳素血症女性患者的治疗效果，调节血清相关激素水平，且不会增加副作用[34-35]。

【单味药释义】

①附子：味辛、甘，大有毒。归心、肾、脾经。具有回阳救逆，补火助阳，散寒止痛。用于亡阳虚脱，肢冷脉微，心阳不足，胸痹心痛，虚寒吐泻，脘腹冷痛，肾阳虚衰，阳痿宫冷，阴寒水肿，阳虚外感，寒湿痹痛。本方中附子主要发挥补火助阳的功效。

现代药理研究表明，附子能增强心肌收缩力，加快心率，增加心输出量，增加心肌耗氧量，有扩张血管，增加血流，改善血液循环作用。附子可以调节血压降，提高免疫力，抗炎、镇痛，抗衰老，抗肿瘤等[36]。

②肉桂，味辛、甘，性大热。归肾、脾、心、肝经。具有补火助阳，引火归原，散寒止痛，温通经脉之功效。用于阳痿宫冷，腰膝冷痛，肾虚作喘，虚阳上浮，眩晕目赤，心腹冷痛，虚寒吐泻，寒疝腹痛，痛经经闭。《日华子本草》赞之："治一切风气，补五劳七伤，通九窍，利关节，益精，明目，暖腰膝，破痃癖癥瘕，消瘀血，治风痹骨节挛缩，续筋骨，生肌肉。"《本草经疏》称其"治命门真火不足，阳虚寒动于中"。《本草汇》谓之："散寒邪而利气，利气下行而补肾，能导火归原以通其气。"本方中主要发挥补火助阳、引火归原之功效。

现代药理研究发现，肉桂具有提高睾酮水平，改善性功能，强心等作用。可以增加冠脉和脑血流量，调节血压，改善心肌供血；抑制胃液分泌和胃蛋白酶活性，促进溃疡愈合，对肾上腺皮质功能具有促进作用。肉桂亦具有抗血小板聚集，抗凝血，抗炎，镇痛的作用[37]。

③熟地：药性功效及现代药理详见"内因门方——三才封髓丹②"。本方中主要发挥滋阴补肾，益精填髓之功效。

④萸肉：药性功效及现代药理详见"内因门方——填充髓海方⑦"。本方中主要发挥补益肝肾之功效。

⑤山药：药性功效及现代药理详见"内因门方——填充髓海方⑪"。本方中主要发挥补脾养胃，补肾涩精之功效。

⑥茯苓：味甘、淡，性平。归心、肺、脾、肾经。具有利水渗湿，健脾，宁心功效。用于水肿尿少，痰饮眩悸，脾虚食少，便溏泄泻，心神不安，惊悸失眠。《伤寒明理论》以"渗水缓脾"概之。本方中其主要发挥利水渗湿，健脾之功效。

现代药理研究发现，茯苓多糖可不同程度地增加血清中超氧化物歧化酶（T-SOD和Cu-SOD）的活性，降低MDA含量，从而起到抗氧化作用。茯苓多糖还具有增强免疫效果；亦可延缓衰老，增强肠道功能，抗菌消炎，改善记忆力等作用[38]。

⑦丹皮：即牡丹皮，味苦、辛，微寒。归心、肝、肾经。具有清热凉血，活血化瘀之

功效。用于热入营血，温毒发斑，吐血衄血，夜热早凉，无汗骨蒸，经闭痛经，跌扑伤痛，痈肿疮毒。本方中主要发挥清热凉血之功效。

现代药理研究发现，丹皮具有改善机体微循环的作用；可以抗菌，镇痛，抗炎，保护组织缺血，抗心律失常，抗动脉硬化，抗肿瘤等。丹皮中丹皮酚还可以增强特异性免疫功能[39]。

⑧泽泻：味甘、淡，性寒。归肾、膀胱经。具有利水渗湿，泄热，化浊降脂功效。用于小便不利，水肿胀满，泄泻尿少，痰饮眩晕，热淋涩痛，高脂血症。《本草再新》谓之："泻肾经之邪火，利下焦之湿热，化痰理气。"《别录》称其："补虚损五劳，除五脏痞满，起阴气，止泄精、消渴、淋沥，逐膀胱、三焦停水。"本方中其主要发挥利水渗湿之功效。

现代药理研究发现，泽泻具有利尿作用。泽泻水提物可以降血脂、血糖，抗动脉粥样硬化；亦可抗血小板聚集，抗氧化，抗血栓形成，抗肾结石形成。泽泻活性成分具有抗肾炎活性，泽泻醇也具有促进血管内皮释放前列环素、一氧化氮。泽泻水提物还具有增强人体免疫力的作用[40]。

【原文】

斑龙丸，补肾阳。

鹿角胶、鹿角霜、菟丝子、柏子仁、熟地黄。

【译文】

斑龙丸，补肾阳。

鹿角胶、鹿角霜、菟丝子、柏子仁、熟地黄。

【方剂来源】

斑龙丸有多个版本，根据本书中药物组成看，斑龙丸出自宋·王璆《是斋百一选方》。

明·虞抟《医学正传》卷三中，斑龙丸加茯苓、补骨脂。

【方剂释义】

斑龙丸具有温补肾阳，益寿延年功效。主治真阳不足，腰膝疼痛，阳痿早泄，或小便增多，耳鸣，体倦心烦；或老年阳虚，时常畏寒，气力衰微。方中鹿角胶、鹿角霜通督脉，补命门，大补精髓，最能补精生血而益元阳；菟丝子补助肾阳；熟地黄滋补肾阴，益阴以配阳；柏子仁养心安神。诸药合用，共奏温阳补肾之功，可治肾阳不足型阳痿。

《古方选注》中描述："《干宁记》云：鹿与游龙相戏，必生异角，故得称龙；鹿有纹，故称斑。用其角为方，故名斑龙。鹿卧则口朝尾闾，故为奇经督脉之方。凡入房竭精，耗散其真，形神俱去，虽温之以气、补之以味，不能复也。故以有情之品，专走督脉，复以少阴、太阳之药治其合，乃能搬运精髓，填于骨空，大会于督脉之囟会而髓海充盈。鹿角霜通督脉之气也，鹿角胶温督脉之血也，菟丝、骨脂温肾中之气也，熟地、柏仁补肾中之精也，柏仁属木性润，骨脂属火性燥，非但有木火相生之妙，而柏仁通心，骨脂通肾，并有水火既济之功。使以茯苓、性上行而功下降，用以接引诸药，归就少阴、太阳，达于督脉，上朝髓海，而成搬运之功。《医方集解》称斑龙丸为手、足少阴药也。鹿角胶霜、菟丝、熟地皆肾经血分药也，大补精髓；柏子仁入心而养心气，又能入肾而润肾燥，使心肾相交。心志旺而神魂安，精髓充而筋骨壮，去病益寿，不亦宜乎？《医方论》曰：鹿角、菟丝阴中之阳也；地黄阴中之阴也，用以补肾，不偏不倚。"

复方研究：斑龙丸具有良好的抗炎效果，同时可以增强机体免疫力，延长睡眠时间，增强肾上腺皮质功能，斑龙丸亦可延缓衰老。斑龙丸加减可以提高血清睾酮水平，治疗中老年部分雄激素缺乏综合征[41]。

【单味药释义】

①鹿角胶：药性功效及现代药理详见“内因门方——填充髓海方④”。本方中其主要发

挥温补肝肾、益精养血之功效。

②鹿角霜：味咸，涩，性温，归肾、肝经。具有温肾助阳，收敛止血功效。常用于脾肾阳虚，白带过多，遗尿尿频，崩漏下血，疮疡不敛等病症的治疗。本方中主要发挥温肾助阳的作用。

现代药理研究发现，鹿角霜能促进生长发育，振奋机体功能；促进红细胞、血红蛋白及网状红细胞的生长，具有激素样作用；促进溃疡伤口的再生过程，加速愈合等作用。鹿角霜的提取物具有良好的抗炎效果，并具有抗骨质疏松、抗疲劳的作用，同时可以调节血糖。

③菟丝子：味辛、甘，性平，归肝、肾、脾经。具有补益肝肾，固精缩尿，安胎，明目，止泻功效；外用具有消风祛斑功效。常用于肝肾不足，腰膝酸软，阳痿遗精，遗尿尿频，肾虚胎漏，胎动不安，目昏耳鸣，脾肾虚泻；外治白癜风。《雷公炮炙论》称其："补人卫气，助人筋脉。"《本草汇言》谓之："补肾养肝，主男子阳道衰微，阴茎痿弱。"本方中其主要发挥补肾助阳固精之功效。

现代药理研究认为，菟丝子可提高果蝇的性活力，菟丝子水提物可以影响大鼠的垂体性腺轴，菟丝子活性物质可以提高心肌收缩力，降低血压，延缓白内障的形成，菟丝子水提物可以增强机体免疫力，起到抗癌的作用。菟丝子酮类成分对下丘脑-垂体-性腺轴内分泌功能具有多方位的影响，能增加雄性幼年小鼠睾丸及附睾重量，促进体外培养的成年大鼠间质细胞睾酮的基础分泌及 HCG 刺激的分泌[42]。

④柏子仁：味甘，性平，归心、肾、大肠经。具有养心安神，润肠通便，止汗功效。用于阴血不足，虚烦失眠，心悸怔忡，肠燥便秘，阴虚盗汗。《本草纲目》谓之："养心气，润肾燥，益智宁神；烧沥治疥癣。"本方中主要发挥其养心安神之效。

现代药理研究发现，柏子仁脂肪油、柏子仁挥发油以及柏子仁苷三种成分均具有抑制中枢神经兴奋、改善睡眠的作用[43]。

⑤熟地：药性功效及现代药理详见"内因门方——三才封髓丹②"。本方中其主要发挥

补血滋阴，益精填髓之功效。

【原文】

摄固下真方

熟地、胡桃肉、五味、炙草、山药、萸肉、人参、牛膝。

【译文】

摄固下真方

熟地、胡桃肉、五味子、炙甘草、山药、山萸肉、人参、牛膝。

【方剂来源】

未查及原方，可见类似方。《临证指南医案·喘》曰：“咳喘则暴，身热汗出，乃阴阳枢纽不固，惟有收摄固元一法。”附方：人参、炙草、五味子、紫衣、胡桃、熟地、萸肉炭、茯神、炒山药。《叶天士医案精华·哮喘》曰：“脉细尺垂，形瘦食少，身动即气促喘急。大凡气出不爽而喘为肺病，客感居多。今动则阳化，由乎阴弱失纳，乃吸气入而为喘，肾病何辞。治法惟以收摄固真，上病当实下焦，宗肾气方法意。”附方：熟地、萸肉、五味、补骨脂、胡桃肉、牛膝、茯苓、山药、车前子蜜丸。

【方剂释义】

惊恐之人，损伤肾精，精气亏虚，不能收摄阳气，阳气不降，上发为喘，下发为阳痿、遗精、滑精等。治疗惊恐阳痿之虚症，法宜固摄真元。方中熟地、胡桃肉补肾益精，人参大补元气，山药健脾补肺、固肾益精，五味子、山萸肉味酸而收、补肾而固摄精气，牛膝补肝肾、引药下行，炙甘草调和诸药。诸药合用，共奏补肾固精之效，可用于惊恐伤肾型之虚证阳痿。

【单味药释义】

①熟地：药性功效及现代药理详见“内因门方——三才封髓丹②”。本方中其主要发挥补血滋阴，益精填髓之功效。

②胡桃肉：又名胡桃仁、核桃仁，味甘，性温。入肾、肺、大肠经。具有补肾温肺，润肠功效。用于肾阳不足，腰膝酸软，阳痿遗精，虚寒喘嗽，肠燥便秘。本方中主要发挥温补肾阳的作用。

现代药理研究发现，胡桃肉增强机体免疫力，抑制肝癌细胞线粒体；胡桃肉中活性物质可以调节脂质代谢；具有促进新陈代谢，消除疲劳，保护心血管的作用。动物实验表明，核桃仁有延缓衰老、镇咳等作用[44]。

③五味子：味酸、甘，性温，归肺、心、肾经。具有收敛固涩，益气生津，补肾宁心功效。常用于久嗽虚喘，梦遗滑精，遗尿尿频，久泻不止，自汗盗汗，津伤口渴，内热消渴，心悸失眠。本方中其主要发挥收敛固涩，补肾宁心的作用。

五味子有南五味、北五味之分，其药用价值极高，古医书称它荎藸、玄及、会及，最早列于《神农本草经》上品：“主益气，咳逆上气，劳伤羸瘦，补不足，强阴，益男子精。”《本草通玄》曰：“固精，敛汗。”功效涩精止泻。用于遗精、久泻。治遗精常配桑螵蛸、煅龙骨；治久泻常配肉豆蔻、芡实。孙思邈曰：“六月常服五味子，以益肺金之气，在上则滋源，在下则补肾。”《本草纲目》谓五味子入补药熟用，入嗽药生用。五味子酸咸入肝而补肾，辛苦入心而补肺，甘入中宫益脾胃。《本草经疏》曰：“五味子主益气者，肺主诸气，酸能收，正入肺补肺，故益气也。其主咳逆上气者，气虚则上壅而不归元，酸以收之，摄气归元，则咳逆上气自除矣。劳伤羸瘦，补不足，强阴，益男子精。”《别录》曰：“养五脏，除热，生阴中肌者，五味子专补肾，兼补五脏，肾藏精，精盛则阴强，收摄则真气归元，而丹田暖，腐熟水谷，蒸糟粕而化精微，则精自生，精生则阴长，故主如上诸疾也。”

现代药理研究发现，五味子素对中枢神经具有广泛的抑制作用，因此具有安定的功效。五味子还具有增强心肌收缩力，护肝，抗肿瘤，抗菌，增加血管张力，增强机体免疫力，抗氧化，抗衰老等作用。此外，五味子对精子生成有一定作用[45]。

④炙甘草：药性功效及现代药理详见“内因门方——三才封髓丹⑥”。本方中其主要发挥补脾和胃之功。

⑤山药：药性功效及现代药理详见“内因门方——填充髓海方⑪”。本方中其主要发挥补肾涩精之功效。

⑥萸肉：药性功效及现代药理详见“内因门方——填充髓海方⑦”。本方中其主要发挥补益肝肾，收涩固脱之功。

⑦人参：药性功效及现代药理详见“内因门方——龟鹿二仙膏④”。本方中其主要起大补元气之功。

⑧牛膝：味苦、甘、酸，性平，归肝、肾经。具有逐瘀通经，补肝肾，强筋骨，利尿通淋，引血下行功用。用于经闭，痛经，腰膝酸痛，筋骨无力，淋证，水肿，头痛，眩晕，牙痛，日疮，吐血，衄血。《神农本草经》称其：“主寒湿痿痹，四肢拘挛，膝痛不可屈，逐血气，伤热火烂，堕胎。”《药性论》谓之：“治阴痿，补肾填精。”《本草正》谓之：“主手足血热痿痹，血燥拘痉挛，通膀胱涩秘，大便干结，补肾填精，益阴活血。”本方中其主要发挥补益肝肾之功。

现代药理研究发现，牛膝多糖具有免疫调节、提高记忆力和耐力的作用，同时具有抗乙肝病毒、单纯性疱疹病毒等多种病毒；牛膝总皂苷具有提高免疫力，抗肿瘤的作用；牛膝水提物可以延缓衰老，亦可镇痛，兴奋子宫；怀牛膝可以降低大鼠全血黏度、血细胞比容、红细胞聚集指数，并有抗凝作用。蜕皮甾酮有降脂、降糖作用[46]。

【原文】

麦冬汤

麦冬、半夏、人参、甘草、粳米、大枣。

善按：此方清胃火而充胃津之主方。叶香岩以沙参易人参，去半夏、大枣，加石斛、玉竹、扁豆等品，更见轻灵。

【译文】

麦冬汤

麦冬、半夏、人参、甘草、粳米、大枣。

韩善徵按：此方是清胃火而补充胃津的主要方剂，叶天士用沙参替换人参，去半夏、大枣，加石斛、玉竹、扁豆等药，更体现了其轻巧灵动。

【方剂来源】

麦冬汤，最早出自《金匮要略》："大逆上气，咽喉不利，止逆下气者，麦门冬汤主之。"

叶桂《临证指南医案》卷三·脾胃中记载："脉数，口渴有痰。乃胃阴未旺。炒麦冬、生白扁豆、生甘草、白粳米、北沙参、川斛。与本方有出入，且未署方名。"

【方剂释义】

麦冬汤，又名麦门冬汤，为治燥剂，具有清养肺胃、降逆下气功效。主治虚热肺痿，咳嗽气喘，咽喉不利，咯痰不爽，或咳唾涎沫，口干咽燥，手足心热，舌红少苔，脉虚数；胃阴不足证，呕吐，纳少，呃逆，口渴咽干，舌红少苔，脉虚数。

方中重用麦冬为君，甘寒清润，既养肺胃之阴，又清肺胃虚热。人参益气生津为臣。

佐以甘草、粳米、大枣益气养胃，合人参益胃生津，胃津充足，自能上归于肺，此正“培土生金”之法。肺胃阴虚，虚火上炎，不仅气机逆上，而且进一步灼津为涎，故又佐以半夏降逆下气，化其痰涎，虽属温燥之品，但用量很轻，与大剂麦门冬配伍，则其燥性减而降逆之用存，且能开胃行津以润肺，又使麦门冬滋而不腻，相反相成。甘草并能润肺利咽，调和诸药，兼作使药。麦冬汤可治疗虚热上炎，胃阴不足为主证的阳痿。

复方研究：麦门冬汤临床常用于治疗慢性支气管炎、支气管扩张、慢性咽喉炎、矽肺、肺结核等属肺胃阴虚，气火上逆者。亦治胃及十二指肠溃疡、慢性萎缩性胃炎、妊娠呕吐等属胃阴不足，气逆呕吐者。麦门冬汤还可治疗肿瘤放、化疗及术后、癌前病变等[47]。

【单味药释义】

①麦冬：味甘，微苦，微寒。归心、肺、胃经。具有养阴生津，润肺清心功效。用于肺燥干咳，阴虚痨咳，喉痹咽痛，津伤口渴，内热消渴，心烦失眠，肠燥便秘。《药品化义》论之：“入固本丸，以滋阴血，使心火下降，肾水上升，心肾相交之义。”本方中其主要发挥养阴润肺、益胃生津之功。

现代药理研究发现，麦冬提取物可以抗心肌缺血、抗心律失常，可以抗血栓形成、抗血小板聚集；麦冬总皂苷可显著增强机体免疫力；麦冬水煎剂具有抗衰老效用，同时具有降血糖的作用；麦冬多糖还可以抗肿瘤、抗疲劳[48]。

②半夏：味辛，性温，归脾、胃、肺经。具有燥湿化痰，降逆止呕，消痞散结功效。用于湿痰寒痰，咳喘痰多，痰饮眩悸，风痰眩晕，痰厥头痛，呕吐反胃，胸脘痞闷，梅核气；外治痈肿痰核。生半夏有毒，须炮制后入煎剂。《别录》称其：“消心腹胸膈痰热满结，咳嗽上气，心下急痛坚痞，时气呕逆；消痈肿，堕胎，疗痿黄，悦泽面目。生令人吐，熟令人下。”《本草纲目》谓之“除腹胀，目不得瞑，白浊，梦遗，带下”。本方中其主要发挥化痰降逆之功。

现代药理研究发现，制半夏能够激活迷走神经具有镇吐作用，半夏水煎醇可以减少胃液，抑制胃蛋白活性，促进胃黏膜修复。半夏还具有抗心律失常，抗凝，调节脂肪代谢，抗肿瘤、抗早孕作用，并有镇静催眠作用[49]。

③人参：药性功效及现代药理详见“内因门方——龟鹿二仙膏④”。本方中主要取其益气生津之功。

④甘草：药性功效及现代药理详见“内因门方——三才封髓丹⑥”。本方中主要取其补脾益气之功。

⑤粳米：味甘，平，入脾、胃经。具有补中益气，健脾和胃，除烦渴，止泻痢功效。主治泻痢，胃气不足，口干渴，呕吐，诸虚百损等。本方中其主要发挥益气养胃生津之功。

现代药理研究发现，粳米具有抗肿瘤作用，能降低胆固醇，减少心脏病发作和中风的概率。粳米可防过敏性疾病，有助胃肠蠕动，对胃病、便秘、痔疮等疗效很好；能提高人体免疫功能，促进血液循环，从而减少高血压的机会；亦可预防糖尿病、脚气病、老年斑和便秘等疾病。

⑥大枣：味甘，性温，归脾胃经。具有补中益气，养血安神功效。用于脾虚食少，乏力便溏，妇人脏躁。李杲论之“温以补脾经不足，甘以缓阴血，和阴阳，调营卫，生津液”。本方主要取其补中益气生津之功。

现代药理研究表明，大枣中的大枣多糖能降低血清丙二醛量，改善淋巴细胞的转化能力，具有调节免疫功能的作用；清除超氧自由基、羟基自由基、过氧化氢的作用，起到抗氧化和抗衰老作用；改善睡眠质量，延长睡眠时间，起到辅助缓解疲劳的功效[50]。

【原文】

归脾汤

人参、龙眼肉、黄芪、甘草、白术、茯苓、木香、当归、酸枣仁、远志。加姜枣三

片煎。

徐洄溪曰：补脾有二法，一补心以生脾血，一补肾以壮脾气。此方乃心脾同治之法也。

善按：此方乃温补之法。若过伤思虑，耗心荣，而伤脾阴者，不宜用此。

【译文】

归脾汤

人参、龙眼肉、黄芪、甘草、白术、茯苓、木香、当归、酸枣仁、远志。加生姜三片，大枣三枚同煎。

徐洄溪曰：补脾有两种方法，一是补心以促进脾血化生，二是补肾以壮脾气，此方是心脾同治的方法。

韩善徵按：此方使用的是温补的方法。如果因过度忧思忧虑，损耗心气而损伤脾阴者，不宜用此方。

【方剂来源】

归脾汤出自宋·严用和撰的《严氏济生方》。《正体类要》在其基础上加当归、远志而成上述归脾汤。徐洄溪记之于《兰台轨范》，治思虑伤脾或健忘怔忡，惊悸盗汗，寤而不寐，或心脾作痛，嗜卧少食，及妇女月经不调。论之："补脾有二法，一补心以生脾血，一补肾以壮脾气，此方乃心脾同治之法，补后天以生血即所以调经。"

【方剂释义】

归脾汤为补益剂，具有益气补血、健脾养心之功效。主治心脾气血两虚证，心悸怔忡，健忘失眠，盗汗，体倦食少，面色萎黄，舌淡，苔薄白，脉细弱；脾不统血证，便血，皮下紫癜，妇女崩漏，月经超前，量多色淡，或淋漓不止，舌淡，脉细弱。方中以人参、黄芪、白术、甘草甘温之品补脾益气以生血，使气旺而血生；当归、龙眼肉甘温补血养心；茯苓（多用茯神）、酸枣仁、远志宁心安神；木香辛香而散，理气醒脾，与大量益气健脾药配伍，复中焦运化之功，又能防大量益气补血药滋腻碍胃，使补而不滞，滋而不腻；用法中姜、枣调和脾胃，以资化源，心脾得补，气血得助，宗筋得润，故阳痿可愈。

复方研究：归脾汤是男科常用方，主要用于治疗阳痿、早泄、不射精、性欲减退等证属心脾两虚者。现代临床还常用于治疗血小板减少性紫癜、神经衰弱、脑外伤综合征、子宫功能性出血[51~54]。

【单味药释义】

①人参：药性功效及现代药理详见“内因门方——龟鹿二仙膏④”。本方中主要取其补脾益气之功。

②龙眼肉：味甘，性温，归心、脾经。具有补益心脾，养血安神功效。常用于气血不足，心悸怔忡，健忘失眠，血虚萎黄。本方主要取其补益心脾，养血安神之功效。

现代药理研究认为，龙眼肉提取物可明显影响大鼠性腺轴的功能，其提取液可以促进生长发育，并具有明显的抗应激及一定的抗氧化及提高细胞免疫力的作用；龙眼肉亦具有抗焦虑，镇静，抗肿瘤，增强免疫力的作用[55]。

③黄芪：又作黄耆，味甘，性微温，归脾、肺经。具有补气固表，托毒排脓，利尿，生肌功效。用于气虚乏力、久泻脱肛、自汗、水肿、子宫脱垂、慢性肾炎蛋白尿、糖尿病、疮口久不愈合。本方中其主要起补脾益气之功。

黄芪以其根入药，药用历史悠久。《神农本草经》将其列为“上品”。《名医别录》《本草纲目》等古书中均认为它有益气补虚的作用。

现代药理研究发现，黄芪可以显著增强人体免疫力，对水疱性口腔炎病毒、流感病毒、柯萨奇病毒具有明显对抗作用。黄芪多糖可以明显降低血糖，改善微循环，抗氧化、抗衰老；黄芪总苷还具有抗心衰的作用。黄芪对于血压的调节作用也是双向的，对造血功能有保护和促进作用。黄芪可以扩张脑血管，增加血流量，改善脑部微循环，亦具有抗肿瘤的作用[56]。

④甘草：药性功效及现代药理详见“内因门方——三才封髓丹⑥”。本方中主要取其补中益气之功。

⑤白术：味苦、甘，性温，入脾胃经。具有健脾益气，燥湿利水，止汗，安胎功效。李杲谓之：“去诸经中湿而理脾胃。”徐福松教授及金保方教授重用白术（30g 以上），既可健脾，又可通便，还有治腰痛之功，临床屡试不爽。本方中主要取其健脾益气之功。

现代药理研究表明，白术可以保护胃黏膜，保肝，增强机体免疫力，抗应激反应，增强造血功能；具有明显而持久的利尿作用，促进电解质排出，白术水煎液有加速体内葡萄糖的氧化利用而发挥血糖调节作用；还可抗凝血，抗肿瘤，扩张血管，以及抑菌作用[57]。

⑥茯苓：药性功效及现代药理详见“内因门方——八味地黄丸⑥”。本方中主要取其健脾宁心之功。

⑦木香：味辛，苦，性温，归脾、大肠、三焦经。具有行气止痛，调中导滞功效。用于胸脘胀痛、泻痢后重、食积不消、不思饮食，嗳吐泄泻，痢疾后重，中气不省，突发耳聋，蛇虫咬伤，牙痛。本方中主要取其健脾理气之功。

现代药理研究发现，木香水提液可以扩张支气管，兴奋胃肠道平滑肌；木香提取液具有明显的扩血管、抑制血小板聚集等作用，抑制金黄色葡萄球菌、链球菌、白色葡萄球菌等细菌；具有抗肿瘤，解痉，抗炎，保肝利胆等作用[58]。

⑧当归：味甘、辛，性温，归肝、心、脾经。具有补血活血，调经止痛，润肠通便功效。常用于血虚萎黄，眩晕心悸，月经不调，经闭痛经，虚寒腹痛，风湿痹痛，跌扑损伤，痈疽疮疡，肠燥便秘。酒当归活血通经，用于经闭痛经、风湿痹痛、跌扑损伤。

当归临床运用非常广泛，有“十方九归”之说。《本草纲目》载当归调血为妇人要药，有思夫之意，故有当归之名。《药性论》称其：“止呕逆、虚劳寒热，破宿血，主女子崩中，下肠胃冷，补诸不足，止痢腹痛。单煮饮汁，治温疟，主女人沥血腰痛，疗齿疼痛不可忍。患人虚冷加而用之。”《日华子本草》赞之：“治一切风，一切血，补一切劳，破恶血，养新血及主癥癖。”本方中主要取其补血活血之功。

现代药理研究发现，当归可以促进造血功能，升高外周血细胞；具有抗血栓形成，调节血脂。当归水提物可以抗心律失常，扩张血管，调节子宫平滑肌。当归多糖及阿魏均可以增强机体免疫力，亦有保肝、抗辐射等作用[59]。

⑨酸枣仁：味甘，性平，归心、脾、肝、胆经。具有养心补肝，宁心安神，敛汗生津功效。主治虚烦不眠，惊悸怔忡，烦渴，虚汗。王好古论之：“治胆虚不眠，寒也，炒服；治胆实多睡，热也，生用。”本方中主要取其养心补肝，宁心安神之功。

现代药理研究表明，酸枣仁总皂苷具有改善心肌缺血、降低血压的作用；酸枣仁皂苷A可以透过血脑屏障，与 γ－氨基丁酸受体结合位点上的关键残基结合，形成氢键，从而发挥镇静催眠的作用；酸枣仁总黄酮有较好的抗焦虑、抗抑郁作用[60]。

⑩远志：味苦、辛，性温，归心、肾、肺经。具有安神益智，交通心肾，祛痰，消肿功能。用于心肾不交引起的失眠多梦、健忘惊悸，神志恍惚，咳痰不爽，疮疡肿毒，乳房肿痛。《药性论》谓之：“治心神健春，坚壮阳道。主梦邪。”本方中其主要发挥安神益智、交通心肾之功。

现代药理研究发现，远志醇提物 YZ–50 可显著提高慢性应激大鼠海马区 BDNF 及其 TrkbmRNA 的表达，抑制神经细胞凋亡；明显降低慢性应激大鼠血清中促肾上腺皮质激素释放激素、促肾上腺皮质激素和皮质酮激素水平，从而改善抑郁症状。而远志的乙醇提取物及提取物的正丁醇萃取部分都可以减轻缺血再灌注时对脑的损伤，防止脂质过氧化作用，维持能量代谢[61]。

【原文】

调养心脾方

淮小麦、南枣肉、炒白芍、柏子仁、茯神、炙草、鲜莲肉、生地、麦冬、灯心、竹叶心、酸枣仁、山药。

善按：此叶香岩法，治郁火伤心脾之阴最佳，足补古人所未及。

【译文】

调养心脾方

淮小麦、南枣肉、炒白芍、柏子仁、茯神、炙甘草、鲜莲肉、生地、麦冬、灯心草、竹叶心、酸枣仁、山药。

韩善徵按：这是叶天士的方法，治疗郁火损伤心脾之阴最好的方子，属于原创性，足以弥补前人之所未及也。

【方剂来源】

叶天士《临证指南医案·虚劳》载："某，诵读身静心动，最易耗气损营。心脾偏多，不时神烦心悸，头眩脘闷，故有自来也。调养溉灌营阴，俾阳不升越，恐扰动络血。（营虚）淮小麦、南枣肉、炒白芍、柏子仁、茯神、炙甘草。"

韩氏在原方的基础上，加鲜莲肉、生地、麦冬、灯心草、竹叶心、酸枣仁、山药，而成本方。

【方剂释义】

此方甘凉而入心脾。方中淮小麦、柏子仁、茯神、山药健脾安神；大枣、炒白芍、生地、麦冬补血滋阴；鲜莲肉、酸枣仁敛神宁心；灯心草、竹叶心清心泻火，导郁火从小便而出；炙草调和诸药。全方补泻兼顾，用治郁遏脾阴之阳痿，可补归脾温补之缺。

【单味药释义】

①淮小麦：味甘，性微寒。归心、脾经。具有养心，除烦，止渴，敛汗功效。主治脏躁，烦热，虚汗，消渴，泄利，痈肿，外伤出血，烫伤。本方中主要发挥养心，除烦，健脾之功效。

现代药理研究表明，淮小麦中微量元素镁可起到扩张血管、降血压、抑制神经兴奋的作用；γ-氨基丁酸具有延缓神经细胞衰老、降低血压、抗惊厥、改善脑机能的作用；β-葡聚糖和低聚木糖具有促进肠道有益菌群的增殖、抑制病原菌生长、抗氧化、改善油脂代谢、防止腹泻和便秘、增强肌体免疫力等功能，起到“肠道夫”的作用[62]。

②南枣肉：即大枣，药性功效及现代药理详见“内因门方——麦冬汤⑥”。本方中其主要发挥补中益气，养血安神之功效。

③炒白芍：味苦、酸，性微寒。归肝、脾经。具有养血调经，敛阴止汗，柔肝止痛，平抑肝阳功效。用于血虚萎黄，月经不调，自汗，盗汗，胁痛，腹痛，四肢挛痛，头痛眩晕。《医学启源》谓之：“安脾经，治腹痛，收胃气，止泻利，和血，固腠理，泻肝，补脾胃。”《神农本草经》谓之：“止痛、利小便、益气。”《新修本草》称其“益好血。”《滇南本草》称其：“泻脾热，止腹痛，调养心肝脾经血，疏肝降气。”本方中其主要发挥养血敛阴之功效。

现代药理研究表明，白芍总苷具有降低红细胞压积、降低血液黏度、抑制血小板聚集的作用，并且有扩张冠状动脉和外周血管的作用[63]。

④柏子仁：药性功效及现代药理详见“内因门方——斑龙丸④”。本方中其主要发挥养心安神之功效。

⑤茯神：味甘、淡，性平。归心、脾经。具有宁心，安神，利水功效。主治惊悸，怔

忡，健忘失眠，惊痫，小便不利。《本草再新》谓之："治心虚气短，健脾利湿。"本方中主要发挥宁心安神之功效。

现代药理研究表明，茯神中羧甲基多糖具有较好的镇静作用，可以抑制中枢神经兴奋；显著提高巨噬细胞的吞噬能力，能刺激 T 淋巴细胞与 B 淋巴细胞增殖，提高机体的免疫机能[64]。

⑥炙草：即炙甘草，其药性功效及现代药理详见"内因门方——三才封髓丹⑥"。本方中主要发挥补脾益气，调和诸药之功效。

⑦鲜莲肉：即莲子，药性功效及现代药理详见"内因门方——填充髓海方⑩"。本方中主要发挥补脾益肾涩精，养心安神之功效。

⑧生地：即生地黄，味甘，性寒。归心、肝、肾经。具有清热凉血，养阴生津功效。用于热入营血，温毒发斑，吐血衄血，热病伤阴，舌绛烦渴，津伤便秘，阴虚发热，骨蒸劳热，内热消渴。《本草新编》谓之："功专于凉血止血，又善疗金疮，安胎气，通经，止漏崩。"本方中其主要发挥清热凉血，养阴生津之功效。

现代药理研究表明，生地黄中梓醇能显著改善心肌缺血再灌注损伤的心脏功能，降低心肌梗死、心肌细胞凋亡和心肌坏死，增加蛋白激酶、内皮型一氧化氮合酶磷酸化和一氧化氮的生成，提高抗氧化能力；地黄多糖显著刺激 T 淋巴细胞增殖，上调 T 淋巴细胞中 IL-2 和 IFN-γ 的生成，具有免疫增强活性；2，5-二羟基苯乙酮通过阻断 ERK1/2 和 NF-κB 信号传导途径抑制炎症介质释放[65]。

⑨麦冬：药性功效及现代药理详见"内因门方——麦冬汤①"。本方中主要发挥养阴生津之功效。

⑩灯心：即灯心草，味甘、淡，性微寒。归心、肺、小肠经。具有清心火，利小便功效。用于心烦失眠，尿少涩痛，口舌生疮。《本草纲目》谓之："降心火，止血，通气，散肿，止渴。"本方中主要发挥清心除烦之功效。

现代药理研究表明，灯心草中去氢厄弗酚具有明显的镇静作用；去氢灯心草二酚、二氢酚类成分具有抗菌作用[66]。

⑪ 竹叶心：即淡竹叶，味甘、淡，性寒。归心、胃、小肠经。具有清热泻火，除烦止渴，利尿通淋功效。用于热病烦渴，小便短赤涩痛，口舌生疮。张元素谓之："凉心经，益元气，除热，缓脾。"本方中主要发挥清热泻火，除烦止渴之功效。

现代药理研究表明，淡竹叶中有机酸、黄酮和三萜类化合物具有抗菌消炎作用；总黄酮对心肌缺血 / 再灌注损伤有一定的保护作用[67]。

⑫ 酸枣仁：药性功效及现代药理详见"内因门方——归脾汤⑨"。本方中其主要发挥养心安神，敛汗生津之功效。

⑬ 山药：药性功效及现代药理详见"内因门方——填充髓海方 ⑪"本方中其主要发挥补脾养胃，补肾固精之功效。

【原文】

远志丸，交通心肾。

远志、菖蒲、茯苓、茯神、人参、龙齿。蜜丸，辰砂为衣。

善按：加柏子仁、枣仁、麦冬、熟地更妙。王孟英以川连、肉桂交合心肾，颇有巧思。

【译文】

远志丸，交通心肾。

远志、菖蒲、茯苓、茯神、人参、龙齿。蜜丸，辰砂为衣。

韩善徵按：上方加柏子仁、枣仁、麦冬、熟地疗效更好。王士雄以川连、肉桂交合心肾，别出心裁，颇有巧思。

【方剂来源】

远志丸来源于《重订严氏济生方》。远志（去心，姜汁淹）、石菖蒲各60g，茯神（去皮、木）、人参、龙齿、白茯苓各30g。上药研细末，炼蜜为丸，如梧桐予大，辰砂为衣。每服70丸，食后、临卧用温开水送下。功效固摄精气，交通心肾，宁神定志。用于因事有所大惊，夜多异梦，神魂不安，惊悸恐怯。

现代所著的许多方书，多称交泰丸源自明代韩懋所著的《韩氏医通》，但韩氏在原书中只是提到“黄连……为君，佐官桂少许，煎百沸，入蜜，空心服，能使心肾交于顷刻”，并无交泰丸之方名。首先提及交泰丸这一方名的，当推金元时期的李东垣。李氏在《脾胃论·论饮酒过伤》篇中载有交泰丸一方，由干姜、巴豆霜、人参、肉桂、柴胡、小椒、白术、厚朴、酒煮苦楝、白茯苓、砂仁、川乌头、知母、吴茱萸、黄连、皂角、紫菀等组成，功能“升阳气，泻阴火，调营气，进饮食，沉困懒倦”。方中虽包含有黄连、肉桂，但并非主药，亦非治疗心肾不交之证。明确提出黄连、肉桂同用，治心肾不交，名交泰丸者，则是清代的王士雄。他在《四科简要方·安神》篇中说：“生川连五钱，肉桂心五分，研细，白蜜丸，空心淡盐汤下，治心肾不交，怔忡无寐，名交泰丸。”

【方剂释义】

远志丸用以治疗心肾不交之阳痿。方中人参、茯神、茯苓健脾养心安神；菖蒲、远志祛痰安神；龙齿镇心固肾以定情志。诸药合用，有交通心肾，固摄精气之功。加柏子仁、枣仁、麦冬、熟地，四药亦入心肾而药性更平。交泰丸中黄连降心火，肉桂暖肾水，心火不炎，肾水不降，则心肾得交。

【单味药释义】

①远志：药性功效及现代药理详见“内因门方——归脾汤⑩”。本方中主要发挥安神益

智之功效。

②菖蒲：味甘、淡，性平。归心、脾经。具有宁心，安神，利水之功效。主治惊悸，怔忡，健忘失眠，惊痫，小便不利。《本草备要》谓之："补肝益心，去湿逐风，除痰消积，开胃宽中。疗噤口毒痢，风痹惊痫。"本方中其主要发挥宁心安神之功效。

现代药理研究发现石菖蒲中所含的 α－细辛醚成分有兴奋中枢神经的作用；β－细辛醚能使舒血管物质 NO 升高，ET 降低，达到扩血管的作用，并能通过降低 CD_{62P} 的表达率减少血小板聚集，降低血栓的发生概率[68]。

③茯苓：药性功效及现代药理详见"内因门方——八味地黄丸⑥"。本方中主要发挥健脾宁心之功效。

④茯神：药性功效及现代药理详见"内因门方——填充髓海方⑪"。本方中主要发挥宁心安神之功效。

⑤人参：药性功效及现代药理详见"内因门方——龟鹿二仙膏④"。本方中其主要发挥大补元气、生津养血、安神益智之功效。

⑥龙齿：味甘、涩，性凉。归心、肝经。具有镇静安神，清热除烦功效。主治惊痫，癫狂，心悸怔忡，失眠多梦，身热心烦。本方中其主要发挥镇静安神之功效。

现代药理研究发现，龙齿有镇静催眠、抗惊厥、促凝血等作用，而龙齿中 Cu、Mn 元素量与其抗惊厥作用有关[69]。

⑦柏子仁：药性功效及现代药理详见"内因门方——斑龙丸④"。本方中主要发挥养心安神之功效。

⑧枣仁：即酸枣仁，药性功效及现代药理详见"内因门方——归脾汤⑨"。本方中主要发挥养心安神，敛汗生津之功效。

⑨麦冬：药性功效及现代药理详见"内因门方——麦冬汤①"。本方中其主要发挥养阴生津之功效。

⑩熟地：即熟地黄，药性功效及现代药理详见“内因门方——三才封髓丹②”。本方中主要发挥补血滋阴，益精填髓之功效。

⑪ 川连：即黄连，味苦，性寒。归心、脾、胃、肝、胆、大肠经。具有清热燥湿，泻火解毒之功效。用于湿热痞满，呕吐吞酸，泻痢，黄疸，高热神昏，心火亢盛，心烦不寐，心悸不宁，血热吐衄，目赤，牙痛，消渴，痈肿疔疮；外治湿疹，湿疮，耳道流脓。《本草新编》谓之：“止吐利吞酸，解口渴，治火眼，安心，止梦遗，定狂躁，除痞满。”本方中主要发挥清热燥湿之功效。

现代药理研究发现黄连所含的小檗碱能够提高糖尿病大鼠血清和肠道内胰高糖素样肽 -1（GLP-1）水平、血清胰岛素及胰岛 β 细胞的数量，并通过抑制线粒体激活环磷酸腺苷（AMP）活化蛋白激酶，从而达到降低血糖浓度的作用；小檗碱还能通过清除超氧阴离子和自由基起到抗氧化作用[70]。

⑫ 肉桂：药性功效及现代药理详见“内因门方——八味地黄丸②”。本方中其主要发挥补火助阳，温通经脉之功效。

【原文】

逍遥散，治郁结。

白芍、当归、白术、茯苓、甘草、柴胡。加煨姜、薄荷煎。

善按：此治胆阳虚之方也。胆阳何以虚？盖胆为少阳，其阳柔嫩微软，一有所郁，易被抑遏，阳气遂不能畅达。此方用当归甘温，白芍苦酸，和其血，敛其阴。柴胡升发，薄荷轻宣，达其气以畅其生，又助白术、炙草、煨姜、茯苓甘温诸品，培土生阳[①]**。所谓煦之以春气，和之以春风也，而木有不勃然畅茂条达者乎？以治胆阳虚，最为的方。**

【译文】

逍遥散，治郁结。

白芍、当归、白术、茯苓、甘草、柴胡。加煨姜、薄荷煎。

韩善徵按：这是用治胆阳虚的方子。胆阳为何会虚？是因为胆为少阳，少阳柔嫩微软，一有所郁，就容易被抑遏，阳气就不能畅达。此方用当归甘温之性，白芍味苦酸，以和血敛阴。柴胡升发，薄荷轻宣，以畅达气机。又有白术、炙甘草、煨姜、茯苓甘温诸品，以助培土生阳。此所谓煦之以春气，和之以春风，木气哪还不勃然畅茂条达？用来治疗胆阳虚，这是最恰当的方子。

【注释】

培土生阳：一来白术、炙甘草、煨姜、茯苓均入脾经，均为阳药，甘温入脾所谓培土，是为阳药故以生阳。二来《本草新编》有言："或问白术阳药，能益脾土之阴，是白术自能生阳中之阴乎，抑必有藉于补阴之味以生阳也？曰：阳药补阳，而白术偏能于阳中补阴，是白术亦阴分之药也。白术既阴阳兼补，得阴阳之药，皆相济而成功，安在入诸补阴以生阳，入诸补阳而不能生阴哉。或疑白术阳药，而补脾气之阴，是阳能生阴也，又何以阳又能生阳乎？夫阴阳原两相生也，阳以生阳，不若阳以生阴之速，但不可谓阳不生阳也。白术阳药，以生脾中之阴者十之八，而生脾中之阳者十之二耳。"此非仅阳药以生阳，亦补脾阴以生阳也。

【原文】

若以治肝，则大不合。盖肝动也阳必亢，阳胜则阴伤，此方岂可轻与？沈悦庭[①]云：后人用此方治阴虚火旺之肝病，则以升令之太过者而复升之，宜其有升无降而至厥逆[②]矣，其说甚确。惟所云此方系治肝阳虚，非治肝阴虚，未见谛当[③]。何也？肝之体虽阴，而用则

阳。故其病之作也，多因水不能制，非比胆阳之未盛也。乃沈氏解此方，于阴虚阳虚，颇为清晰。

【译文】

如果用此方来治肝，就非常不合适了。因为肝气动则肝阳必定亢进，肝阳亢进则肝阴耗伤，此方岂能乱用？沈悦庭说：后人用此方治疗阴虚火旺之肝病，则使本就上升太过的肝气升得更厉害，肝气有升无降，则会导致厥逆。沈悦庭说得很对，但他说此方是治疗肝阳虚而不是肝阴虚，就不恰当了。为何？肝在体为阴，其用为阳。所以肝病发作之时，多因水不能制，和胆阳未盛不一样。沈氏对于此方的理解，于阴虚阳虚方面，很是清晰。

【注释】

①沈悦庭：《吴医汇讲·治肝补脾论》有记录沈悦庭论逍遥散用治肝阳虚之说："《金匮》论治肝补脾，肝虚则用此法，此指肝之阳虚而言，非指肝之阴虚火旺而言也。肝阳虚而不能上升，则胃乏生发之气，脾无健运之力；而水无土制，肾水之阴寒得以上制心阳，周身阴盛阳衰，而纯乎降令，则肺阴之金气盛行，肝阳之生气愈病矣。必得补土之阳，以制肾水之阴寒，则心阳无水以克而火盛，火盛则肺金阴气不行，不至阴肃降令，从右行左，以伤发生之气，则肝木之阳气自必畅茂条达矣。古方用逍遥散治木郁土中，以宣阳气，是肝木阳虚，而用治肝补脾之法者也。乃后人用以治阴虚火旺之肝病，则以升令之太过者而复升之，宜其有升无降，而至厥逆矣。盖一阴一阳，可不明辨哉。其治阴虚火旺之肝病，如血虚宜滋水，虚则补其母也；火旺则苦泄，实则泻其子也；气升上逆则降气，以金制木也，其与治肝补脾之法正相反，岂可混治耶？"

②厥逆：《素问·厥论》有言："阳气衰于下，则为寒厥，阴气衰于下，则为热厥。"素体阴虚而予阳剂升之，阴竭矣，发为热厥。

③谛当：恰当之意。

【原文】

但未知此方系治胆阳之虚，亦是遗憾。然数百年来能如沈氏者已鲜矣。自薛立斋、赵养葵[①]矣辈，以此方施于水亏火旺之人，加丹皮、山栀以清火，似乎犹有一隙之明[②]。乃终不悟此方为何用，故多模棱耳。后人因此遂为滥觞[③]矣，罗其害者不可胜纪。医家病家，皆以此为一定之法，虽死而不悟其所以然，苟不及今日分别言之，则苍生之遗祸，庸有既耶[④]。

【译文】

但就不知道这个方子是用来治疗胆阳虚而言，也是遗憾。数百年来能达到沈氏这样水平的人已经很少了。到了薛立斋、赵养葵这一辈，用此方治疗水亏火旺的患者，加丹皮、山栀来清火，似乎还多少有些明白。但他们最终还是不明白此方为何这么用，所以开方多也含糊。后人因此滥用，受害者不胜枚举。医家病家，都以此为治疗阴虚火旺之法，到死都不悟其所以然。如果不在今天说个明白，那么苍生遗祸，难道还有结束的日子么。

【注释】

①赵养葵：赵献可（1573—1664），字养葵，自号医巫闾子，鄞县（今浙江宁波）人。著有《医贯》《内经钞》《素问钞》《经络考》《正脉论》《二体一例》等医论著作，以《医贯》流传广而影响大。赵献可在医学上遵从李东垣、薛己，属于温补学派，提出命门为人一身之主，命门的水火即人的阴阳。

赵养葵《医贯·郁病论》有言："予以一方治其木郁，而诸郁皆因而愈。一方者何？逍遥散是也。方中唯柴胡、薄荷二味最妙。盖人身之胆木，乃甲木少阳之气。气尚柔嫩，象草穿地始出而未伸，此时如被寒风一郁，即萎软抑遏，而不能上伸，不上伸则下克脾土，而金水并病矣。唯得温风一吹，郁气即畅达。盖木喜风，风摇则舒畅，寒风则畏。温风者，所谓吹面不寒杨柳风也，木之所喜。柴胡、薄荷辛而温者，辛也故能发散，温也故入少阳。古人立方之妙如此。其甚者方中加左金丸。左金丸止黄连、吴茱萸二味。黄连但治心火，加吴茱萸气燥，肝之气亦燥，同气相求，故入肝以平木。”

而其《医贯·血症论》有言：“世人因郁而致血病者多，凡郁皆肝病也，木中有火，郁甚则火不得舒，血不得藏而妄行……必当舒散其郁为主，木郁则达之，火郁则发之是也。其方惟逍遥散为的药，外加丹皮茱连，随手而应。”又曰：“予以山栀屈曲下行泄水，改用茱萸炒黄连。”

赵养葵用逍遥散治木郁，“胆木”之说亦与韩善徵相类，其木郁甚者加丹皮萸连火郁发之，未见不妥。

②一隙之明：一隙即为一点。一隙之明，意为多少明白一些。

③滥觞：泛滥之意。

④庸有既耶：庸：反问语气，难道。既：结束，终了。庸有既耶，意为难道还有结束（的日子）吗！

【方剂来源】

首见于《太平惠民和剂局方·治妇人诸疾》：“治血虚劳倦，五心烦热，肢体疼痛，头目昏重，心忪颊赤，口燥咽干，发热盗嗜卧，及血热相搏，月水不调，脐腹胀痛，寒热如疟。又疗室女血弱阴虚，荣卫不潮热，肌体羸瘦，渐成骨蒸。”

薛立斋《内科摘要》中加味逍遥散治肝脾血虚发热，或潮热，晡热，或自汗盗汗，或头痛，目涩，或怔忡不宁，或颊赤口干，或月经不调，肚腹作痛，或小腹重坠，水道涩痛，或肿痛出脓，内热作渴等症（逍遥丸加丹皮、山栀）。

【方剂释义】

逍遥散本为治女子血弱阴虚之方。其中白芍、当归敛肝生血；白术、茯苓、煨姜、甘草补脾益气；柴胡、薄荷轻疏肝郁，合为疏肝健脾益气生血之方。韩善徵认为胆少阳之气柔嫩如同禾苗，一经受郁则痿而不畅，是为胆阳虚；而肝为刚脏，性动而急，每发为阳亢，阳亢则阴伤风动，症见头晕眼花、干呕、气逆、胁胀或疼、吐血等，是为肝阴虚。逍遥散以当归、白芍和血敛阴；以柴胡、薄荷宣畅气机；以白术、煨姜、炙草、茯苓，培土生阳，是所谓“煦之以春气，和之以春风”。用以治胆阳虚可，而若以治肝阴虚，恐更助肝风。

现代药理研究发现，逍遥散能通过 BDNF/CREB 通路，促进应激损伤神经元的恢复而发挥抗抑郁作用；逍遥散还能通过提高溶血素和脾脏淋巴细胞转化率，提升机体免疫力[71]。

【单味药释义】

①白芍：味苦、酸，性微寒。归肝、脾经。具有养血调经，敛阴止汗，柔肝止痛，平抑肝阳功效。用于血虚萎黄，月经不调，自汗，盗汗，胁痛，腹痛，四肢挛痛，头痛眩晕。《医学启源》谓之：“安脾经，治腹痛，收胃气，止泻利，和血，固腠理，泻肝，补脾胃。”本方中其主要发挥养血敛阴之功效。

现代药理研究表明，白芍总苷具有降低红细胞压积、降低血液黏度、抑制血小板聚集的作用，并且有扩张冠状动脉和外周血管的作用[72]。

②当归：药性功效及现代药理详见“内因门方——归脾汤⑧”。本方中其主要发挥补血活血之功效。

③白术：药性功效及现代药理详见“内因门方——归脾汤⑤”。本方中其主要发挥健脾益气之功效。

④茯苓：药性功效及现代药理详见“内因门方——八味地黄丸⑥”。本方中其主要发挥

健脾宁心之功效。

⑤甘草：药性功效及现代药理详见“内因门方——三才封髓丹⑥”。本方中主要发挥补脾益气，调和诸药之功效。

⑥柴胡：味辛、苦，性微寒。归肝、胆、肺经。具有疏散退热，疏肝解郁，升举阳气功效。用于感冒发热，寒热往来，胸胁胀痛，月经不调，子宫脱垂，脱肛。《本草正义》论之：“柴胡，用此者用其凉散，平肝之热。其性凉，故解寒热往来，肌表潮热，肝胆火炎，胸胁痛结，兼治疮疡，血室受热；其性散，故主伤寒邪热未解，温病热盛，少阳头痛，肝经郁证。”总之，邪实者可用，真虚者当酌其宜，虽引清气上升，然升中有散，中虚者不可散，虚热者不可寒，岂容误哉？《日华子本草》则称其：“可补五劳七伤……益气力，添精补髓。”本方中其主要发挥疏肝解郁，升举阳气之功效。

现代药理研究发现，柴胡多糖通过其对BMCs的免疫再分布的作用以促进免疫恢复；而柴胡总皂苷能通过AMPA受体的诱导和随后的mTOR信号通路增加海马细胞突触蛋白的表达进而调节机体产生抗抑郁和抗焦虑作用[73]。

⑦煨姜：即煨制后的干姜，今多用炮姜代替。炮姜，味辛，性热。归脾、胃、肾经。炮姜，味辛，性热。归脾、胃、肾经。具有温经止血，温中止痛功效。用于阳虚失血，吐衄崩漏，脾胃虚寒，腹痛吐泻。本方中主要发挥温中止痛之功效。

现代药理研究发现，炮姜水煎液可显著缩短小鼠出血时间和凝血时间，其中的6-姜酚可能通过“溶酶体-线粒体”途径作用于ATM-p53基因通路发挥其对胰岛细胞的保护作用，提升机体的抗氧化能力[74]。

⑧薄荷：味辛，性凉。归肺、肝经。具有疏散风热，清利头目，利咽，透疹，疏肝行气功效。用于风热感冒，风温初起，头痛，目赤，喉痹，口疮，风疹，麻疹，胸胁胀闷。王好古谓之：“能搜肝气。”本方中主要发挥疏肝行气之功效。

现代药理研究发现，薄荷所含的对亚油酸体系1，1-二苯基-2-三硝基苯肼自由基和香芹酮具有抗氧化活性[75]。

【原文】

养肝和阴方

生地、白芍、牡蛎、女贞子、阿胶、天冬、川斛、黑豆。

善按：此叶氏法也。

【译文】

养肝和阴方

生地、白芍、牡蛎、女贞子、阿胶、天冬、川斛、黑豆。

韩善徵按：这是叶天士的方法。

【方剂来源】

叶天士《临证指南医案·郁》中记载："王（女）阴虚，齿衄肠血，未出阁。郁热为多，与养肝阴方。"具体组成：生地、天冬、阿胶、女贞子、旱莲草、白芍、茯神、乌骨鸡。

韩氏在原方的基础上，去旱莲草、茯神、乌骨鸡，加牡蛎、石斛、黑豆，而成本方。

【方剂释义】

养肝和阴方中生地、女贞子、阿胶、天冬、川斛、黑豆养阴生津降火；白芍补血养肝，平肝柔肝；牡蛎平肝潜阳安神。全方以滋养肝阴为主，主要治疗肝阳上亢、肝阴不足、宗筋失养引起的阳痿。勃起是以宗筋为主体，以气血为基础，肝血的充盈是阴茎正常勃起的关键，肝气的条达是勃起的起始动力[76]。若肝气郁结，情志不畅，则肝血暗耗，易致阳痿[77]。

【单味药释义】

①生地：药性功效及现代药理详见“内因门方——调养心脾方⑧”。本方取其养阴生津之功。

②白芍：药性功效及现代药理详见“内因门方——逍遥散①”。本方中其主要发挥补血养肝功效。

③牡蛎：味咸，性微寒。归肝、胆、肾经。具有重镇安神，潜阳补阴，软坚散结功效。用于惊悸失眠，眩晕耳鸣，瘰疬痰核，癥瘕痞块。煅牡蛎收敛固涩，制酸止痛。用于自汗盗汗，遗精滑精，崩漏带下，胃痛吞酸。《海药本草》谓其：“主男子遗精，虚劳乏损，补肾正气，止盗汗，去烦热，能补养安神，久服身轻。”本方取其补阴潜阳之功。

徐福松教授治疗男科病，也善用牡蛎，如萆菟汤、聚精Ⅰ号方、聚精Ⅱ号方、二地鳖甲煎、早泄1号方、心肾相交方等著名验方中，都可见到牡蛎。

现代药理研究认为，牡蛎有保肝，抗肿瘤，增强免疫力，镇静，抗动脉粥样硬化，降血糖作用[78]。

④女贞子：药性功效及现代药理详见“内因门方——二至丸①”。本方取其滋阴降火之功。

⑤阿胶：味甘，性平。归肺、肝、肾经。具有补血滋阴，润燥，止血功效。用于血虚萎黄，眩晕心悸，肌痿无力，心烦不眠，虚风内动，肺燥咳嗽，劳嗽咯血，吐血尿血，便血崩漏，妊娠胎漏。《名医别录》称其：“丈夫小腹痛，虚劳羸瘦，阴气不足，脚酸不能久立，养肝气。”《医林纂要》谓阿胶可“补心和血，散热滋阴”。

现代药理研究认为，阿胶有补血，保钙，耐缺氧，抗疲劳，抗休克作用[79]。

⑥天冬：药性功效及现代药理详见“内因门方——三才封髓丹①”。本方取其养阴润燥

之功。

⑦川斛：即石斛，味甘，性微寒。归胃、肾经。具有益胃生津，滋阴清热功效。用于热病津伤，口干烦渴，胃阴不足，食少干呕，病后虚热不退，阴虚火旺，骨蒸劳热，目暗不明，筋骨痿软。《本草备要》称石斛“可疗梦遗滑精”。《本草再新》称其可“疗肾经之虚热，安神定惊，能散暑”。本方取其滋阴清热之功。

现代药理研究认为，石斛有解热、延缓衰老、改善免疫、抑制血小板凝集的作用[80]。

⑧黑豆：即黑大豆，味甘，性平。归脾、肾经。具有活血利水，祛风减毒，补脾益肾功效。主治水肿，黄疸，脚气，风痹筋挛，产后风痉，肾虚腰痛，遗尿，痈肿疮毒，药物、食物中毒。《神农本草经》称其：“主伤中，除痹，下气，补五脏虚劳羸瘦，强阴，久服厚肠胃。”《本草汇纂》谓之：“祛风散热，利水下气，活血解毒，止咳生津”。本方取其强阴生津之功。

现代药理研究认为[81]，黑大豆有雌激素及抗雌激素样，抗氧化延缓衰老，延长凝血时间，诱导内皮释放 NO 产生相应的作用。

【原文】

六君子汤

人参、白术、茯苓、甘草、陈皮、半夏。

【译文】

六君子汤

人参、白术、茯苓、甘草、陈皮、半夏。

【方剂来源】

本方出自《医学正传》卷3引《太平惠民和剂局方》。

【方剂释义】

方中人参甘温益气，补脾肺之气；白术健脾燥湿；茯苓、陈皮健脾渗湿；半夏化痰降逆；炙甘草益气和中，调和诸药。此方中四君子汤能使脾胃之气健旺，运化复常，资生气血，故为补气的基本方。六君子汤由四君子汤加陈皮、半夏而成，主要治疗脾胃气虚夹痰湿证，是补脾胃之气及全身之气的要方。阳痿病常有气虚气滞的病机，使用补气要方有利于全身气机畅通，气畅则血行，则有利于宗筋滋养。

现代药理研究认为，四君子汤不仅对胃肠有积极的作用，还能提高细胞免疫能力，促进机体的代谢[82]。动物实验证实，六君子汤可以影响胃肠激素，其中胃动素、生长抑素和胃泌素水平升高而血管活性肽水平降低[83]。

【单味药释义】

①人参：药性功效及现代药理详见“内因门方——龟鹿二仙膏④”。本方取其健脾益气之功。

②白术：药性功效及现代药理详见“内因门方——归脾汤⑤”。本方取其健脾化湿之功。

③茯苓：药性功效及现代药理详见“内因门方——八味地黄丸⑥”。本方取其健脾渗湿之功。

④甘草：药性功效及现代药理详见“内因门方——三才封髓丹④”。本方取其温中健脾之功。

⑤半夏：药性功效及现代药理详见“内因门方——麦冬汤②”。本方取其降逆化痰

之功。

⑥陈皮：味苦、辛，性温。归肺、脾经。具有理气健脾，燥湿化痰功效。用于脘腹胀满，食少吐泻，咳嗽痰多。《本草纲目》记载“其治百病，取其理气燥湿之功，同补药则补，同泻药则泻，同升药则升，同降药则降”。本方取其燥湿化痰之功。

现代药理研究认为，陈皮有抑制平滑肌收缩、抗血小板聚集、抗氧化、抑菌、保肝的作用[84]。

【原文】

益黄散：陈皮、青皮、诃子肉、炙草、丁香。

善按：上二方皆治脾阳之虚，六君子甘温辛燥，补中略兼运，益黄则理脾气中微参补脾气而已。

【译文】

益黄散：陈皮、青皮、诃子肉、炙甘草、丁香。

韩善徵按：以上二方都治疗脾阳亏虚。六君子汤甘辛温燥，补气为主兼以行气；益黄散以理脾行气为主，兼以补中益气。

【方剂来源】

本方出自《小儿药证直诀》卷下，又名补脾散。治脾胃虚弱及治脾疳，腹大，身瘦。

【方剂释义】

益黄散用青皮、陈皮、丁香理气化湿，调气温中；用诃子肉涩肠止泻；炙甘草甘缓守中。治疗脾胃虚弱、气滞与中、滑脱泻利之证。此方温敛芳香，燥湿悦脾。临床多治疗儿童脾胃虚弱，腹胀腹痛，呕吐腹泻等。韩善徵认为“百病以胃气为本”，胃气能助肾气。徐福松教授提出从脾胃论治性功能障碍[85]，相关证候可以分为热灼胃阴证、湿热伤脾证、饮食伤胃证、肝强胃弱证、脾虚及肾证，强调调节脾胃功能在阳痿治疗中的重要作用。临床上往往可见性功能障碍的患者伴有食欲不振，胃肠功能不好的情况，改善胃肠功能后往往有利于阴茎勃起功能的恢复。

现代医学研究认为，胃肠道存在大量的内分泌细胞，除了分泌消化相关的激素外，还分泌作用于全身的激素，提示调节胃肠功能对全身其他靶器官可能有调节的作用[86, 87]。

【单味药释义】

①陈皮：药性功效及现代药理详见“内因门方——六君子汤⑥”。本方取其健脾行气之功。

②青皮：味苦、辛，性温。归肝、胆、胃经。具有疏肝破气，消积化滞功效。用于胸胁胀痛，疝气疼痛，乳癖，乳痈，食积气滞，脘腹胀痛。《本草纲目》谓青皮可：“治胸膈气逆，胁痛，小腹疝气，消乳肿，疏肝胆，泻肺气。”《本草备要》称其：“除痰消痞，治肝气郁结，胁痛多怒，久疟结癖，疝痛，乳肿。”本方取其疏肝行气之功。

现代药理研究认为，青皮的药理作用与陈皮相似，有舒张平滑肌、利胆、升压、祛痰平喘、扩张支气管的作用[88]。

③诃子肉：即诃子，味苦、酸、涩，性平。归肺、大肠经。具有涩肠止泻，敛肺止咳，降火利咽功效。用于久泻久痢，便血脱肛，肺虚喘咳，久嗽不止，咽痛音哑。《新修本草》称其：“治痰嗽咽喉不利，含三数枚殊胜。”《本草备要》谓之：“涩肠敛肺泻气。”本方取其涩肠敛肺之功。

现代药理研究认为，诃子有抗氧化，抑制细菌病毒，抗肿瘤，促进气管平滑肌收缩等作用[89]。

④炙甘草：药性功效及现代药理详见“内因门方——摄固下真方④”。本方取其健脾益气之功。

⑤丁香：味辛，性温。归脾、胃、肺、肾经。具有温中降逆，补肾助阳功效。用于脾胃虚寒，呃逆呕吐，食少吐泻，心腹冷痛，肾虚阳痿。《本草汇》谓丁香可：“治胸痹，阴痛，暖阴户。”《医林纂要》称其：“可以补肝，润命门，暖胃，去中寒，泻肺、散风湿。”《日华子本草》谓之：“治口气，反胃，疗肾气，奔豚气，阴痛，壮阳，暖腰膝，杀酒毒，消痃癖，除冷劳。”本方取其温中补肾之功。

现代药理研究认为，丁香有健胃，抗炎镇痛，抑制微生物，抗凝血，抗氧化，耐缺氧的作用[90]。

【原文】

清气化痰丸，治热痰。

半夏、胆星、橘红、枳实、杏仁、瓜蒌、茯苓。姜汁糊丸。

善按：治热痰阳痿，宜去姜汁，加竹茹、黄连，即雪羹亦可用。

【译文】

清气化痰丸，治热痰。

半夏、胆星、橘红、枳实、杏仁、瓜蒌、茯苓。姜汁糊丸。

韩善徵按：治疗痰热引起的阳痿，宜去姜汁，加用竹茹、黄连，也可用雪羹调和食用。

【方剂来源】

本方出自《医方考》卷2，在原方基础上，去黄芩，用橘红替代陈皮。“此痰火通用之方也。气之不清，痰之故也，能治其痰，则气清矣。是方也，星、夏所以燥痰湿，杏、陈所以利痰滞，枳实所以攻痰积，黄芩所以消痰热，茯苓之用渗痰湿也；若瓜蒌者，则下气利痰云尔。”

【方剂释义】

清气化痰丸中胆南星清热化痰，瓜蒌善于清肺化痰，枳实可下气消痞，橘红理气宽胸、燥湿化痰，茯苓健脾渗湿以化痰之源，杏仁宣肺利气，半夏可燥湿化痰，用生姜汁调成丸剂，生姜汁可有化痰止呕的作用，同时去半夏、胆南星之毒。此方治疗因肺气失宣，脾失健运，津液凝滞，火邪煎熬而成痰热，痰阻气滞，因痰与火阻碍气机畅通，因此痰热导致的阳痿最忌峻补，宜清火涤痰。中医学认为，肺与阳痿有密切的关系，有从肺论治阳痿的理论[91]。肺为五脏之长，能吐故纳新，朝百脉气血，输布水谷精微，通畅经脉，肺的功能受限则易导致宗筋滋养不全而致阳痿。有研究认为，肺参与前列腺素、血管紧张素的代谢，参与并导致响应部位的血管收缩与扩张，调节血压和血容量，并可以调节肺内凝血与抗凝血功能，使血液循环畅通[92]。现代药理研究认为，清气化痰丸可抑制患者的炎性反应，降低炎症细胞因子水平，抑制血栓形成[93]。

【单味药释义】

①半夏：药性功效及现代药理详见“内因门方——麦冬汤②”。本方取其化痰燥湿之功。

②胆星：即胆南星，味苦、微辛，性凉。归肺、肝、脾经。具有清热化痰，息风定惊功效。用于痰热咳嗽，咯痰黄稠，中风痰迷，癫狂惊痫。天南星经胆汁制后药性由热转凉，善治痰热之证。《神农本草经》谓其：“主心痛，寒热，结气，积聚，伏梁，伤筋，痿，拘缓，利水道。”《药性切用》称之：“专化风痰，以益肝胆。”《本草再新》称之：“化痰消火，

凉血生津。”本方取其清热化痰之功。

现代药理研究认为，有镇静、镇痛、抗惊厥、抗肿瘤、抗氧化、抗心律失常的作用[94]。

③橘红：味辛、苦，性温。归肺、脾经。具有理气宽中，燥湿化痰功效。用于咳嗽痰多，食积伤酒，呕恶痞闷。《本经逢原》曰：“橘红专主肺寒咳嗽多痰，虚损方多用之，然久嗽气泄，又非所宜。”《医学启源》称其：“理胸中滞气。”《本草纲目》谓之：“下气消痰”。本方取其燥湿化痰之功。

现代药理研究认为，化橘红具有化痰止咳、抗炎、抗氧化、免疫调节及防治糖尿病心肌功能损伤等作用[95]。

④枳实：味苦、辛、酸，性微寒。归脾、胃经。具有破气消积，化痰散痞功效。用于积滞内停，痞满胀痛，泻痢后重，大便不通，痰滞气阻，胸痹，结胸，脏器下垂。《别录》谓枳实：“除胸胁痰癖，逐停水，破结实，消胀满，心下急痞痛，逆气，胁风痛，安胃气，止溏泄，明目。”《药性论》谓之：“主上气喘咳，肾内伤冷，阴痿而有气，加而用之。”本方取其化痰散痞之功。

现代药理研究认为，枳实有强心增加心排血量、抗炎、抗变态反应、抗血小板聚集等作用[96]。

⑤杏仁：味苦，性微温；有小毒。归肺、大肠经。具有降气止咳平喘，润肠通便功效。用于咳嗽气喘，胸满痰多，肠燥便秘。《神农本草经》谓杏仁：“主咳逆上气雷鸣，喉痹，下气，产乳金疮，寒心奔豚。”《滇南本草》称其：“止咳嗽，消痰润肺，润肠胃，消面粉积，下气，治疳虫。”本方取其降气化痰之功。

现代药理研究认为，杏仁有止咳平喘作用，有抗炎和镇痛作用[97]。

⑥瓜蒌：味甘、微苦，性寒。归肺、胃、大肠经。具有清热涤痰，宽胸散结，润燥滑

肠功效。用于肺热咳嗽，痰浊黄稠，胸痹心痛，结胸痞满，乳痈，肺痈，肠痈，大便秘结。本方取其清热涤痰之功。

现代药理研究认为，瓜蒌有抑菌、祛痰、镇咳、抗缺氧、扩血管、松弛平滑肌的作用，也有抗凝作用[98]。

⑦茯苓：药性功效及现代药理详见“内因门方——八味地黄丸⑥”。本方取其健脾渗湿之功。

⑧姜汁：生姜绞汁而成，功效同生姜，味辛，性微温。归肺、脾、胃经。具有解表散寒，温中止呕，化痰止咳，解鱼蟹毒功效。用于风寒感冒，胃寒呕吐，寒痰咳嗽，鱼蟹中毒。《本草拾遗》曰：“姜汁，减毒药，破血调中，去冷除痰，开胃。”《本草经疏》谓其：“疏肝导滞。”本方取其温中化痰之功。

现代药理研究认为，生姜有镇静、抗氧化、抗微生物、抗炎、解热的作用，有抗血小板聚集、抗 5- 羟色胺作用[99]。

⑨竹茹：味甘，性微寒。归肺、胃、心、胆经。具有清热化痰，除烦，止呕功效。用于痰热咳嗽，胆火夹痰，惊悸不宁，心烦失眠，中风痰迷，舌强不语，胃热呕吐，妊娠恶阻，胎动不安，尿血等。《本草汇言》谓其：“清热化痰，下气止呃。”《重庆堂随笔》称之：“清五志之火，祛秽浊之邪，调气养营。”本方取其清热化痰之功。

现代药理研究认为，竹茹有抗菌、抑制 cAMP 磷酸二脂酶活性的作用[100]。

⑩黄连：药性功效及现代药理详见“内因门方——远志丸⑪”。本方取其清热燥湿之功。

⑪雪羹：见《绛雪园古方选注》。大荸荠四个，海蜇皮（漂去石灰、矾性）一两。水煎服。功能泄热止疼。治肝经热厥，少腹攻冲作痛。“羹”是指食物之味调；“雪”是指其淡而无奇，有清凉内沁的特点。海蜇味咸，荸荠味甘，性皆寒而滑利，当肝经热厥，少腹攻冲作痛诸药效果不好时，可以用此方泄热止痛。

【原文】

滋肾丸，治少阴经湿热阳痿。

黄柏、知母、肉桂。蜜丸。

【译文】

滋肾丸，治疗足少阴肾经湿热所致阳痿。

黄柏、知母、肉桂。制成蜜丸。

【方剂来源】

本方，又名通关丸，出自李杲的《兰室秘藏》卷下：“滋肾通关，治热在下焦血分，小便不通，口不渴。”

【方剂释义】

滋肾丸方中知母滋阴清热，上清肺热而降火，下润肾燥而滋阴；黄柏清热化湿坚阴，泻膀胱相火，补肾水不足，清下焦湿热；知母、黄柏二药相须为用，滋养肾阴之亏虚，泻相火。肉桂温阳化湿，助膀胱气化，增强利尿，同时可温通血脉，补益命门火衰。全方是泻火化气之剂，有滋阴清热祛湿、通阳化气利尿作用，寒热并用，清补同施。韩善徵认为此方可以治疗因少阴经湿热引起的阳痿。

现代药理研究认为，滋肾丸可以用于治疗良性前列腺增生、小便不利、膀胱湿热等[101]。可以提高机体免疫能力，促进尿道黏膜 sIgA 的分泌，增强机体的抗菌能力[102]。动物实验证实，滋肾丸可以提高血清雌二醇，降低血清碱性磷酸酶促进骨形成[103]。

【单味药释义】

①黄柏：药性功效及现代药理详见“内因门方——三才封髓丹④”。本方取其燥湿坚阴之功。

②知母：味苦、甘，性寒。归肺、胃、肾经。具有清热泻火，滋阴燥湿功效。用于外感热病，高热烦渴，肺热燥咳，骨蒸潮热，内热消渴，肠燥便秘。《神农本草经》谓之：“主消渴热中，除邪气，下水，补不足，益气。”《药性论》称其可：“主治心烦躁闷。”《本草纲目》谓之：“泻肺火，滋肾水，治命门相火有余。”本方取其滋阴燥湿之功。

现代药理研究认为，知母有减轻糖皮质激素的副作用，抗血小板聚集、抗炎，抗肿瘤等作用[104]。

③肉桂：药性功效及现代药理详见“内因门方——八味地黄丸②”。本方取其温通经脉之功。

【原文】

龙胆泻肝汤，治肝经湿热。

龙胆草、黄芩、山栀、泽泻、木通、车前子、当归、柴胡、甘草、生地。

【译文】

龙胆泻肝汤，治肝经湿热。

龙胆草、黄芩、山栀、泽泻、木通、车前子、当归、柴胡、甘草、生地。

【方剂来源】

本方源于《医方集解·泻火之剂》引《太平惠民和剂局方》，“治肝胆经实火湿热”。

【方剂释义】

龙胆草泻肝利胆，祛湿热；黄芩、栀子燥湿清热泻火；泽泻、木通、车前子渗湿泻热，导湿热从膀胱而出；当归、生地养血养阴，以防清热泻火的药物伤阴耗津；柴胡疏肝引药入肝经，甘草调和诸药。临床治疗阳痿较多从肝论治，韩善徵认为此方可以治疗因肝经湿热引起的阳痿。

现代药理研究显示，龙胆泻肝汤可调节免疫系统功能、有抑制炎症，镇痛，抗感染，抗过敏等作用，对运动系统（腰椎间盘突出、痛风性关节炎）、神经系统（面瘫、耳聋）、泌尿系统（淋症、带下病）、生殖系统（不育症、生殖系感染）等疾病都有作用[105-106]。

【单味药释义】

①龙胆草：味苦，性寒。归肝、胆经。具有清热燥湿，泻肝胆火热的功效。用于湿热黄疸，阴肿阴痒，带下，湿疹瘙痒，肝火目赤，耳鸣耳聋，胁痛口苦，强中，惊风抽搐。《日华子本草》谓龙胆草："明目，止烦，益智，治健忘。"《药品化义》称其："专泻肝胆之火，治颈痛，善清下焦湿热。"《主治秘诀》谓之："治下部风湿及湿热，脐下至足肿痛，寒湿脚气。" 本方取其清利肝胆湿热之功。

现代药理研究认为，龙胆草有保肝、利胆、健胃、抗炎、抗过敏等作用[107]。

②黄芩：味苦，性寒。归肺、胆、脾、大肠、小肠经。具有清热燥湿，泻火解毒，止血，安胎功效。用于湿温、暑湿，胸闷呕恶，湿热痞满，泻痢，黄疸，肺热咳嗽，高热烦渴，血热吐衄，痈肿疮毒，胎动不安。《滇南本草》谓黄芩："上行泻肺火，下降泻膀胱火，治疗男子五淋。"《本草纲目》谓之："治风热湿热头痛。" 本方取其清热燥湿之功。

现代药理研究认为，黄芩有调节免疫力、抗微生物、降血压、降血脂、保护缺血再灌注损伤、抗血小板聚集、抗氧化等作用[108]。

③山栀：即栀子，味苦，性寒。归心、肺、三焦经。具有泻火除烦，清热利湿，凉血

解毒功效；外用消肿止痛。用于热病心烦，湿热黄疸，淋证涩痛，血热吐衄，目赤肿痛，火毒疮疡；外治扭挫伤痛。《医林纂要》记载可："泻心火，安心神，敛相火妄行，瀹三焦之水道。"朱震亨认为可："泻三焦火，清胃脘血、解热郁，行结气。"本方取其清热利湿之功。

现代药理研究认为，栀子有调节消化系统功、镇静、抗菌、抗炎的作用[109]。

④泽泻：药性功效及现代药理详见"内因门方——八味地黄丸⑧"。本方取其利水泄热之功。

⑤木通：味苦，性寒。归心、小肠、膀胱经。具有利尿通淋，清心除烦，通经下乳功效。用于淋证，水肿，心烦尿赤，口舌生疮，经闭乳少，湿热痹痛。《神农本草经》谓其："除脾胃寒热，通利九窍血脉关节。"《本草纲目》谓之："上能通心清肺，下能泻湿热。"本方取其清利湿热之功。

现代药理研究认为，木通有利尿、抗菌作用[110]。

⑥车前子：味甘，性寒。归肝、肾、肺、小肠经。具有清热利尿通淋，渗湿止泻，明目，祛痰功效。用于热淋涩痛，水肿胀满，暑湿泄泻，目赤肿痛，痰热咳嗽。《日华子本草》称车前子："通小便淋涩，壮阳，治脱精，心烦，下气。"《神农本草经》谓之："主气癃，止痛，利水道小便，久服轻身耐老。"本方取其清热利尿之功。

现代药理研究显示，车前子能增强抗缺氧能力、延缓衰老的作用[111]。

⑦当归：药性功效及现代药理详见"内因门方——归脾汤⑧"。本方取其养血滋阴之功。

⑧柴胡：药性功效及现代药理详见"内因门方——逍遥散⑥"。本方取其疏畅肝气，引诸药归肝经之功。

⑨甘草：药性功效及现代药理详见"内因门方——三才封髓丹⑥"。本方取其调和诸药之功。

⑩生地：药性功效及现代药理详见“内因门方——调养心脾方⑧”。本方取其清热凉血补阴之功。

【原文】

黄连解毒汤，治暑痿。

川连、黄芩、川柏、栀子。

善按：周禹载用此方合生脉散治暑痿。

【译文】

黄连解毒汤，治暑痿。

川连、黄芩、川柏、栀子。

韩善徵按：周禹载在《温热暑疫全书》中用黄连解毒汤合生脉散治疗暑痿。

【方剂来源】

《外台秘要》卷1引《崔氏方》：“凡大热盛、烦呕呻吟、错语不得眠，皆佳。传语诸人，用之亦效。此直解热毒，除酷热，不必饮酒剧者，此汤疗五日中神效。”

【方剂释义】

黄连解毒汤中黄连泻心火，兼泻中焦之火，为君药。黄芩泻肺火，清上焦之热，为臣药。黄柏泻肾火，清下焦之热；栀子泻三焦之火，导热下行，引邪热从小便而出，二者为佐药。生脉散由人参、麦冬、五味子组成，三味药一补一润一敛，可以益气生津，敛阴止汗，可以主治暑热耗气伤阴证。

动物实验证实，黄连解毒汤可降低血浆中细胞因子TNF-α、IL-6的水平，对心肝脾肺肾组织损伤有保护作用[112]。实验发现，黄连解毒汤从调节 Ox–LDL、MCP–1、VCAM–1 等炎症指标及抗氧化机制可以抗动脉粥样硬化[113]。因此，黄连解毒汤有抗炎，抗菌，抗氧化，降血糖血脂，抗脑缺氧，调节肠道菌群，调节免疫等作用[114]。生脉散即生脉饮，现代药理研究认为生脉散保护心脏的作用，可以提高 T 细胞亚群数促进细胞免疫，有较好的抗氧化作用，促进生长发育[115]。

【单味药释义】

①黄连：药性功效及现代药理详见“内因门方——远志丸⑪”。本方取其泻火燥湿之功。

②黄芩：药性功效及现代药理详见“内因门方——龙胆泻肝汤②”。本方取其清热燥湿之功。

③川柏：即黄柏，药性功效及现代药理详见“内因门方——三才封髓丹④”本方取其泻火坚阴之功。

④山栀：药性功效及现代药理详见“内因门方——龙胆泻肝汤③”。本方取其清热利湿之功。

【原文】

通瘀利窍方

桃仁、杜牛膝、两头尖、归尾、韭白九制大黄、麝香调匀法丸。

【译文】

通瘀利窍方

桃仁、杜牛膝、两头尖、归尾、韭白九制大黄、麝香，制成丸剂，麝香在丸剂中要调和均匀（因为麝香用量少而通窍力专）。

【方剂来源】

《吴鞠通医案》中虎杖散由杜牛膝、丹皮、归横须、降香末、琥珀、两头尖、桃仁、麝香组成。主治房事不遂而成小便淋浊，茎管痛不可忍。

本方在原方的基础上去丹皮、当归、降香、琥珀，加大黄而成。

【方剂释义】

方中桃仁、杜牛膝活血化瘀；归尾补血破血；两头尖、麝香辛热走窜，开窍通络，使药物发散到病处；韭白九制大黄逐瘀导滞，又可反佐方中辛温之药味。全方可活血通瘀，祛滞通窍。

【单味药释义】

①桃仁：味苦、甘，性平。归心、肝、大肠经。具有活血祛瘀，润肠通便，止咳平喘功效。用于经闭痛经，癥瘕痞块，肺痈肠痈，跌扑损伤，肠燥便秘，咳嗽气喘。《神农本草经》谓其："主瘀血，血闭癥瘕，邪气，杀小虫。"《古今医统大全》称之"治气血凝滞，膀胱小肠气痛不可忍"。本方取其活血祛瘀之功。

现代药理研究认为，桃仁可以增加股动脉的血流，降低血管阻力，消除去甲肾上腺素的缩血管作用；有抗凝血，抗血栓，抗炎，抗肿瘤，镇痛等作用[116]。

②杜牛膝：药性功效及现代药理详见"内因门方——摄固下真方⑧"。本方取其祛瘀通经之功。

③两头尖：即竹节香附，不同于香附。味辛，性热，有毒。归脾经。具有祛风湿，消痈肿功效。用于风寒湿痹，四肢拘挛，骨节疼痛，痈肿溃烂。《品汇精要》谓其："疗风及

腰腿湿痹痛。”本方取其祛风消痈之功。

现代药理研究认为，竹节香附有抗肿瘤、镇痛、镇静和抗炎作用[117]。

④韭白九制大黄：“韭”通“薤”，即薤白九制大黄，大黄用薤白汁炮制，反复九次即得。此炮制方法为反制法，即苦寒的药物用温性辅料炮制的方法。薤白，味辛、苦，性温。归心、肺、胃、大肠经。具有通阳散结，行气导滞功效。用于胸痹心痛，脘腹痞满胀痛，泻痢后重。薤白可反制大黄苦寒之性，同时增强大黄逐瘀导滞之功效。大黄，味苦，性寒。归脾、胃、大肠、肝、心包经。具有泻下攻积，清热泻火，凉血解毒，逐瘀通经，利湿退黄。用于实热积滞便秘，血热吐衄，目赤咽肿，痈肿疔疮，肠痈腹痛，瘀血经闭，产后瘀阻，跌打损伤，湿热痢疾，黄疸尿赤，淋证，水肿；外治烧烫伤。《神农本草经》谓其：“下瘀血，血闭，寒热，破癥瘕积聚，留饮宿食，荡涤肠胃，推陈致新，通利水谷。”《日华子本草》称之：“通宣一切气，调血脉，利关节，泄壅滞水气，四肢冷热不调，利大小便。”本方取活血逐瘀之功。

现代药理研究认为，大黄有导泻、利尿、抗微生物、抗炎、止血等作用，也有清除氧自由基、降血脂的作用[118]。

⑤归尾：即当归尾部，功效长于活血补血。味甘、辛，性温。归肝、心、脾经。全当归根略呈圆柱形，根上端称“归头”，主根称“归身”或“寸身”。支根称“归尾”或“归腿”，全体称“全归”。全当归既能补血，又可活血，统称和血；当归身补血，当归尾破血；并有调经止痛，润肠通便之功效。常用于血虚萎黄，眩晕心悸，月经不调，经闭痛经，虚寒腹痛，风湿痹痛，跌扑损伤，痈疽疮疡，肠燥便秘。酒当归活血通经。用于经闭痛经，风湿痹痛，跌扑损伤。《日华子本草》谓当归能：“治一切风，一切血，补劳，破恶血养新血及主癥癖。”本方取其活血化瘀之功。

现代药理研究认为，当归可以扩张冠脉、降低心肌耗氧量，可以扩张脑动脉及股动脉，改善血管内皮细胞，降血脂，抗动脉硬化。动物实验证实，当归有促进垂体释放 FSH、抗氧化、清除氧自由基和延缓衰老的作用，还可明显降低疤痕组织内成纤维细胞数量及胶原含量，减轻疤痕纤维化[119]。

⑥麝香：味辛，性温。归心、脾经。具有开窍醒神，活血通经，消肿止痛功效。用于热病神昏，中风痰厥，气郁暴厥，中恶昏迷，经闭，癥瘕，难产死胎，胸痹心痛，心腹暴痛，跌扑伤痛，痹痛麻木，痈肿瘰疬，咽喉肿痛。《本草纲目》谓麝香可："通诸窍，开经络，透肌骨，治中风，中气，中恶。"《本草备要》称之"治耳聋，阴冷"。本方取其活血通经之功。

现代药理研究认为，麝香有抗炎、调节中枢神经系统的作用，具有雄激素样作用，含有能增强儿茶酚胺类 β 受体作用的物质[120]。

【原文】

补血荣筋方

苁蓉、菟丝子、牛膝、鹿茸、续断、木瓜、虎胫骨、熟地。

以上所载二十有余种，凡曰汤膏丸丹者，皆古制。而所谓方者，是后贤法。

【译文】

补血荣筋方

苁蓉、菟丝子、牛膝、鹿茸、续断、木瓜、虎胫骨、熟地。

以上所记载的20余种方剂，但凡注明是汤膏或者丸丹者，都是古法制作。如果注明是方的话，都是后代医家的制法。

【方剂来源】

明代芮经《杏苑生春》中补血荣筋丸："主阴血衰弱，不能养筋，筋缓不能自主，肢体痿软无力者。”

本方在原方的基础上，去天麻、五味子，加虎胫骨而成。

【方剂释义】

补血荣筋方中以肉苁蓉、菟丝子、续断、熟地补肝肾，益精血；牛膝活血通络；木瓜、虎胫骨、鹿茸舒筋健骨。诸药配合，通达全身。全方用于因肾精不足，精血衰弱，不能养筋，筋缓不能自主，肢体痿软，阳痿不举者。本方较多用于骨质疏松，对骨质密度的修复有促进作用，也多用于骨关节疾病，有补益肝肾，滋养筋骨，通痹定痛的作用[121]。

【单味药释义】

①苁蓉：即肉苁蓉，药性功效及现代药理详见“内因门方——三才封髓丹⑦”。本方取其益精养筋之功。

②菟丝子：药性功效及现代药理详见“内因门方——斑龙丸③”。本方取其补益肝肾之功。

③牛膝：药性功效及现代药理详见“内因门方——摄固下真方⑧”。本方取其补肝肾、强筋骨之功。

④鹿茸：同前通瘀利窍方⑥。味甘、咸，性温。归肾、肝经。具有壮肾阳，益精血，强筋骨，调冲任，托疮毒功效。用于肾阳不足，精血亏虚，阳痿滑精，宫冷不孕，羸瘦，神疲，畏寒，眩晕，耳鸣，耳聋，腰脊冷痛，筋骨痿软，崩漏带下，阴疽不敛。《本草纲目》谓其“生精补髓，养血益阳，强健筋骨，治一切虚损”。本方取其益精血、强筋骨之功。

现代药理研究认为[122]，鹿茸有抗氧化、调节免疫、延缓衰老的作用，可增强性功能，促进生殖系统的功能。

⑤续断：味苦、辛，微温。归肝、肾经。具有补肝肾，强筋骨，续折伤，止崩漏功效。用于肝肾不足，腰膝酸软，风湿痹痛，跌扑损伤，筋伤骨折，崩漏，胎漏。《日华子本草》谓续断："助气，调血脉，补五劳七伤，缩小便，止遗精尿血。"《医林篡要》谓之："坚肾，补肝，去伤，续断。"本方取其补肝肾、强筋骨之功。

现代药理研究认为[123]，续断能促进骨愈合，调节免疫抗衰老、抗炎抗凝，抑制子宫平滑肌收缩的作用。

⑥木瓜：味酸，性温。归肝、脾经。具有舒筋活络，和胃化湿功效。用于湿痹拘挛，腰膝关节酸重疼痛，暑湿吐泻，转筋挛痛，脚气水肿。《雷公炮炙论》载木瓜："调荣卫，助谷气。"《本草再新》谓其："敛肝和脾胃，活血通经。"《随息居饮食谱》中称其："调气，和胃，养肝，消胀，疏筋，息风，去湿。"本方取其舒筋活络之功。

现代药理研究认为[124]，木瓜有保肝、抗炎、抗菌的作用。

⑦虎胫骨：即虎骨，味辛、性温。归肝、肾经。具有追风定痛，镇惊，健骨之功效。用于历节风痛，四肢拘挛，腰脚不随，惊悸癫痫，痔瘘，脱肛。《疗食本草》认为其："主筋骨风急痛，胫骨尤妙。"《玉楸药解》谓之："逐痹通关，强筋健骨，愈腰膝痿软。"虎现属国际保护动物，虎骨已停止药用，以犬骨代替。本方取其健骨之功。

⑧熟地：药性功效及现代药理详见"内因门方——三才封髓丹②"。本方取其补精养血之功。

【参考文献】

［1］中国中医研究院．中医大辞典［M］．北京：人民卫生出版社，1995.

［2］王浩，庄威，薛晓鸥．中药复方二至丸考源、沿革及现代药理研究进展［J］．辽宁中医药大学学报，2017，19（12）：93-97.

[3] 邹勇，左铮云，赵海梅，等.二至丸药理作用研究进展[J].江西中医药，2015，46(3)：75-76，80.

[4] 刘先芳，梁敬钰，孙建博，等，女贞子化学成分和药理活性研究进展[J].海峡药学，2018，30(1)：1-8.

[5] 程敏，邓雅婷，王庆伟.墨旱莲有效成分的提取工艺与药理作用研究进展[J].中国药师，2015，18(11)：1956-1959.

[6] 宋吉仲，史永贵.治疗精液异常男性不育症32例体会[J].河南中医,1988,8(3)：19-20.

[7] 南京中医药大学.中药大辞典[M].第二版.上海：上海科学技术出版社，2014.

[8] 吴建淮，马乐，赵雪，等.鱼鳔补肾丸治疗迟发性性腺功能减退合并勃起功能障碍的临床效果研究[J].中国全科医学，2016，19(S1)：415-416.

[9] 国家药典委员会.中华人民共和国药典[Z].北京：中国医药科技出版社，2015.

[10] 史俊卿，李红侠，薛萍.沙苑子的本草学及药理作用研究进展[J].人参研究，2017，29(3)：55-57.

[11] 王珏，唐朋林.龟鹿二仙胶的现代运用[J].浙江中西医结合杂志,2015,25(10)：981-984.

[12] 吴兆利.龟鹿二仙膏方证探讨及临床应用[J].中医临床研究，2014，6(17)：69-70.

[13] 王珏，陈朝辉，邵科钉，等.龟鹿二仙胶逆转化疗诱导的造血干细胞衰老的机制研究[J].浙江中医药大学学报，2018，42(6)：419-425.

[14] 曹胜男，包海鹰.鹿角的化学成分及药理活性研究进展[J].经济动物学报，2011，15(4)：230-233.

[15] 余新建，陈素红，吕圭源.龟甲“滋阴补肾”药效相关研究概况[J].当代医学，

2009，15（10）：15-17.

［16］赵明宇．枸杞子的药理作用及临床应用研究［J］．北方药学，2018，15（4）：156.

［17］姚梦杰，吕金朋，张乔，等．人参化学成分及药理作用研究［J］．吉林中医药，2017，37（12）：1261-1263.

［18］李萌梅，张宝文，苑迅．三才封髓丹药理研究与临床应用概述［J］．吉林中医药，2017，37（4）：422-425.

［19］宫兆燕，张君利．天冬活性化合物的提取及其药理活性研究进展［J］．医学综述，2018，24（24）：4938-4942.

［20］朱妍，徐畅．熟地黄活性成分药理作用研究进展［J］．亚太传统医药，2011，7（11）：173-175.

［21］孙森凤，张颖颖，褚万春．黄柏药理作用的研究进展［J］．山东化工，2017，46（14）：99-100.

［22］陆山红，赵荣华，幺晨，等．砂仁的化学及药理研究进展［J］．中药药理与临床，2016，32（1）：227-230.

［23］张玉龙，王梦月，杨静玉，等．炙甘草化学成分及药理作用研究进展［J］．上海中医药大学学报，2015，29（3）：99-102.

［24］刘忠平，李质馨，田洪艳，等．肉苁蓉对生殖系统影响的研究进展［J］．上海中医药杂志，2015，49（12）：84-86.

［25］南京中医药大学．中药大辞典［M］．第二版．上海：上海科学技术出版社，2014.

［26］曹希武，许效坤，苗军，等．体外培养羊骨髓间充质干细胞增殖及表型特征［J］．中国组织工程研究与临床康复，2008，12（3）：465-468.

［27］奚国良，华家柽，陈润莲，等．猪脊髓中两个生物活性肽的分离与部份鉴定［J］．中国科学A辑，1981，24（1）：98-106.

[28] 鲍悦，高久堂，孙佳明，等. 中药鹿角胶的研究进展 [J]. 吉林中医药，2016，36 (2)：173-175+204.

[29] 曹喻灵，雷小勇. 山茱萸现代药理作用研究进展 [J]. 湘南学院学报（医学版）。2013，15 (2)：76-78.

[30] 刘琳，刘洋洋，占颖，等. 芡实的化学成分、药理作用及临床应用研究进展 [J]. 中华中医药杂志，2015，30 (2)：477-479.

[31] 赵秀玲，党亚丽. 莲子心化学成分及其提取、药理作用的研究进展 [J]. 食品科学，2018，39 (23)：329-336.

[32] 董庆海，吴福林，王涵，等. 山药的化学成分和药理作用及临床应用研究进展 [J]. 特产研究，2018，40 (4)：98-103.

[33] 张雪，向瑞平，刘长河. 茯神的化学成分和药理作用研究进展 [J]. 郑州牧业工程高等专科学校学报，2009，29 (4)：19-21.

[34] 陈静婷. 桂附地黄丸临床应用举隅 [J]. 实用中医药杂志，2015，31 (12)：1180.

[35] 路军章，张蕾. 桂附地黄丸与金匮肾气丸临床应用探讨 [J]. 中华中医药杂志，2013，28 (7)：2194-2197.

[36] 袁雯. 附子的药理研究 [J]. 中医临床研究，2018，10 (4)：145-147.

[37] 陈旭，刘畅，马宁辉，等. 肉桂的化学成分、药理作用及综合应用研究进展 [J]. 中国药房，2018，29 (18)：2581-2584.

[38] 岳美颖. 茯苓主要药理作用及临床应用 [J]. 亚太传统医药，2016，12 (7)：68-69.

[39] 王云. 牡丹皮有效成分药理及分析方法研究进展 [J]. 亚太传统医药，2016，12 (16)：63-64.

[40] 邢增智，陈旺，曾宇. 泽泻的化学成分与药理作用研究进展 [J]. 中医药导报，

2017，23（15）：75-78.

［41］过晓强．斑龙丸加减治疗中老年部分雄性激素缺乏综合征与雄性激素水平关系的临床研究［J］．海峡药学，2015，27（10）：115-117.

［42］秦达念，佘运初．菟丝子黄酮类化学成分及其对下丘脑－垂体－性腺轴功能的影响［J］．汕头大学医学院学报，1998（3）：84-85.

［43］韩淑芬，金仲品．柏子仁的传统认识与现代药理研究概况［J］．辽宁中医药大学学报，2008，10（3）：141-142.

［44］顾成鹏，徐霞，潘科，等．核桃仁的功能特性及其药理研究进展［J］．农产品加工，2009（9）：53-54+57.

［45］刘杰，徐剑，郭江涛．五味子活性成分及药理作用研究进展［J］．中国实验方剂学杂志，2015，25（11）：206-215.

［46］周军．牛膝中化学成分和药理作用研究进展［J］．天津药学，2009，21（3）：66-67.

［47］李宁，宋建平，王振亮．麦门冬汤最新药理研究与临床应用进展［J］．中医研究，2013，26（8）：74-76.

［48］彭婉，马骁，王建，等．麦冬化学成分及药理作用研究进展［J］．中草药，2018，49（2）：477-487.

［49］高振杰，罗沙，周建雄，等．半夏的研究进展［J］．四川中医，2019，37（4）：212-215.

［50］吴国泰，何小飞，牛亭惠，等．大枣的化学成分、药理及应用［J］．中国果菜，2016，36（10）：26-28.

［51］冯奕．归脾汤加减治疗男科疾病举隅［J］．浙江中医杂志，2013，48（10）：770-770.

［52］赵文，李鹏超．孙自学运用归脾汤治疗男科疾病举隅［J］．中医临床研究，2016，8（18）：3-4.

［53］田景平，温泽淮，郭新峰，等．归脾汤治疗抑郁症疗效与安全性的系统评价［J］．中国中医药信息杂志，2016，23（4）：36-40.

［54］李海聪，杨毅玲，李求兵，等．归脾汤加减中药治疗老年高血压病合并抑郁症及对患者血压和生活质量的影响［J］．中华中医药杂志，2016，31（8）：3076-3081.

［55］张黎明，曲玮，梁敬钰．龙眼化学成分及药理活性研究进展［J］．海峡药学，2013，25（1）：4-7.

［56］王海花，李德成，孙靓．黄芪的药效成分及药理作用研究［J］．中国处方药，2018，16（11）：22-23.

［57］王涵，杨娜，谭静，等．白术化学成分、药理作用及临床应用的研究进展［J］．甘肃医药，2018，37（1）：23-26.

［58］毛景欣，王国伟，易墁，等．川木香化学成分及药理作用研究进展［J］．中草药，2017，48（22）：4797-4803.

［59］董晴，陈明苍．当归化学成分及药理作用研究进展［J］．亚太传统医药，2016，12（2）：32-34.

［60］耿欣，李廷利．酸枣仁主要化学成分及药理作用研究进展［J］．中医药学报，2016，44（5）：84-86.

［61］刘大伟，康利平，马百平．远志化学及药理作用研究进展［J］．国际药学研究杂志，2012，39（1）：32-36.

［62］张翼，李毓，王建，等．小麦麸皮中有效成分及药理活性研究进展［J］．中国中药杂志，2014，39（2）：175-176.

［63］李乃谦．探讨白芍的药理作用及现代研究进展［J］．中医临床研究，2017，9（20）：

137－138.

［64］张雪，向瑞平，刘长河．茯神的化学成分和药理作用研究进展［J］．郑州牧业工程高等专科学校学报，2009，29（4）：19－21.

［65］王朴．生地黄的现代药理研究与临床应用［J］．中国中医药现代远程教育，2008，6（8）：986.

［66］杨立波．关于中药灯心草的中药学研究［J］．智慧健康，2017，47（14）：109－110.

［67］陈烨．淡竹叶化学成分与药理作用研究进展［J］．亚太传统医药，2014，10（13）：50－52.

［68］张晓莹，郭宏伟．石菖蒲药理作用研究进展［J］．中国中医药科技，2019，26（2）：320－321.

［69］黄寅墨，刘淑花．龙骨、龙齿、花蕊石微量元素及药理作用比较［J］．中成药，1990，12（6）：31－32.

［70］盖晓红，刘素香，任涛，等．黄连的化学成分及药理作用研究进展［J］．中草药，2018，49（20）：4919－4927.

［71］缪亚兰．逍遥散的药理研究概况［J］．中国处方药，2014，12（9）：141－142.

［72］张利．白芍的药理作用及现代研究进展［J］．中医临床研究，2014，6（29）：25－26.

［73］颜美玲，杨柳，侯阿娇，等．柴胡化学成分及药理作用研究进展［J］．中医药信息，2018，35（5）：103－109.

［74］吴福林，董庆海，王涵，等．炮姜的药理药化及其临床研究进展［J］．特产研究，2018（4）：104－108.

［75］徐佳馨，王继锋，颜娓娓，等．薄荷的药理作用及临床应用［J］．食品与药品，

2019，21（1）：81-84.

［76］刘清尧，张新荣，韩亮，等．阳痿从肝肾同源论证探讨［J］．中国性科学，2015，24（2）：68-70.

［77］张春和．从肝论治阳痿的理论基础［J］．云南中医中药杂志，2009，30（8）：69.

［78］杨韵，徐波．牡蛎的化学成分及其生物活性研究进展［J］．中国现代中药，2015，17（12）：1345-1349.

［79］李瑞奇，刘培建，刘耀华，等．中药阿胶临床应用分析及药理作用研究［J］．临床医药文献电子杂志，2019，6（9）：159.

［80］李成，刘晓龙，张璐，等．石斛化学成分及药理作用研究进展［J］．生物化工，2019，5（1）：149-152.

［81］刘秀玉，王利丽，左瑞庭，等．药用黑豆的研究进展［J］．亚太传统医药，2017，13（20）：82-85.

［82］朱禹．四君子汤药理作用及其应用研究［J］．实用中医内科杂志，2014，28（5）：132-133.

［83］张仲林，臧志和，钟玲，等．六君子汤对脾虚证大鼠胃肠激素影响的实验研究［J］．中成药，2010，32（4）：659-661.

［84］李伟伟，张国伟．陈皮黄酮类成分研究进展［J］．中国医学创新，2014，11（24）：154-156.

［85］徐福松．从脾胃论治男子性功能障碍［J］．上海中医药杂志，1991（10）：14-15.

［86］张万岱，宋于刚．试论中医脾胃与胃肠内分泌的关系［J］．中西医结合脾胃杂志，1994，2（1）：55-57.

［87］陈晓宇，贾友苏，陈晓蓉．胃肠神经内分泌细胞的形态与功能研究进展［J］．蚌

埠医学院学报，2002，27（5）：468-469.

［88］陈红，刘传玉，李承晏．青皮的化学及药理作用研究进展［J］．中草药，2001，32（11）：93-95.

［89］张媛媛，曾慧婷，袁源见，等．藏药诃子的化学成分与药理活性研究进展［J］．中国药房，2018，29（14）：2002-2006.

［90］美丽，朱懿敏，罗晶，等．丁香化学成分、药效及临床应用研究进展［J］．中国实验方剂学杂志，2019，25（15）：222-227.

［91］粟龙，宾彬．基于从肺论治阳痿的理论思维与创新［J］．中国男科学杂志，2017，31（5）：65-68.

［92］彭青和，何森，刘向国，等．“肺朝百脉”理论及临床研究进展［J］．甘肃中医学院学报，2013，30（2）：75-77.

［93］侯体保，刘锐，何嘉，等．清气化痰丸加减治疗慢性阻塞性肺疾病急性加重期的临床疗效及对患者炎性反应、气道重塑和血栓形成机制的影响［J］．中国实验方剂学杂志，2019，25（10）：74-80.

［94］黄维琳，梁枫，汪荣斌，等．天南星抗肿瘤作用研究进展［J］．承德医学院学报，2017，34（3）：221-223.

［95］王艳慧．化橘红的研究进展［J］．世界科学技术——中医药现代化，2017，19（6）：1076-1082.

［96］曲中原，冯晓敏，邹翔，等．枳实研究进展［J］．食品与药品，2017，19（6）：455-459.

［97］杨国辉，魏丽娟，王德功，等．中药苦杏仁的药理研究进展［J］．中兽医学杂志，2017（4）：75-76.

[98] 郭琳，苗明三. 瓜蒌化学、药理及临床应用探讨 [J]. 中医学报，2014，29 (6)：865-868.

[99] 何平平，钟凌云. 干姜、生姜及其炮制辅料姜汁的研究进展 [J]. 中国实验方剂学杂志，2016，22 (6)：219-223.

[100] 博华，张义生. 竹茹炮制研究进展 [J]. 湖北中医杂志，2013，35 (10)：76-79.

[101] 陆薪如，秦民坚，徐然. HPLC-ESI-MS/MS 法鉴定通关丸的主要化学成分 [J]. 中国天然药物，2008，6 (4)：283-290.

[102] 安金龙. 滋肾通关胶囊治疗肾虚湿热淋证临床研究及作用机制探讨 [D]. 南京：南京中医药大学，2009.

[103] 陈红. 滋肾丸抗去势雌鼠骨质疏松症的实验研究 [D]. 成都：成都中医药大学，2006.

[104] 冯菲. 知母的药理作用研究进展 [J]. 中医临床研究，2017，9 (12)：133-137.

[105] 张泽鑫，黄志凯，曾慕煌，等. 龙胆泻肝汤方的药理研究进展 [J]. 国医论坛，2018，33 (4)：67-69.

[106] 冯梅，钟志兵，周欣欣. 近五年龙胆泻肝汤临床应用研究概况 [J]. 亚太传统医药，2016，12 (16)：90-92.

[107] 孙蓉，高静雷，刘姗. 金龙胆草研究进展 [J]. 中草药，2018，49 (19)：4710-4716.

[108] 李津津. 中药黄芩药理作用的研究进展 [J]. 内蒙古中医药，2018，37 (10)：117-118.

[109] 永平，孔浩天，李昊楠，等. 栀子的化学成分、药理作用研究进展及质量标志

物预测分析［J］. 中草药，2019，50（2）：281-289.

［110］刘岩庭，侯雄军，谢月，等. 木通属植物化学成分及药理作用研究进展［J］. 江西中医学院学报，2012，24（4）：87-93.

［111］郑秀棉，杨莉，王峥涛. 车前子的化学成分与药理活性研究进展［J］. 中药材，2013，36（7）：1190-1196.

［112］高思家，赵建友，徐小颖，等. 黄连解毒汤抗全身反应综合征活性的研究［J］. 药学研究，2018，37（1）：13-15+56.

［113］余兰彬，陈雨，徐国良，等. 基于抗炎和氧化应激角度研究黄连解毒汤对动脉粥样硬化大鼠作用机制［J］. 世界科学技术——中医药现代化，2017，19（11）：1841-1844.

［114］王宸罡，齐新，王丽，等. 简述黄连解毒汤的药理作用及临床应用［J］. 天津中医药大学学报，2018，37（5）：433-436.

［115］沈烈行，冯晓，高秀芝. 生脉饮药理作用与临床应用［J］. 医药导报，2003，22（9）：634-635.

［116］许筱凰，李婷，王一涛，等. 桃仁的研究进展［J］. 中草药，2015，46（17）：2649-2655.

［117］许志，牟欣，高秀芝，等. 竹节香附的化学及药理研究进展［J］. 基层中药杂志，2001，15（6）：53-54.

［118］杜怡雯，冯江毅，胡黎文，等. 大黄的药理活性研究及临床应用［J］. 中医临床研究，2018，10（25）：24-27.

［119］华永丽，郭延生，邓红娟，等. 当归不同药用部位水提液体外清除自由基作用研究［J］. 时珍国医国药，2010，21（7）：1582-1584.

［120］冯巧巧，刘军田．麝香酮药理作用研究进展［J］．食品与药品，2015，17（3）：212–214.

［121］刘凯军，巩团伟．补血荣筋汤加减联合阿伦磷酸钠对骨质疏松症伴胸腰椎骨折患者术后骨代谢指标的影响［J］．临床医学研究与实践，2019（1）：118–119.

［122］王楠，高晓霞，代子彦，等．鹿茸药效物质基础、药理作用、临床应用及质量控制的研究进展［J］．中草药，2017，48（22）：4784–4790.

［123］汪文来，鞠大宏，刘梅洁，等．续断有效成分药理学研究进展［J］．中国医药导刊，2015，17（10）：1059–1060.

［124］王松涛，谢晓梅．宣木瓜有效成分及药理作用的研究进展［J］．中医药临床杂志，2014，26（3）：320–321.

跋1　谜一样的丹阳名人韩善徵

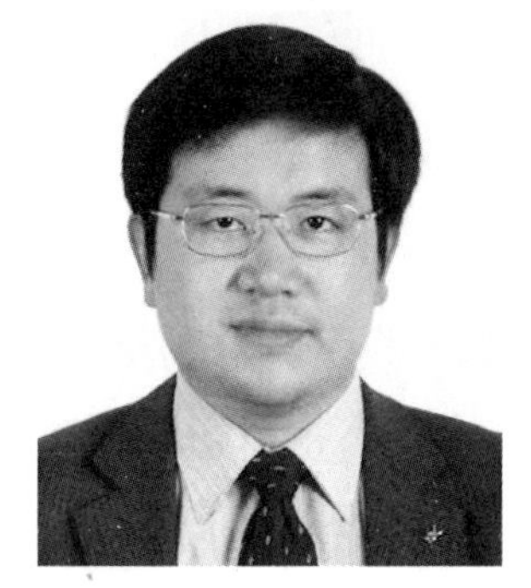

殷显春，江苏丹阳人，1979年2月生，大学本科学历，文学学士，记者职称，中共党员，现任丹阳日报社综合新闻部副主任。丹阳市政协委员。中国民间文艺家协会会员、江苏省收藏家协会会员、镇江市历史文化名城研究会会员、镇江市作家协会会员、丹阳市历史文化研究会副秘书长、丹阳市民间文艺家协会常务副主席、丹阳市吕凤子学术研究会副秘书长、丹阳市马相伯文化研究会副秘书长、丹阳市集邮协会理事、丹阳市姓氏文化研究会理事。

撰写的多篇新闻作品在全国、省、市新闻作品评选中获奖。业余从事地方历史文化研究和地方文献收藏。曾获丹阳市德艺双馨文艺工作者、丹阳市优秀新闻工作者、丹阳市对外宣传先进个人、丹阳市优秀文艺新人等称号。

著名男科专家、东南大学附属中大医院金保方教授致力于点校评注丹阳乡贤医著《阳痿论》，获悉出版在即，我拍手称快。有幸提前拜读其大作《寻找韩善徵（代前言）》，更为金教授锲而不舍研究、追寻丹阳名人韩善徵而感动。其实，身为丹阳人，作为一名文史爱好者，晚清乡贤韩善徵其人其事，又何尝不是我关注的焦点？且随着时间的推移，从一知半解到日益清晰，韩善徵仿佛一步步向我们走过来……

一

我是一名藏书爱好者，二十余载搜寻，古籍数量可观，而我最钟爱的书，便是跟丹阳有关的乡邦文献。在我早期的藏书中，就有一本石印本医书，收录了三种中医典籍，排在第一个的就是丹阳籍名医韩善徵的著作《疟疾论》，这使我在20年前就记住了韩善徵这位丹阳人的名字。只不过，当时对韩善徵的认识，仅仅停留在人名和书名上，其他一无所知，也没想到去细究。

韩善徵再次走入我的视野，是在六七年前。国内研究蒙古史的两位大学教授来丹阳图书馆查找韩善徵资料无果，该馆馆长陈锦荣为他们请来丹阳文史界前辈韩梦庆先生。结果，由于《韩氏宗谱》早已失传，已是古稀之年的韩老先生，也仅能提供《丹阳县志》上有关韩善徵的一段简介，其他并不知情。后来不知是谁引荐，其中一位教授联系上我，又专程来丹阳跟我会面。具体时间记不清了，应该是2013年的秋季吧。会面后我才知道，他叫特木勒，蒙古族人，时为南京大学历史系副教授、中国元史研究会秘书长。他向我介绍，其老师、大连民族大学教授黑龙和中国第一历史档案馆研究员李保文，共同点校出版了鲜为人知的韩善徵著作《蒙古纪事本末》。在该书出版前，他们曾到上海、南京、镇江、丹阳的图书馆打探韩善徵生平资料，但是基本没有收获。虽然带着遗憾，《蒙古纪事本末》还是于2012年由上海古籍出版社出版了，但是黑龙老师和他追寻韩善徵的步伐没有停止。因为《蒙古纪事本末》与往昔以朝代为纲的纪事本末体史书明显不同，该书以蒙古族历史为叙述主体，将民族通史与纪事本末体的体例巧妙结合，各目既自成一体，又前后连贯，在欧亚大陆的广阔视野下考察蒙古民族波澜壮阔的历史变迁，由此可见韩善徵具有卓越的宏观驾驭能力和恢宏气魄。该书问世后，在蒙元史和蒙古史学界引起广泛关注，产生了良好的学术反响。

面对特教授访“贤”若渴的样子，我虽然知道韩善徵其人，但我并没有掌握其可靠资料，实在爱莫能助。我向特教授提供了两个线索：一是他以前访问过的韩梦庆有位堂叔，名叫韩景琦，长期在上海丹阳同乡会任职，也是丹阳同乡会会长马相伯先生（著名爱国老人、教育家、复旦大学创办者）的秘书。韩景琦在抗战胜利后主编过《镇丹金溧扬联合月刊》，他本人任副社长兼总编。这本镇江、丹阳、金坛、溧阳、扬中五县地域文化极浓的杂志收录了大量地方文献。如果找到韩景琦或者其后人，也许能够找到韩善徵的线索。非常遗憾的是，这条路很难走通，韩景琦在抗日战争前很多年就去了上海，此后基本没有再回丹阳，韩梦庆从未见过他，更没有办法联系上。二是我熟悉民国时期丹阳乡绅姜可生（南社社员、小说家、马相伯弟子）的幼子姜六驭，他的父亲和伯父姜若（曾任嘉兴、奉化等县县长）是韩景琦的亲舅舅。但同样非常遗憾，姜可生64岁才有了姜六驭这个幼子，几年后就去世，姜六驭记事以来父亲从未和韩景琦联系过，后来他专程打听也没能联系上。另外，我手头还有一个我认为有用的线索：我的老领导、丹阳日报社原副总编徐凡女士跟我谈起过，她的外祖父的父亲是丹阳小桥街韩氏，名叫韩庶徵。这个韩庶徵是否就是韩善徵？是否她记忆有误，把韩善徵的名字误为韩庶徵了？至少，在相当长的时期内，我认为我的判断是对的。

特木勒先生回南京后，给我邮寄了一本《蒙古纪事本末》，同时附上一篇有关韩善徵的文章，打算刊登在《丹阳日报》上，希望通过媒体能联系上韩善徵的后人。我认为既然是寻人，报纸副刊类文章影响力不如新闻，于是写了一篇通讯《丹阳学者韩善徵，还能了解你多少？》于 2014 年 1 月 25 日发表。可惜的是，并未有市民或者韩氏后人提供有效信息，这也在意料之中。毕竟，连韩梦庆这样对地方人文掌故很有研究的韩家老人都无从知晓，其他人就更不用说了。

为了查找更多的韩善徵资料，我查找了江苏古籍出版社 2002 年出版的《丹阳市教育志》，在第三章第二节查到了清代乡举名录表，得知韩庶徵是清光绪壬寅（1902）科举人，与他同科的还有张素。联想到《蒙古纪事本末》中有张素写的序，所以我想当然地认为：韩善徵就是韩庶徵，他们是同科举人，自然私交甚笃，所以韩善徵请张素写序顺理成章。

有关韩善徵的探寻至此暂告段落。几年后，我意外从《江苏艺文志》中发现了对韩善徵的记载："韩善徵，字止轩，民国丹阳人，廪贡生。宣统初，举孝廉方正。耿介博学，孜孜撰著。总督张人骏聘请修省志，勘订多出其手。中年致力于医学，多著述，为人处方极精。"《江苏艺文志》罗列了韩善徵的各种著作，除了《前蒙古纪事本末》《后蒙古纪事本末》《疟疾论》外，还有《江苏海防编辑要》《江苏江防编辑要》《历代边防纪要》《春秋疆域今地释》《战国今地考》《丹阳疆域形势纪要》，可惜这六部著作都已散佚。另有医著《韩氏医书六种》，包括《疟疾论》一卷、《痢疾论》四卷、《阳痿论》二卷、《时病撮要》一卷、《醒世琐言》一卷、《金匮杂病辨》三卷。除《疟疾论》刊印传世外，其他五种为稿本，未经付梓。

这是我见到的有关韩善徵最详细的介绍，让我惊讶他著述竟然如此丰富！今年春节后，我通过 QQ 联系特木勒先生，希望把这资料分享给他，但未曾有回应。直到今年6月，我终于联系上特教授，加了微信，把《江苏艺文志》上有关韩善徵的资料拍照发给了他。

二

本来，有关韩善徵的探寻，至此告一个段落。然而，一个电话，让韩善徵在丹阳和我的脑海中再次“热”了起来。

今年春季的一天，我突然接到镇江市工艺美术行业协会会长、“上品红木”老总王剑秋先生的电话，他向我打听是否知道韩善徵这个人，是否知道其生卒年和详细资料，得知他是替一位医学界专家打听，我觉得很有意思：是何人又“盯”上了韩善徵？王剑秋说改日朋友来丹阳后，再约我一见。

6月7日，恰逢端午佳节，在王剑秋的上品红木精品馆内，我终于见到了韩善徵的“铁杆粉丝”——金保方先生。话题相投，交谈甚欢。在这里，我第一次听到金保方教授对韩善徵《阳痿论》的极高评价：这是我国中医男科学史上第一部专病专著，对阳痿的认识见解独到，是一本相当了不起的医书！正如前文所述，由于《韩氏医书六种》中《阳痿论》等5种医书未能刊印，民间只有极少量手抄本存世。据金保方教授介绍，其导师徐福松教授曾研读过该手抄本，目前公认的一个孤本保存在某大学图书馆内，既不对外开放，也不允许查阅和拍照。为此，他费了很多周折希望看一眼该手抄本，均未能如愿。直到今年年初，他才偶然获得另一手抄本。为了让《阳痿论》这本专著惠及于世，目前，他正在进行评注工作。在该书出版之前，他自然需要对韩善徵其人其事有个全面了解。为此，他也请教了好几位健在的孟河医派前辈，拜访了南京大学特木勒教授，并与大连民族大学黑龙教授取得了联系。然而让他颇感失落的是，在费了九牛二虎之力后，掌握的韩善徵资料依然少之又少，甚至连他的生卒年份都无法知道。

在与金教授热烈交流后，我与王剑秋先生和丹阳文友吉育斌、蒋钧一道寻访韩善徵老宅旧地。我想当然地领着金教授来到韩庶徵老宅所在地原小桥街地段。老街早已不存，老宅更是毫无踪影。原小桥街所在地，早已在2013年拆迁，现在看到的只是荣城国际小区的高层住宅。我和金教授等人在此合影留念，什么都看不到，也算是到此一游吧，我能体会金教授的无奈心情。

三

自从与金教授会面交流后，韩善徵再次跃入我的脑海，久久无法散去。这一个多月来，我反复思考，韩善徵的人生轨迹到底如何？为何存世资料这么少？韩善徵和韩庶徵是同一个人吗？一段时间的研究推敲下来，倒还真有点小收获。

首先，我推翻了原来自认为韩善徵和韩庶徵是同一个人的错误想法，确认他们是晚清时期两位不同的丹阳名人。我认真研究《丹阳县续志》后发现，第十一卷“选举·制科”中记载:“韩善徵 宣统元年举孝廉方正。”与其同时被举为孝廉方正的还有周德坚、陈康陶两人。而在这一卷“选举·乡举”中记载:“韩庶徵，光绪壬寅，补行庚子、辛丑恩正并科。”由此可见，韩庶徵是光绪壬寅（1902）科举人，而韩善徵是宣统元年（1909年）孝廉方正，显然不是同一个人。

那么这个韩庶徵又是谁呢？《丹阳县续志》卷七有记载：光绪三十二年（1906），知县洪尔振照会邑人韩庶徵在县治北积谷仓开办师范传习所。我又找到夏曾焘写的《舅父韩荫三先生事略》并求证我单位老领导徐凡女士，得知其外祖父韩荫三先生一直跟随丹阳籍著名画家、美术教育家吕凤子先生办学，任丹阳正则艺术专科学校训育主任多年。韩庶徵就是韩荫三的父亲。夏曾焘文中写道，外祖父韩庶徵中举后曾任职邮传部，可惜年仅48岁就去世了。徐凡女士还告诉我，韩庶徵的父亲叫韩凤来，也是地方知名人士。我查阅了《丹阳县续志》，发现在光绪十二年和光绪十八年，韩凤来两次会同丹阳教谕或训导修建县学，还曾经办慈善机构崇节堂，可见其名重一方。

既然韩善徵和韩庶徵不是同一个人，那么会不会是亲兄弟？因为名字雷同，我曾也这么想。无独有偶，我又找到去年收获的一份文史资料，是一位名叫韩席珍的老人写的回忆录。她在文中写道，其曾祖父名叫韩凤来，兄弟五个，排行居长。韩凤来生有四子一女，长子是其祖父，在当铺工作；次子和三子在商界工作，第四子是位举人。显然，韩席珍说的韩凤来的第四个儿子就是韩庶徵。从文中职业来看，韩庶徵的三个哥哥都不可能是韩善徵。尽管如此，我还是推测，韩善徵应当是韩凤来四个弟弟当中的某个人的儿子，否则，名字上怎么会那么巧呢？

再回到韩善徵，也是在《丹阳县续志》卷二十二“书籍”中，记载有韩善徵的各种著作。而在卷十六“方技”中，有关于韩善徵的简介。作为地方志，把韩善徵的医术与善画者、善武者、善弈者民间高人放在一起作为“方技”，由此可见中医在当时的地位。以上两部分的记载，正是《江苏艺文志》韩善徵条目中选取的内容。

既然县志记载韩善徵是廪贡生，那么是否可以查到一些线索？我又查阅了《丹阳市教育志》中的“清代乡贡录”，发现晚清时期只有韩灏是光绪壬寅（1902）岁贡。据此基本可以推断，这个韩灏应该就是韩善徵。

从隋唐代开始延续一千多年的科举取士中，制科和进士、乡举、乡贡并举，制科虽不同于考举人、进士，却也是向上推荐人才的重要途径，而且某种程度来说难度很大。据《丹阳市教育志》记载，从唐朝天宝年间至清末，只有15人名列丹阳制科名录。其中清代被推举为贤良方正和孝廉方正的共有7人。按丹阳文友陈辉先生写的《太虚先生陈康陶》记载，清朝于雍正元年（1723）定下制度，以后每遇新皇帝即位，即下恩诏，由各府、州、县、卫举荐孝廉方正之士，各赐六品章服，经礼部验看考试后，或授官，或以备召用，旨在广揽人才，举贤荐能，敦励风俗。丹阳清代这7人名列制科，分别是在康熙、嘉庆、咸丰、同治、宣统这五位皇帝年号的元年确认的，其中丹阳韩善徵、陈康陶、周德坚三人，就是借着末代皇帝溥仪即位，成为“孝廉方正”的。这个称号不但是给本人带来了荣誉，也能带来实惠。《太虚先生陈康陶》中记载，陈康陶宣统元年被举为孝廉方正时33岁。宣统三年（1911）初，朝廷咨文下拨江苏巡抚程德全，确认陈康陶二等孝廉方正，赐六品章服，授安徽补用知县，实授山东莱阳知县。陈康陶回到珥陵镇，队伍浩浩荡荡，鸣锣放铳开道，地方官员登门庆贺，士绅夹道欢迎。就在他收拾行装，准备北上山东赴任时，辛亥革命爆发，未能成行。

由此可知，韩善徵被举为孝廉方正时，一定也是丹阳城内一件盛事。韩善徵为何会被举为孝廉方正？除了其医、史皆精，地方层层举荐外，恐怕两江总督张人骏也是其“伯乐”。因为两江总督张人骏给陈康陶亲笔书写了奏折，对其极为欣赏而极力举荐，对韩善徵也可能如此。

而恰恰是这个张人骏，聘请韩善徵“修省志，勘订多出其手。”正是由于修省志这个很好的平台，韩善徵才写出了《江苏海防编辑要》等一批著作。当然，《前蒙古纪事本末》《后蒙古纪事本末》早在清光绪三十二年（1906）便由上海春记书局石印刊行，由此可见韩善徵治史是在当选孝廉方正之前。

给《前蒙古纪事本末》《后蒙古纪事本末》作序的丹阳人张素，是和韩庶徵同科的举人。张素（1877—1945）是晚清和民国时期的一位高产作家、学者，南社社员，著有《婴公文存》《闷寻鹦馆诗钞》《瘦眉词卷》《草间集》《婴公词集》《丹阳乡献词传》等，可惜生前都未能刊印，逐渐散失。其孙女张末梅和丈夫金建陵，花了多年时间，主编了《南社张素诗文集》，厚厚两大本，收录了《闷寻鹦馆诗钞》《草间集》等所有能够搜集到的遗稿，然而偏偏就是《前蒙古纪事本末》中的这篇张素序言，没能收录。当我把这篇文章提供给张末梅女士时，她表示感谢，但对于韩善徵生平，她同样一无所知。

最后，我要再回到束允泰《韩氏医书六种》序言，考证有关韩善徵的一些历史信息。束允泰，字季符，清咸丰辛酉拔贡生，光绪丙子科举人，历任浙江桐庐、钱江等县知县多年，为官清廉，政绩卓著，被当地老百姓誉为“束青天”。束允泰精于书法，墨迹流传甚广，丹阳观音山广福寺的“大雄宝殿”、西门城隍庙的“萃义堂”、白云街的“鸣凤书院”等匾额，均出自其手笔。从序言内容可知，束允泰跟韩善徵的父亲韩穆庭是故交，韩善徵弱冠之年（20岁）即考中秀才，不久又成为廪生，在“万般皆下品，唯有读书高”“学而优则仕”的传统理念下，其父亲自然对这位天资聪颖的儿子前途充满了希望。所以，韩穆庭多次把韩善徵的科举文章，邮寄给当时在浙江平湖、桐乡任县令的老朋友束允泰，请他指正。然而正所谓命运捉弄人，韩善徵先后七次赴省城参加乡试考举人，每次都名落孙山。科举屡试不顺，韩善徵于是弃儒从医。

据此记载，基本可以推算出韩善徵的出生年份。韩善徵20岁考中秀才，具备了参加乡试的资格。乡试每三年举行一次，韩善徵参加过7次乡试，至多历时21年，也就是说最后一次参加乡试已经是40岁左右。这个年龄也正是他弃儒从医的年龄，这跟《丹阳县续志》记载的“中年致力医学”是相符的。按束允泰序言记载，光绪癸巳（1893），其因公务到上海，见到了在此拜师学医暂住上海的韩善徵。这个年份向前推移41年，可推算出韩善徵出生的年份是1852年左右。

至于韩善徵的卒年，因资料不详无法考证，但是自从其1909年被举为孝廉方正后，丹阳地方志和相关文献再无其记载信息，所以我推测韩善徵有可能在1912年清朝灭亡、“中华民国”建立前就已离世，享年在60岁左右。当然，这只是本人臆断，有待专家进一步考证或史料的新发现。

四

丹阳，古称云阳、曲阿等，是一座历史悠久的文化古城。考古发现，在6000年前的马家浜文化时期，就有先民在此定居。12年前的考古发掘还证明丹阳是春秋吴国的源头，西周晚期至春秋早期的“吴国第一城”在此被发现，距今有3000年历史。同时，丹阳还是三国孙吴政权的发祥地，《三国志》记载孙权的父亲孙坚墓就在曲阿，名曰“高陵”。丹阳还是孙权长兄孙策称霸江东的重要根据地。在南北朝时期，丹阳又诞生了南朝齐、梁两代开国皇帝，印证了当年秦始皇据发现丹阳有“王气”，改“云阳县”为“曲阿县”的传说。丹阳，历来就是物华天宝、人杰地灵之地。

在人文荟萃的丹阳，自古就名医辈出。宋代丹阳普宁寺医僧神济在寺内开建药师楼，为民诊疗施药。金兵南侵毁寺后又到昆山慧聚寺修法行医，常为公卿大臣把脉开方，声名远播。明代医学家朱栋隆（1528—1595）随父历两京、三吴、江右、闽粤诸地，遍访名医，集古今各医家之说，精研二十年，著成《痘疹不求人》行世，在脉学上著有《四海同春》《脉药蠡管》二书，其医术在清代被宫廷太医院广泛应用。清代著名医家魏祖清，生平广搜秘方，所制膏丹名闻京师，士大夫交相引重，著有《村居急救方》《卫生编》《树蕙编》《千金方略注》等。清代名医林珮琴（1771—1839）以擅长治疗温病闻名，著有《类证治裁》，影响深远。到了晚清民国时期，丹阳名医贺季衡（1866—1934）声名鹊起，其早年拜武进孟河名医马培之为师，学成后医术精湛，名震大江南北，号称“江南第二名医”（仅次于丁甘仁），慕其名者纷至沓来。

贺季衡曾任中央国医馆名誉理事、江苏省国医馆董事，他开创了孟河马派之支干，形成丹阳贺氏医学流派。其弟子张泽生、颜亦鲁皆为名医，颜亦鲁又发展开创了“颜氏内科”，其子颜德馨为我国首批“国医大师”。如今，与颜德馨同一年生的首批“国医大师”颜正华仍健在。从贺季衡开始，中医孟河流派在丹阳留下了深深的印记。

然而，比贺季衡稍早一些的韩善徵，很可能并非孟河医派传人。同样医术高明，著书立说，成果丰富。但耐人寻味的是，无论在丹阳还是全国，人们对韩善徵其人其作知之甚少，韩善徵似乎被“冷落”了。

五

医者，救死扶伤也，悬壶济世，惠则仁心。其实，旧时的中医往往为儒医。林珮琴就是清嘉庆十三年举人，翌年进京应试进士未中，便弃儒学医。晚清的丹阳名医江问琴，也是屡次考举人不中，改为学医。其实，科举制度固然有过先进性，到了清末某种程度上却成了一种禁锢，对于一些具有真才实学的人来说反受其害。《儒林外史》中的范进发疯的事，便是一个例子。

清代康熙、雍正年间的丹阳才子汤展文，著述丰富，11 岁就县试获得第一名，被誉为“神童”。然而，汤展文 30 多岁成为秀才、廪生后，此后的 30 年中都未能中举。这能说明汤展文不够优秀吗？正是在这漫长的岁月里，他有《左史蒙求》《孟子论文》《约矩录》《豫游草》《史记半解》等一大批著作问世，尤其是《史记半解》，汤展文选取《史记》中的一半文章进行点评，在史学界有深远影响。尽管如此，汤展文仍然没有止步科举，最终在雍正二年（1724）考中举人，这时的他已是 64 岁的老人了，当年 9 月，他在进京备考进士途中，病逝于客栈。

就连那位给韩善徵作序的束允泰，在考举人途中也是一波三折，后凭实力以拔贡（每 12 年选拔一次，县学只有一个名额，朝考合格可充任京官、知县或教职）身份被选拔入仕，后来终于中光绪丙子（1876）科举人，这时的束允泰已经 54 岁。因此，作为过来人，束允泰对丹阳后起之秀韩善徵弃儒从医大失所望。前文提到，1893 年，束允泰在上海见到在此拜师学医的韩善徵时，当面就责问他，而韩善徵却有一段精彩的表白：

生（指韩善徵，笔者注）莞然曰：此亦仁术也，乌得以其技小而贱之乎？丈夫生不能预牧民之任，亦得补天地生成之所不及。

韩善徵面对同乡前辈，笑着作答，看似轻巧，却是有礼有节，大义凛然，表达了“不为良相，亦为良医”的志向。几句话就把资深县太爷束允泰说得愣住了，“余闻之，默然无以难也”。

韩善徵可不是一个说空话的人，他说到做到。三年后的年底，束允泰告老回乡，目睹了韩善徵的精湛医术：“既而居于乡，见韩生之活人，果能知疾之所起，而措之裕如。”1897 年仲冬，韩善徵把《韩氏医书六种》的书稿送呈束允泰，请他作序。短短四年，不但成为名医，而且著书立说，一口气就写成 6 部医书，这是何等的高效！束允泰看了书稿后也是极为赞赏，尽管如此，他仍然嘱咐韩善徵不要放弃科举考试，对其寄托了厚望。

韩善徵为何要弃儒从医呢？光绪二十三年（1897），他在去上海途中完成《疟疾论》自序，似乎可以看出端倪：

余自幼名利场奔走，困于诸生者二十年矣。每思平昔所攻无裨于世，乃弃举子业广搜岐黄家言，朝夕研究。迄癸巳夏秋，吾乡疟疾盛行，医率投小柴胡汤，毙者接踵。询诸医，皆以此为不祧之法。久之游于外，历质各郡之负盛名者，亦未能明其义，心实歉焉。嗣读古吴叶香岩疟案，若有所得。及见海昌王孟英著述，乃恍然……于是又阅四载矣。不揣简陋，因述先哲格言参以拙意，编为上中下三卷。稿凡五易，始付梓。

短短几句，韩善徵道出了行医的动机，不仅仅是“困”于科举，更重要的是想到“平昔所攻无裨于世”。怀着济世苍生抱负的韩善徵，这才弃儒从医。一旦下定决心，他便一头扎进医学，“朝夕研究”，如此勤奋加上天资聪颖，焉有不成之理？1893 年夏秋之际，丹阳疟疾盛行，死亡人数很多。刚学医的韩善徵看在眼里急在心里，他外出遍访名医，但未能找到良策，觉得很愧疚。后来他读到清代名医叶天士医著，若有所得。再读到名医王孟英著述后，恍然大悟。韩善徵又花了整整四年，五易其稿，终于完成三卷本《疟疾论》。其治学之严谨，令人叹服。众所周知，直到青蒿素被广泛应用于临床后，疟疾才被攻克。晚清时的韩善徵，达到治疗疟疾的最高水平，韩善徵又何尝不是清代的“屠呦呦”？

六

一个基本事实是，韩善徵的《韩氏医书六种》，只有《疟疾论》付印传世，其他五种，目前仅有屈指可数者真正看到过《阳痿论》。韩善徵的医著，每一种都堪称经典。仅《阳痿论》就开创了中医男科专著的先河，让当今一流的男科专家都佩服得五体投地。那么，其他的四种医书稿本或者手稿本，今“藏身”何处？还有希望找到吗？

在此，不得不佩服金保方教授，他本人也是寻寻觅觅多年，在“踏破铁鞋”后，才在偶然中获得。这或许就是一种天意，冥冥之中的韩善徵也会感到欣慰的。

从 1897 年《疟疾论》付印，到 1906 年《前蒙古纪事本末》《后蒙古纪事本末》付梓，再到 1909 年被举荐为孝廉方正。这 12 年中，为何《韩氏医书六种》未能印刷？这给医学界留下很大的困惑和遗憾。

所幸，如今《阳痿论》评注本即将出版。中医著作，是全人类共有的宝贵财富，只有广泛流传于世，才能惠及苍生。金保方教授有鉴于此，“独乐乐不如众乐乐”，打算把《阳痿论》全文奉献给全社会，了却韩善徵留下的缺憾，善莫大焉。

从学儒到从医再到治史，韩善徵一生干了三件事，其中后两件事风生水起，成果斐然。从成书的年份上判断，治史又在成为名医之后，又是怎样的机遇让韩善徵成为一名史学家的呢？

韩善徵《前蒙古纪事本末》《后蒙古纪事本末》出版于他被举为孝廉方正前，可见他研究历史已有多年。晚清最后一位两江总督张人骏于1909年上任，是一位颇有政绩的封疆大吏，他聘请韩善徵修省志，显然也是对其治史功底格外赏识。只可惜，百年之中，韩善徵著述的《江苏海防编辑要》《江苏江防编辑要》《历代边防纪要》《春秋疆域今地释》《战国今地考》《丹阳疆域形势纪要》等著作，如今也已散佚，留给后人的探索远没有停止。

韩善徵，这位晚清历史上的传奇人物，留给了后人太多的谜团。但是，由于他留下了一批不朽著作，使其人在故去一百年后，仍然熠熠生辉。探寻韩善徵，从他的著作开始，由表及里，正如抽丝剥茧一般，渐渐明了。

有关韩善徵的故事，远没有结束，看官欲知详情，请认真读完金保方教授的《阳痿论评注》。或许不久的将来，我们会清晰还原一个更真实的韩善徵。

殷显春

2019年7月10日

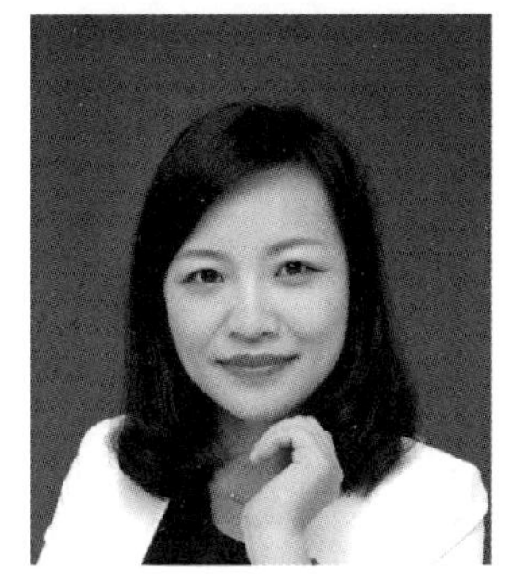

许维娜，1980年生，江苏无锡人。南京大学硕士研究生毕业，英语专业八级。曾任职南京大学，2011年作为访问学者公派至加拿大多伦多大学交流学习一年，后移民加拿大，供职加拿大炎黄中医馆司药事咨询师一职。2015年归国后，专攻岐黄，拜名师金保方教授，潜心研习，致力于传统中医文化普及及对外交流推广，同时勤于临证，知行合一。虽非医科圣手，精于生活调理，养颜保健，主攻男女不孕不育、胎前产后诸证。读经书而习古文，骋怀于胸；翻医著而译英文，放眼于目。静能读书以自张；动能临床以自广。事父母以孝道，待朋友以真心，恭师长于虔怀，痴心中医不悔此生！

跋2　不为良相，便为良医

——韩善徵的中医之路

一、男儿未能务国事，不为良相便为医

张仲景在《伤寒论》中说“进则救世，退则救民”。这是十分契合中国文人“以济世利天下”的人生理想的。在这个理想中，为“相”是最好的途径。但是这样一条道路，并非人人可期。而为“医家”则不同，（中）医书是中国古代文化典籍的重要组成部分，所谓医者仁心，治病救人以济天下，当求“相”而不得，那么如何实现以术利人的心愿呢？大概莫过于从医了。于是韩善徵就是抱着这样的想法，在求取功名的同时，开始了他的学医生涯，在七试棘闱而不得的境况下，选择弃文从医了。

提起韩善徵，无论是中医界还是史学界甚少有人了解其生平。百度中能查到的就是《韩氏医书六种》。在恩师金保方的这本书中，他是《阳痿论》一书的作者，笔者在阅读点校韩善徵的《阳痿论》一书时，查阅了关于作者的文献资料，发现他不仅在医学方面造诣颇高，于史学也颇有建树，他的重要史学作品《蒙古纪事本末》已经被大连民族大学的黑龙教授和中国第一历史档案馆的李保文研究员点校整理，并于2012年出版。这样一位精通史学和医学的清代学者，他是如何走上学医之路，如何能涉猎如此广泛的医学知识，而且写出密切结合临床的阳痿病专著的？这些问题，笔者曾经希望在查阅相关文献时一一得到解答，但是历史留给我们的资料实在有限，也许我们只能从历史文献点滴的痕迹中尽量去还原一个真实的医学家韩善徵。

二、少年自幼承庭训，廿载生涯付功名

韩善徵，字止仙（止轩），丹阳润州人。“徵”的简化字为“征”，所以部分书籍和文献上把他的名字写成韩善征。由于丹阳的《韩氏家谱》早已失传，关于韩善徵的生卒年月、家族背景无从考证。但从为其作品《醒世琐言》作序的束允泰的身份来看，韩家应该也是丹阳当地的名门望族。束允泰也是丹阳人，清末举人，浙江名宦，清咸丰辛酉拔贡生，朝考第一，光绪丙子科举人，皇封七品正堂，历任浙江桐庐、钱江等知县多年。束允泰在序中说道，韩善徵自幼聪明，二十多岁即中秀才，进入官府了，没多久就享受到了上等人的待遇。束允泰在序中提到韩善徵的父亲韩穆庭，说这位韩穆庭是位严父，在束允泰就任浙江平湖桐乡知县时，经常把韩善徵攻读功名的作业寄给束允泰批改。可见，韩善徵出生于一个有读书传统，有教育理念的家庭，自幼受到严格的文化教育。而中医书籍是中国古代文化典籍的重要组成部分，在漫长的求取功名的过程中，韩善徵接触医学典籍也许是一种必然。

三、棘闱七试门深锁，求道存仁转岐黄

虽然自幼聪慧，也受到了严格的文化教育，但是，韩善徵的功名之路，似乎并没有我们想象的那么顺利。这一点在束允泰的序中也有提到：“七试棘闱不得志”，韩善徵在科举之路上，先后考了七次，然而屡试屡败。“遂改习岐黄家言”，原来是科举考试不得志，才改学中医的。但是不能认为韩善徵是不得已才改学中医的，他对中医的热爱从他的言谈中，可见一斑。当束允泰问他为什么放弃举业而改学医，他是这样回答的，这也是“仁术”啊，大丈夫不能治国理事，那么精通医术，也能弥补这一缺憾的。正所谓不为良相，但为良医。

在探寻韩善徵历史资料的时候，他的名字又出现在了当时

很有名的一所具有现代化意味的学校上海求志书院的奖学金名单中。求志书院（光绪二年创办，光绪三十一年停办）设经学、史学、掌故、算学、舆地、词章6科目，聘请钟文丞、俞樾、高骖麟、刘彝程、张焕纶等知名学者主持。奖学金记录在案的时间大概是1889—1890年前后，正巧符合了束允泰在1897年写的，七次举人考试没考上的时间。看来韩善徵当时在学校里认真学习了史学，还是史学的奖学金获得者，怪不得他能写出颇有见地和史学价值的历史书《蒙古纪事本末》，全书与其他史书的不同之处在于，一般历史书只是单一地把蒙古史作为一个地方史，而韩善徵在书中，对蒙古各个地方，比如蒙古族的渊源、迁移、地域、政权更迭、民族风情、日常起居等都有详细的考究。

事实上，韩善徵科举之路并非终无所获。随着史料的深入挖掘，在《丹阳县续志》，“制科选举”一篇中，我们意外地在文中的第一行就看到：韩善徵，廪贡生，宣统元年（1909）举孝廉方正，耿介博学，孜孜撰著。江督张人骏聘修《省志》，勘订多出其手。中年致力医学，著有《疟疾论》《痢疾论》《阳痿论》《时病撮要》《醒世锁言》《金匮杂病辨》。持古高论，不媚俗。为人处方极精。邑中著医书者自善徵始。这段地方志的介绍是目前能见到的最详细、最权威的介绍韩善徵功名仕途和学术成就的文字了。

但是，此后韩善徵到底去哪里做了州官或者县官了呢？在1914年的申报上，我们再次看到了“韩善徵”的名字，这回出现在了知事考试及格名单里。民国时期的“知事”就是沿用了晚晴的“知县”。我们是否可以这样认为，韩善徵在宣统年间已经被推举为备用知县，到了民国初年，再走形式地通过一场录取考试，其实人员还是沿用原来的。就目前的史料来看，我们未能找到更明确的答案，只能留待未来的史学家进一步去探寻。

四、沿讹袭谬终自误，遍览前贤始著书——韩善徵的医学思想脉络

1. 故纸浮词岁中尽，新书简论案上陈

韩善徵的医学思想脉络从其所著的书中就可寻得端倪，在《金匮杂病辨》的自序中，韩善徵首先提到了“尽信书，不如无书”。在《时病撮要》《痢疾论》《疟疾论》等几本书的自序中，韩善徵分别提到“数千百年，沿讹袭谬”“始则误他人，继则误骨肉，终则自误其身”“辨证不清，施治多误”“医率投小柴胡汤，毙者接踵”……几乎在每本书的自序中，他都提到同一个问题，为什么要写这本书呢？因为前人的很多观点是有错误的，而当时的医者又未必能意识到，用所谓的古人的方法来医治当今的疾病，造成了很多误治。韩善徵“辟邪说，扫浮词，立论必求切近，措语务求简明”，于是读了很多岐黄经典的他就开始条分缕析，正本清源，有的以中医古籍经典为纲，有的以病种分类，分门别类地驳斥错误的观点，把自己的观点通过简洁明了、通俗易懂、短小精悍的文字表达出来，使得这些学术观点能够迅速被医者理解和接纳。

2. 不拘成法叶天士，精医醒世徐灵胎

在《痢疾论》《疟疾论》《阳痿论》这三本专病专著中，韩善徵反复提到了两位名医——叶香岩和徐大椿，称他们医术精湛，学术严谨。这两位就是大名鼎鼎的吴门医派代表人物叶天士和徐灵胎。他表示，关于痢疾和疟疾，叶天士和徐灵胎的书中早有阐述，但是当今的医者能够认真通读，熟练运用的甚少，于是“毙者接踵”。如果说前两本书是韩善徵对香岩和徐氏大椿学术思想的推崇，那么《阳痿论》则是他有意无意间完成徐灵胎未竟之事业，撰写了我国历史上第一部论述阳痿病的专著。

在《阳痿论》自序中，韩善徵一开始就提到：古吴良医荟萃之区也……目光至此，笔者便心生疑惑，丹阳的韩善徵，更有可能接触到的是当时更为兴盛的孟河医派（从地理上讲，丹阳与常州毗邻），何以对吴门医派如此推崇呢？仔细想来，韩善

徵在上海读书旅居多年，而这个时期又正好是他考举人不成，改学岐黄之术的时期。上海与苏州地理位置上的天然优势，成为韩善徵接受吴门医派学术思想的最可能的原因之一。考察柬允泰为《韩氏医书六种》所作的序的时间和《疟疾论》自序的时间都是光绪二十三年（1897），柬允泰在序中提到"因公游沪，韩生从师适寓于此"，韩善徵在自序的最后也提到了"申江旅次"。沪是上海的简称，申江是黄浦江的简称，看来这些年他的活动范围主要在上海。所以也难怪中年时期的韩善徵学医的主要文献来源都是吴门医派的内容了。

3. 纠偏除弊启后智，辨证分型开先河——论《阳痿论》在中医男科的学术地位

当代中医男科创始人徐福松教授早在1987年的《江苏中医杂志》上就曾撰文介绍韩善徵的《阳痿论》，建议有关部门公开出版发行，以广流传。此后，恩师金保方教授、中华中医药学会男科分会主任委员秦国政教授均多次提及《阳痿论》一书的部分观点。然而，这样一部重要的医学专著，却一直"见尾不见首"。在中医药文化即将迎来新一轮大发展的潮涌之下，再次提及《阳痿论》其书其人，实乃题中应有之义。韩善徵的《阳痿论》纠正了前人将阳痿与阳虚等同之偏见，著述奠定了中医男科辨证论治阳痿病的证型基石。尤其是韩善徵在治疗阴虚型阳痿时更将其细化为四种类型逐一论述：即肾阴虚，肝阴虚，胃阴虚，心阴虚。同时他还重视脾胃在治疗阳痿中的作用。

当今太平盛世，随着环境、生活习惯，工作节奏的改变，往往使得男性阴精暗耗，真阴受损，阴虚及阳，遂成阳痿。韩善徵《阳痿论》一书在中医学术界尤其是男科界的临床价值及学术地位在医学高度发展的今天依然不失为经典之作。

特别感谢：

恩师金保方教授潜心致力于男科专业研究，是我国第一位中西医结合男科博士后。我有幸师承于金保方教授，跟随金教授临床侍诊，亲眼所见，亲耳所闻，金教授临床中医男科辨证功底扎实，西医男科诊断更是样样精通。因此临床听到最多的就是患者称赞金教授的方子常常是几剂痊愈。金保方教授从今年（2019年）年初得到此书手稿后，如获至宝，立即组织团队成员翻译点校《阳痿论》一书。金老师两度亲自走访了韩善徵故乡丹阳，遍访当地文化界名人，寻找韩善徵后人，均未果，无奈之下，我们只能从历史文献中反复推敲，去梳理韩善徵在历史长河中留下的点滴。期间，我主要负责查阅韩善徵的生平和学医经历，在文献资料方面获得了南京大学历史系特木勒教授，大连民族大学黑龙教授，南京大学图书馆慎月梅老师，南京中医药大学图书馆伍晓光老师等众位老师的热情帮助，在古文翻译阅读方面，又有幸得到了无锡语文学科组带头人、江南大学许龙根教授的亲自指导。在此一并表示感谢！期待本书的出版，能从古文译注和现代医理两方面入手，帮助读者更为细致深入地理解韩善徵在中医男科领域的伟大贡献。

许维娜

2019年6月25日

跋3　医学古今汇通之漫谈

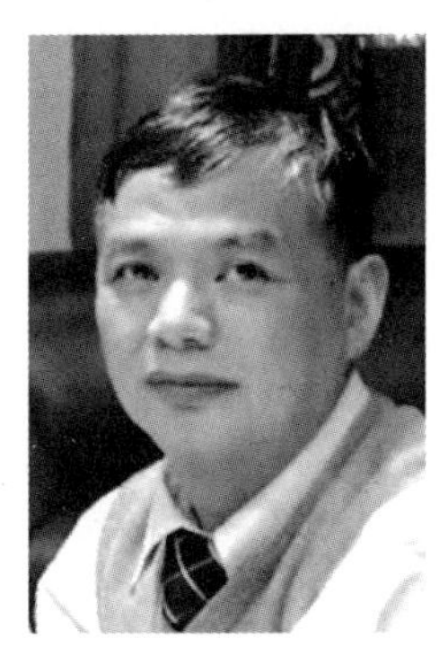

胡洪亮，博士，博士后，浦江学者。先后任上海市第十人民医院检验医学部副主任，精子发育与遗传实验室主任，上海市人类精子库实验室主任，复旦大学生殖发育研究院，上海市计划生育研究所副研究员。博士课题研究为骨和软骨组织工程，为973重大项目“组织工程基本科学问题”主要参与者。后赴华盛顿大学医学院作博士后研究，研究领域为骨和软骨的发育生物学，为美国NIH重大项目主要参与者。上海免疫学会会员。副主编专著1部，参编9部，发表文章150余篇，其中SCI 23篇。主持国家自然科学基金3项，浦江人才计划1项，参与973、863、95攻关各1项，NIH课题3项，美国专利2项。研究成果发表于Development和生殖生物学杂志等，成果被JCI、Developmental cell、Development、PNAS等杂志引用数1000篇以上，代表作引用数610篇以上，编入美国发育生物学博士生教材Developmental Biology第8版，并被Developmental Cell杂志评价为极突出贡献。全国高等医学院校统编教材《临床免疫学与检验》编委，《中国组织工程与临床康复杂志》编委，《中国修复重建外科杂志》和美国著名Tissue Engineering与Journal of Andrology等杂志特邀审稿专家，国家自然科学基金评审专家，2019全国第四批西学中优秀人才选拔考试第二名。

非常欣喜于本书的出版！

我初涉中医是1991年运用龙华医院中医泰斗顾伯华教授的一张名方治好一名同事缠绕8年的顽固性扁平疣，后来才关注中医外科大家及其专著，才了解当代中医男科学创始人之一徐福松教授也曾跟随顾伯华教授进修学习，而本书的主编金保方教授便是徐老的弟子。

初知金老师是前几年拜读他的一篇治疗慢性前列腺炎的网文，非常惊奇中医界的水平，后来才知道这种水平的中医学者在国内临床界已经寥寥无几。随着阅读中医古籍的增加，觉得金老师颇有古风，颇似《阳痿论》的作者韩善徵，还有中医妇科名家傅山，喜欢行侠仗义，笑傲江湖！

关于本书我为什么喜欢研究之？我原来30多年主要从事分子生物学的研究，基因工程，细胞工程，组织工程，都曾花过工夫。留学美国华盛顿大学期间，我研究的是当今医学最前沿——发育生物学，研究成果曾有幸被美国高等医学院校最权威《生物学》教材引用。回国后主要从事人类精子发育与遗传的研究，曾经是精子库实验室主任。为了研究无精子症，朝思暮想，遇到了许多绕不过去的难点。最后令我强烈反思的是，我已经学习并研究了分子生物学的所有前沿，是组织工程学第一位国内博士研究生，其学术核心是将体外培养的细胞回归体内，依靠体内的自然环境促使植入的细胞组织成熟。由此，我联想到了中医不是自然医学吗？中医中药也许更能解决这方面的难题。从此，我以多年科学研究养成的阅读英文文献的精神，花六年多时间阅读了大量的祖国传统医学文献，可谓如痴如醉，孜孜不倦。同时也醍醐灌顶，受益良多。现在我甚至更认为自己就是一名中医师！欣喜之余，也有很多感叹，因为发现有大量宝贵古籍散落、遗失，令人扼腕。还有一些珍贵的孤本，被视如珍宝，但却被束之高阁，锁在深闺无人识，确实可惜。我时常在考虑，我们的古籍相关管理部门和机构，你们有收藏、保管、维护，甚至抢救的功能和义务，但是不应该有保密功能。这些古籍文献，是中华民族的共同财富，不应该束之高阁，甚至据为己有。应该让其为中华民族的复兴，造福千秋万代，发挥应有的作用。这是题外话，我还是言归正传。

再说这本书，清代韩善徵的《阳痿论》，成书于光绪二十三年（1897），这是晚清中西汇通的年代，是中医的整体观与西医的解剖学、经验医学与实验医学强烈碰撞的年代。

韩善徵是一名杰出的学者，博览群书，引用与阐述之严谨，本书可见一斑。如其中一段："俞东扶采巢氏病源之说曰：肾间动气，为人之根本，故老年而能御女。七十岁至八十岁犹能生子者，其动气之禀于生初者独厚也。厚则刚，阳自不痿。动气即命门真火，所以生长元气，煦燠元阴，故气曰阳气，精曰阳精。"俞东扶就是俞震，因著有《古今医案按》而闻名于世。而俞震又引用了巢元方的《诸病源候论》，说明肾间动气即肾阳之论来自于隋朝的巢氏，而不是清代的《医贯》作者赵献可。这样的"于前人承讹袭谬处，每多辨证"，在本书中处处可见，可见杰出医家韩善徵学术研究之严谨，与我们现代的科学精神是高度一致的。所以，我一直认为，中医作为传统医学，但是我们可以科学地去研究。

关于古今汇通，金老师善治阳痿。ED是一个专科病，现在我们知道ED与全身性疾病糖尿病密切相关。其实糖尿病这病名并不科学，根据现代生理研究，超过肾糖阙才能检测到尿糖，但是参考值与肾糖阙之间已经高血糖了。高血糖而尿中无糖叫糖尿病合适吗？显然，糖尿病这命名与事实不符，而消渴却更科学。为什么？其一，糖尿病按西医原理，需要终生治疗，是治标。消渴症是指三焦消，根据《灵枢·营卫生会》"上焦如雾，中焦如沤，下焦如渎"和《难经·三十一难》三焦为"水谷之道路"的论述，将六腑合而为一，并以三焦代替之，认为三焦是指消化系统的生理作用。我们治三消是求本。其二，消渴症有时如尿崩症而血糖也不高，ADH激素也在正常范围内，西医无可奈何，按中医三焦理论却治愈了，如一个老中医的病例，病人一边饮水，一边小便，非常痛苦，这是一个典型的消渴证，但是血糖却是正常参考范围内。金老师以二地鳖甲煎治疗糖尿病性阳痿，屡屡成功。这说明整体与专科的关系密切。肾藏精，肾是五脏的根本，从这一角度而言，可以说学好男科是学好中医各科最好的切入点。另外，金老师善治阳强，即阴阳俱盛。我在既往的研究中发现，阳强如延误治疗，可转换为可怕的全身性疾病——白血病。如一名医学研究生参加复试时发生阳强反应，导师立即将他送入附属医院抢救，可见当时情况多严重，血液一查是白血病，这说明两病相同的病机，也就是中医的异病同治。从中西合璧角度，很有必要进一步研究。这也同样提示整体与专科的关系。关于中西合璧，现代医学认为，阴茎勃起功能障碍（ED）与气体NO的信号传导密切相关，如何理解呢？由于篇幅有限，我将在正在撰写中的《中西合璧论》中阐述。

总之，金老师本书的出版有利于古今贯通，中西合璧而诞生新医学！正如牛顿所言，"把简单的事情做得很复杂，可以发现新领域；把复杂的事情做得很简单，可以发现新定律！”

最后一首小诗献给金老师。“两脚踩中西，双手擎男女，全才贯古今，医道通阴阳。”

热烈祝贺金老师本书的出版，为保护与传播中华优秀文化遗产做出应有的贡献！

胡洪亮

于复旦大学生殖与发育研究院

2019 年 7 月 24 日